# 基础医学形态学实验教程

主　编　方义湖　虞春华

副主编　李　萱　彭发全　于海胜

编　者（以姓氏笔画为序）

于海胜　马　嫚　方义湖　刘芳兰

李　萱　杨　林　肖文烨　陈燕枝

赵玉芳　高建华　郭莹叶　曹　柳

彭发全　虞春华

秘　书　李　萱（兼）

人民卫生出版社

·北京·

**图书在版编目（CIP）数据**

基础医学形态学实验教程/方义湖，虞春华主编
. —北京：人民卫生出版社，2022.8
ISBN 978-7-117-33428-0

Ⅰ. ①基… Ⅱ. ①方… ②虞… Ⅲ. ①人体形态学－
实验－医学院校－教材 Ⅳ. ①R32-33

中国版本图书馆 CIP 数据核字（2022）第 138238 号

| | | |
|---|---|---|
| 人卫智网 | www.ipmph.com | 医学教育、学术、考试、健康，<br>购书智慧智能综合服务平台 |
| 人卫官网 | www.pmph.com | 人卫官方资讯发布平台 |

**基础医学形态学实验教程**
Jichu Yixue Xingtaixue Shiyan Jiaocheng

主 编：方义湖 虞春华
出版发行：人民卫生出版社（中继线 010-59780011）
地 址：北京市朝阳区潘家园南里 19 号
邮 编：100021
E - mail：pmph @ pmph.com
购书热线：010-59787592 010-59787584 010-65264830
印 刷：北京新华印刷有限公司
经 销：新华书店
开 本：787×1092 1/16 印张：21 插页：8
字 数：511 千字
版 次：2022 年 8 月第 1 版
印 次：2022 年 10 月第 1 次印刷
标准书号：ISBN 978-7-117-33428-0
定 价：65.00 元
打击盗版举报电话：010-59787491 E-mail：WQ @ pmph.com
质量问题联系电话：010-59787234 E-mail：zhiliang @ pmph.com
数字融合服务电话：4001118166 E-mail：zengzhi @ pmph.com

为贯彻落实国家职业教育改革系列文件精神，进一步提高职业教育人才培养质量，我们根据教育行政管理部门最新颁布的专业教学标准，结合江西省各职业院校专业人才培养方案相关要求和卫生职业教育教学改革实践，编写了这本《基础医学形态学实验教程》。

实验教学是基础医学教育的重要组成部分，是培养学生职业技能的有效途径，而实验教程是实施实验教学的重要载体。本教材依据基础医学形态学课程特点，将人体解剖学、组织胚胎学、病理学、病原生物学、医学免疫学、细胞生物学与医学遗传学内容进行了有机融合。全书内容包括人体解剖学、正常组织胚胎学与病理学、病原生物与免疫学、细胞生物学与医学遗传学四部分。

本教材紧密围绕高等职业教育的人才培养目标，突出职业技能和职业素养，适用于高等职业教育临床医学、护理、助产、药学、医学影像技术等专业学生学习使用，也可供医药卫生大类其他专业的学生参考。

本教材在编写过程中得到了参编单位及领导的大力支持，在此表示衷心的感谢。限于学术水平和编写能力，教材难免存在缺点与不足，恳请广大师生及同仁提出宝贵意见，以便于今后修订使之日臻完善。

方义湖　虞春华

2021 年 12 月

# 目　录

## 第二篇　正常组织胚胎学与病理学

## 第三篇　病原生物与免疫学

## 第四篇　细胞生物学与医学遗传学

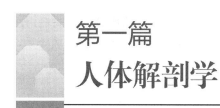

# 第一篇
# 人体解剖学

## 实验一 骨学总论、躯干骨

### 一、理论要点

1. 骨的概述。
2. 躯干骨组成。

### 二、实验目的

1. 掌握 骨的形态和构造；躯干骨的组成及其功能；椎骨的一般形态结构特点和各部椎骨的特征；胸骨的分部、胸骨角的位置及其临床意义。躯干骨重要的骨性标志：第7颈椎棘突、胸骨角、剑突、骶骨岬、骶角。

2. 熟悉 颈椎、胸椎、腰椎的形态特点；肋的组成和肋骨的一般形态、结构。

3. 了解 骨的化学成分及物理特性；骶骨的形态结构；尾骨的位置、形态。

### 三、实验教具

1. 人体骨架和骨分类标本。
2. 新鲜的长骨标本；长骨（骨干）纵切标本。
3. 脊柱标本或模型、各部椎骨、肋骨、胸骨、完整的骨性胸廓。
4. 躯干各骨相应挂图。

### 四、实验内容

#### （一）骨的总论

观察一 股骨及其纵切面等标本，观察结构包括骨干、髓腔、滋养孔、骺、关节面、干骺端、骺软骨和骺线。

观察二 腕骨和跗骨标本。

观察三 颅盖骨（如顶骨）和肋骨等标本。

观察四 椎骨、上颌骨等标本。

1. 骨的分类

（1）长骨：呈长管状，分布于四肢，如股骨和掌骨等。长骨分一体两端，体又称骨干，内有空腔称髓腔，容纳骨髓。体表面有 1～2 个血管出入的孔，称为滋养孔。两端膨大称为骺,其表面有一光滑的关节面,与相邻关节面构成关节。骨干与骺相邻的部分称干骺端,幼年时保留一片软骨,称骺软骨。骺软骨细胞不断分裂繁殖和骨化,使骨不断加长。成年后,骺软骨骨化,骨干与骺融为一体,其间遗留一骺线。

(2)短骨:形似立方体,多成群分布于连接牢固且较灵活的部位,如腕骨和跗骨。

(3)扁骨:呈板状,主要构成颅腔、胸腔和盆腔的壁,起保护作用,如颅盖骨和肋骨。

(4)不规则骨:形状不规则,如椎骨。有些不规则骨内有空腔,称含气骨,如上颌骨。

2. 骨的构造

(1)骨质:由骨组织构成,分密质和松质。骨密质质地致密,耐压性强,分布于骨的表面。骨松质呈海绵状,由相互交织的骨小梁排列而成,分布于骨的内部。

(2)骨膜:除关节面的部分外,新鲜骨的表面都覆有骨膜。骨膜由纤维结缔组织构成,含有丰富的血管和神经,对骨的营养、再生和感觉有重要作用。骨膜可分为内、外2层,外层致密,有许多胶原纤维束穿入骨质,使之固着于骨面;内层疏松,有成骨细胞和破骨细胞,具有产生新骨质、破坏原骨质和重塑骨的功能。

(3)骨髓:充填于骨髓腔和骨松质间隙内。

(4)骨的血管、淋巴管和神经

1)血管:长骨的动脉包括滋养动脉、干骺端动脉、骺动脉及骨膜动脉。滋养动脉是长骨的主要动脉,一般有1~2支,经骨干的滋养孔进入骨髓腔,分升支和降支达骨端。各动脉均有静脉伴行。不规则骨、扁骨和短骨的动脉来自骨膜动脉或滋养动脉。

2)淋巴管:骨膜的淋巴管很丰富。

3)神经:伴随滋养血管进入骨内,分布到中央管(哈弗斯管)的血管周围间隙中,主要为内脏传出纤维,分布到血管壁;躯体传入纤维则多分布于骨膜。

3. 骨的化学成分和物理性质  骨主要由有机质和无机质组成。有机质主要是骨胶原纤维束和黏多糖蛋白,构成骨的支架,赋予骨以弹性和韧性。无机质主要是碱性磷酸钙,使骨坚硬挺实。

(二)躯干骨

躯干骨包括24块椎骨、1块骶骨、1块尾骨、1块胸骨和12对肋骨。它们分别参与脊柱、骨性胸廓和骨盆的构成。

1. 椎骨

(1)取胸椎标本观察椎骨的一般形态  首先确定标本的解剖学方位,分辨椎体和椎弓以及两者共同围成的椎孔,辨认椎弓根和椎弓板。椎弓根上缘、下缘的凹陷分别是椎上切迹和椎下切迹;在椎弓板上辨认上下关节突、横突和棘突。

(2)观察各部椎骨的特征

1)颈椎:椎体较小,横突上有横突孔,棘突短,末端分叉。寰椎:无椎体、棘突和关节突,由前、后弓和左、右侧块组成;枢椎:椎体上有向上的齿突;隆椎:棘突特别长,末端不分叉,体表易触及。

2)胸椎:椎体在横断面上呈心形,其两侧及横突上均有肋凹,棘突较长斜向后下方,呈叠瓦状排列。

3)腰椎:椎体粗大,棘突呈板状,水平后伸。

2. 骶骨  由5块骶椎融合而成,呈三角形,底在上,尖向下,盆面(前面)凹陷,上缘中份向前隆凸，称岬。盆面中部有 4 条横线，是椎体融合的痕迹。横线两端有 4 对骶前孔。背面粗糙隆凸，正中线上有骶正中嵴，嵴外侧有 4 对骶后孔。骶前、后孔均与骶管相通，分别有骶神经前、后支通过。骶管由骶椎的椎孔长合而成，它上通椎管，下端的裂孔称骶管裂孔，裂孔两侧有向下突出的骶角，骶管麻醉常以骶角作为标志。骶骨外侧部上份有耳状面，与髂骨的耳状面构成骶髂关节。耳状面后方骨面凹凸不平，称骶粗隆。

3. 尾骨　由 3～4 块退化的尾椎融合而成。上接骶骨，下端游离为尾骨尖。

4. 胸骨　确认胸骨柄、胸骨体和剑突三部分。找出颈静脉切迹、锁切迹和胸骨角。胸骨角可在体表摸到，其两侧接第 2 肋软骨，是计数肋的重要标志。

5. 肋

（1）在骨性胸廓标本上观察全部肋骨的形态及其与脊柱胸段、胸骨的关系。确认真肋、假肋和浮肋。以一根典型的肋骨辨认肋骨的形态结构，包括肋头、肋颈和肋体，找出肋结节、肋沟和肋角。

（2）肋由肋骨和肋软骨组成，共 12 对。第 1～7 对肋前端直接与胸骨连接，称真肋。其中第 1 肋与胸骨柄间为软骨结合，第 2～7 肋与胸骨构成微动的胸肋关节。第 8～12 对肋不直接与胸骨相连，称假肋。其中第 8～10 对肋前端与上位肋借肋软骨构成软骨间关节，形成肋弓，第 11～12 对肋前端游离于腹壁肌层中，称浮肋。

1）肋骨：属扁骨，分为体和前、后两端。后端膨大，称肋头，有关节面与胸椎的上肋凹、下肋凹相关节。肋头外侧稍细，称肋颈。颈外侧的粗糙突起称肋结节，与相应胸椎的横突肋凹相关节。肋体长而扁，分内外两面和上下两缘。内面近下缘处有一浅沟称肋沟，肋间神经和血管走行于其中。体的后份急转处称肋角，前端稍宽，与肋软骨相接。

2）肋软骨：位于各肋骨的前端，由透明软骨构成，终生不骨化。

对照骨标本，在自己身上找出下列各骨性标志：隆椎棘突、骶角、颈静脉切迹、胸骨角、剑突、肋骨。

## 五、思考与反馈

1. 在骨科手术过程中，尽量要保留骨膜，从骨的构造来解释。
2. 临床上腰部麻醉常选取的部位是？从解剖学来解释选取该部位的原理。
3. 在实验报告书写页写出躯干骨组成的思维导图。

（肖文烨　赵玉芳）

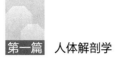

## 实验报告书写页

## 一、理论要点

1. 颅骨的位置及形态结构；颅盖、颅底内面观、颅底外面观、颅的前面观、颅的侧面观。
2. 新生儿颅的特征。

## 二、实验目的

1. 掌握　下颌骨的分布及各部的主要结构、名称；鼻旁窦的概念以及它们的名称、位置及开口部位；颅底内、外面观各结构的名称及裂孔的位置；颅骨的重要骨性标志：下颌角、颧弓、乳突、枕外隆凸。
2. 熟悉　颅骨的组成、脑颅与面颅的区分、各骨的位置与名称；颅侧面结构及翼点的位置、组成及临床意义。
3. 了解　新生儿颅的特征及出生后变化；颅前面结构及眶、骨性鼻腔、骨性口腔的形态特点。

## 三、实验教具

1. 完整颅骨、分离颅骨、颅盖、颅底骨、颅矢状切面和婴儿颅标本。
2. 颅骨模型及颅骨各部相应挂图。

## 四、实验内容

### （一）颅骨的位置及形态结构

颅骨分脑颅骨和面颅骨两部分，取完整颅骨、去顶盖颅骨、矢状切颅骨和分离颅骨观察各脑颅骨和面颅骨的位置、形态结构。

1. 脑颅骨　脑颅骨位于颅的后上部，由 8 块颅骨组成，共同围成颅腔。包括额骨、筛骨、蝶骨、枕骨各 1 块，顶骨、颞骨各 2 块。

2. 面颅骨　面颅位于颅的前下部，由 15 块颅骨组成，共同构成颜面的骨性基础。包括下颌骨、犁骨和舌骨各 1 块，鼻骨、泪骨、颧骨、上颌骨、腭骨和下鼻甲各 2 块。在下颌骨分离的标本上找出下颌体、下颌角、下颌支、冠突、髁突、下颌孔、下颌管、颏孔等结构。在活体颈部前面下颌骨下方的深面可以触摸到舌骨。

### （二）完整颅骨的观察

1. 颅盖　取完整颅骨从上方观察颅盖，可看到额骨、顶骨和枕骨的一部分，及其相互连接形成的冠状缝、矢状缝和人字缝。

2. 颅底内面观 取 1 块去颅盖的颅标本观察,可见颅底的内面有 3 个明显的凹陷,自前向后分别称为颅前窝、颅中窝、颅后窝。各窝内有很多特殊的形态结构和裂孔,这些裂孔大多数都与颅外相通。故观察时,应同时查看它们所连通的颅外的位置。**颅前窝**:在颅底的最前部,较浅,由额骨、筛骨和蝶骨构成,观察筛板、筛孔、鸡冠等结构。**颅中窝**:主要由蝶骨和颞骨构成。观察垂体窝、视神经管、眶上裂,蝶骨体两侧的 3 对自前内侧向后外侧的小孔,分别为圆孔、卵圆孔和棘孔。**颅后窝**:主要由枕骨和颞骨岩部构成。窝内有枕骨大孔,孔前方有斜坡。孔的前外缘上有舌下神经管。孔的后上方有枕内隆凸,由此向上延续为上矢状窦沟,向下续于枕内嵴,向两侧续于横窦沟,继转向前下内续于乙状窦沟,末端终于颈静脉孔。在颞骨岩部的后面有内耳门,由此通入内耳道。

3. 颅底外面观 后部中央有枕骨大孔,孔的后上方有枕外隆凸,孔两侧有椭圆形关节面为枕髁。枕髁的前外侧有颈静脉孔,其前方的圆形孔为颈动脉管外口。颈动脉管外口的后外侧有细长的茎突,其后外方为颞骨的乳突。茎突与乳突之间有茎乳孔。茎乳孔前方的凹陷为下颌窝,与下颌头相关节。下颌窝前方的横行隆起称为关节结节。前部有牙槽和硬腭的骨板,向后可见被犁骨分成左右两半的鼻后孔。

4. 颅的前面观 颅的前面主要有额骨、颧骨、鼻骨、上颌骨和下颌骨构成,它们共同组成面部轮廓的基础,并围成眶和骨性鼻腔。进一步观察视神经管、眶上孔、眶下孔、泪囊窝、眶上裂等结构。骨性鼻腔内的鼻中隔、外侧壁上的上鼻甲、中鼻甲、下鼻甲及各鼻甲下方分别为上鼻道、中鼻道、下鼻道等结构。鼻旁窦共 4 对,包括额窦、上颌窦、筛窦和蝶窦,分别开口于中鼻道、上鼻道和蝶筛隐窝。

5. 颅的侧面观 通过完整颅骨侧面观察,可见中部有一骨性孔为外耳门,门后方是乳突,前方为颧弓,颧弓上方的凹陷为颞窝。在颞窝区内额、顶、蝶、颞 4 骨交汇处称为翼点。此处骨质薄弱,外伤和骨折时,易损伤其内面的脑膜中动脉前支,引起颅内硬膜外血肿。

颅骨观察完毕后,在活体上认真找出下列骨性标志:乳突、枕外隆凸、下颌角、下颌头和颧弓。

（三）新生儿颅的特征

前囟和后囟:用胎儿颅骨标本观察各囟门的位置和形态。

## 五、思考与反馈

1. 为什么颞窝翼点处易骨折?骨折后有何严重后果?

2. 在实验报告书写页绘制颅骨前面观、侧面观以及游离下颌骨的简图。

（肖文烨 赵玉芳）

## 实验报告书写页

# 实验三 四 肢 骨

## 一、理论要点

1. 上肢骨组成。
2. 下肢骨组成。

## 二、实验目的

1. 掌握　上肢骨的组成、数目、名称和位置；肩胛骨、锁骨、肱骨、桡骨及尺骨的形态和主要结构；上肢骨的重要骨性标志。下肢骨的组成、数目、名称和位置；髋骨、股骨、胫骨、腓骨的形态和主要结构；下肢骨重要的骨性标志。

2. 熟悉　手部骨的分部和形态结构。髌骨的位置、跗骨的排列。

3. 了解　掌骨和指骨的分部、名称、位置及骨的数目。足骨的分部、形态、结构和位置。

## 三、实验教具

1. 完整人体骨架。
2. 全套上肢、下肢游离标本。
3. 成人手、足骨 X 线片。
4. 幼年髋骨,示髂、坐、耻 3 骨的分界。

## 四、实验内容

### (一)上肢骨

1. 上肢带骨

(1)锁骨：位于胸廓前上方,呈"～"形。内侧端粗大称为胸骨端,与胸骨柄相关节；外侧端扁平称肩峰端,与肩峰相关节。锁骨对固定上肢,支撑肩胛骨,便于上肢灵活运动起重要作用,其全长均可在体表摸到,是重要的体表标志。

(2)肩胛骨：为一三角形扁骨,位于胸廓后外侧的上份,介于第2～7肋。可分为两面、三缘和三角。上缘的外侧部有一弯曲的指状突起,称为喙突。内侧缘较薄,靠近脊柱,又称脊柱缘；外侧缘肥厚邻近腋窝,又称腋缘。上角在内上方,平对第2肋。下角平第7肋水平,体表易于摸到,为计数肋的标志。外侧角膨大,有朝向外面的关节面,称为关节盂,与肱骨头相关节。前面与胸廓相对,为一大的浅窝,称为肩胛下窝。后面被一向前外上突出的骨嵴肩胛冈,分为冈上窝和冈下窝。肩胛冈向外侧延伸的扁平突起,称肩峰,是肩部的最高点。

2. 自由上肢骨

（1）肱骨：位于上臂，是典型的长骨，可分为一体两端。

上端有呈半球形的股骨头，与肩胛骨的关节盂相关节。头周围的环形浅沟，称为解剖颈。颈的外侧和前方有隆起的大结节和小结节。大、小结节之间有结节间沟。上端与体交界处较细为外科颈。股骨体中份外侧面有一粗糙隆起称为三角肌粗隆，为三角肌附着处。在粗隆的后内侧有一斜行的浅沟称为桡神经沟，内有同名神经经过。股骨中部骨折可能伤及桡神经。股骨下端外侧有一半球形的肱骨小头，与桡骨头上面的关节面构成关节。内侧部为形如滑车状的滑车切迹，与尺骨滑车切迹构成关节。滑车的后上方有一深窝，称为鹰嘴窝。小头的外侧和滑车内侧各有一突起，分别称为外上髁和内上髁。内上髁的后下方有尺神经沟，内上髁骨折或肘关节脱位时，有可能伤及沟内的尺神经。

（2）桡骨：位于前臂的外侧，分一体两端。上端稍膨大称为桡骨头，上面的关节凹，与肱骨小头形成肱桡关节。头的周围为环状关节面，与尺骨桡切迹形成桡尺近侧关节。头下方稍细，称为桡骨颈。颈的内下侧有突起的桡骨粗隆。桡骨下端粗大，外侧有突向下的锥形突起，称桡骨茎突，为骨性标志。下端的内侧面有与尺骨头相关节的尺切迹。下面有腕关节面与腕骨形成桡腕关节。

（3）尺骨：位于前臂的内侧，分一体两端。上端的前面有一大的凹陷关节面，称为滑车切迹，与肱骨滑车相关节。切迹的上方、下方各有一突起，上方大者称鹰嘴，下方小者为冠突。冠突的外侧面有桡切迹，与桡骨头相关节。尺骨下端称尺骨头，其后内侧向下的突起称尺骨茎突。

（4）手骨：分为腕骨、掌骨和指骨（用手骨标本并结合手部 X 线片观察）。

1）腕骨：由 8 块小的短骨组成，它们排列成远侧、近侧两列，每列 4 块。由桡侧向尺侧，近侧列依次为手舟骨、月骨、三角骨和豌豆骨；远侧列为大多角骨、小多角骨、头状骨和钩骨。手舟骨、月骨和三角骨近端共同形成一椭圆形的关节面，与桡骨的腕关节面及尺骨下端的关节盘构成桡腕关节。所有腕骨在掌面形成一凹陷的腕骨沟。

2）掌骨：共 5 块，由桡侧向尺侧，依次称第 1～5 掌骨。掌骨分一体及两端，近侧端名底，远侧端称头，底与头之间部分为体。

3）指骨：共 14 节，除拇指仅有 2 节外，其余 4 指均为 3 节，由近端向远端依次为近节指骨、中节指骨和远节指骨。指骨的近端称底，中间部为体，远端为滑车。

上肢骨的观察完，请同学们在自己身体上触摸并确认以下骨性标志：锁骨、肩胛冈、肩胛骨下角、肩峰、鹰嘴、肱骨内上髁、肱骨外上髁、尺骨头、尺骨茎突、豌豆骨和掌骨等。

（二）下肢骨

1. 下肢带骨

髋骨：在全身骨骼标本及自身活体上确认髋骨的位置、形态。先确定髋骨的解剖学方位，然后在髋骨标本上辨认髂骨、耻骨和坐骨的位置及相互融合的痕迹；观察髋臼、闭孔、髂嵴、髂前上棘、髂前下棘、髂后上棘、髂后下棘、髂窝、耳状面、坐骨结节、坐骨棘、坐骨大切迹、坐骨小切迹、耻骨联合面、耻骨结节、耻骨下支等结构。

2. 自由下肢骨

首先确认各游离骨标本的解剖学方位。在股骨、胫骨和腓骨标本上观察辨认下列结构：

（1）股骨：位于大腿部，是全身最长最粗的长骨，可分为一体两端。上端有球形的股骨头,与髋臼相关节,头的外下方较细部分为股骨颈,体与颈交界处有两个隆起,上外侧为大转子,下内侧的较小为小转子。大、小转子之间,在后方有隆起的转子间嵴,在前面以转子间线相连。股骨体后面有纵行的骨嵴,称粗线,此线上端分叉,向外上延伸为臀肌粗隆。下端有两个向下后的膨大,分别称内侧髁和外侧髁。两髁侧面最突起处,分别为内上髁和外上髁。

(2)髌骨:位于股骨下端的前面,股四头肌腱内,上宽下尖,前面粗糙,后面为光滑的关节面,与股骨髌面形成关节。髌骨可在体表摸到。

(3)胫骨:位于小腿内侧,对支持体重起重要作用,故较粗壮,分一体两端。上端膨大,向两侧突出,形成内侧髁和外侧髁。两髁之间有向上的隆起称为髁间隆起,为前后交叉韧带的附着处。上端与体移行处的前面有粗糙的隆起称为胫骨粗隆,它是股四头肌腱的附着处。胫骨体呈三棱形,其前缘和内侧面在体表可摸到。下端内侧面向下突出称为内踝。

(4)腓骨:位于小腿外侧,细而长,上端略膨大称腓骨头,头下方变细称腓骨颈,下端膨大称为外踝。腓骨头和外踝都可在体表扪及,是重要的骨性标志。

(5)足骨:可分为跗骨、距骨及趾骨(用足骨标本并结合足部 X 线片进行观察)。

1)跗骨:共 7 块,排成前、中、后 3 列后列为跟骨和距骨,跟骨后部粗糙隆起称跟骨结节。距骨上面有前宽后窄的距骨滑车,与内外踝和胫骨下端相关节。中列为足舟骨。前列为内侧楔骨、中间楔骨、外侧楔骨和骰骨。

2)距骨:共 5 块,由内侧向外侧依次为第 1～5 距骨。其后端为底,中间为体,前端为头。

3)趾骨:有 14 节,除踇趾仅两节外,其余各趾为 3 节。

## 五、思考与反馈

1.肱骨中段骨折易损伤哪条神经?为什么?

2.请问,股骨颈与股骨干之间的颈干角有何临床意义?

3.在实验报告书写页写出四肢骨的思维导图。

(肖文烨　赵玉芳)

**实验报告书写页**

# 实验四 关节学总论、全身骨连结

## 一、理论要点

1. 骨连结的分类。
2. 躯干骨的连结。

## 二、实验目的

1. 掌握 关节的基本构造和辅助功能；脊柱的构成、分部和功能；胸廓的构成、胸廓上口和胸廓下口的形态及围成；颞下颌关节的组成。肩关节、肘关节、腕关节、髋关节、膝关节、踝关节的结构特点；骨盆的组成、骨盆性别差异及大小骨盆的界限。

2. 熟悉 前纵韧带、后纵韧带、弓间韧带、关节突关节、寰枢关节、寰枕关节的位置及功能；颞下颌关节的功能。肩关节、肘关节、腕关节、髋关节、膝关节、踝关节的组成及功能。

3. 了解 骨连接的分类；椎间盘的功能和临床意义；脊柱整体观的形态和功能；胸廓的运动。胸锁关节、肩锁关节的位置、组成和功能；腕骨间关节、腕掌关节、掌指关节、指间关节、跗骨间关节、跗跖关节、跖趾关节、趾骨间关节的位置和功能。

## 三、实验教具

1. 人体骨架。
2. 椎骨连接的标本。
3. 躯干骨连接的标本。
4. 脊柱标本。
5. 脊柱和颅骨的正位 X 线片。
6. 脊柱 CT、MRI 片。
7. 正中矢状切面的头颅标本。
8. 颞下颌关节标本。
9. 离体打开的肩关节、膝关节、肩关节、肘关节、桡腕关节、髋关节和膝关节、踝关节标本。
10. 骨盆和正常肩关节、肘关节、桡腕关节、髋关节及膝关节、踝关节脱位的 X 线片。
11. 骨盆标本和模型。

## 四、实验内容

### （一）概述

在躯干骨连结、颅骨连结、关节的标本上，观察直接连结中的纤维连结、软骨连接、骨性结合以及间接连结中的关节面、关节囊、关节腔、韧带、关节盘、关节唇。并以肩关节为例，演示关节的基本运动形式。

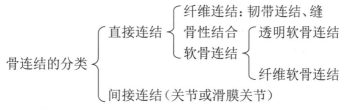

### （二）躯干骨的连结

1. 在椎骨间连结的离体标本上，观察椎间盘、前纵韧带、后纵韧带、黄韧带、棘间韧带、棘上韧带、项韧带、关节突关节、寰枢关节、寰枕关节的位置，理解其功能。并示教椎间盘，其内为髓核，外为纤维环。

2. 在脊柱整体连结的标本上，观察脊柱呈"S"形的4个生理弯曲，即颈曲、胸曲、腰曲、骶曲。

3. 在胸廓的标本和模型上，观察组成胸廓的12块胸椎、12对肋、1块胸骨。观察组成胸廓上口的第1胸椎、第1对肋和胸骨柄上缘。观察由第12胸椎、第11对肋、第12对肋、左右肋弓和剑突围成的胸廓下口。观察两肋弓之间的胸骨下角、两肋之间的肋间隙以及肋椎关节和胸肋关节的组成和位置。

### （三）颅骨的连结

在颅骨连结的标本和模型及X线片上，观察颅骨间的缝，如人字缝、冠状缝、矢状缝等。组成颞下颌关节的颞骨下颌窝、关节结节和下颌头位置，以及颞下颌关节内关节盘的形态。并指导学生活体演示颞下颌关节的上、下、前、后、侧方运动。

### （四）上肢骨的连结

1. 上肢带骨连结　结合教材内容，对照图谱，在离体上肢各部关节切开及未切开的标本上，指导学生观察上肢带骨的连结，包括胸锁关节、肩锁关节，并指导学生在活体演示其功能。

2. 自由上肢骨连结　在离体上肢各部关节、未切开的标本及人体骨架上，指导学生观察自由上肢骨的连结，包括肩关节、肘关节、桡腕关节的关节面、关节囊、关节腔及辅助结构和前臂骨间膜。

（1）取肩关节离体标本，观察肱骨头、肩胛骨的关节盂，关节内的肱二头肌长头腱的位置、形态和结构特点。

（2）取肘关节离体标本，观察由肱骨滑车与尺骨滑车切迹构成的肱尺关节的位置、形态。由肱骨小头与桡骨头关节凹构成肱桡关节的位置、形态。由桡骨头环状关节面与尺骨的桡切迹构成的桡尺近侧关节的位置、结构、形态特点，以及桡骨头周围的桡骨环状韧带。

（3）在前臂骨连接的标本上观察前臂骨间膜、桡尺远侧关节的位置。

（4）取手关节离体标本，观察桡腕关节的位置、组成及结构特点。腕骨间关节、腕掌关节、掌指关节、指骨间关节的位置。并指导学生活体演示肩关节、肘关节、腕关节,从而理解关节的基本构造和功能。

### (五)下肢骨的连结

1. 下肢带骨连结　结合教材内容,对照图谱,X 线片,在离体骨盆连接的标本、模型上,观察由左、右髋骨、骶骨、尾骨组成的骨盆及界线的位置,骶髂关节、耻骨联合的位置和结构特点,骶结节韧带和骶棘韧带起止部以及与坐骨大切迹、坐骨小切迹构成的坐骨大孔和坐骨小孔。

2. 自由下肢骨连结　结合教材内容,对照图谱,X 线片,在离体下肢各部关节切开和未切开的标本及人体骨架上,观察自由下肢骨的连结,包括髋关节、膝关节和踝关节的形态、组成和结构特点及运动方式。

(1)取髋关节离体标本,观察股骨头、髋臼、髂骨韧带、股骨头韧带。

(2)取膝关节离体标本,观察股骨内、外侧髁,胫骨内、外侧髁和髌骨,囊内的前、后交叉韧带,囊外的髌韧带、胫侧副韧带、腓侧副韧带,关节腔内"O"形的外侧半月板和 C 形的内侧半月板。

(3)在胫腓骨连结的标本上,观察踝关节的内踝、外踝和距骨滑车的形态,跗骨间关节、跗跖关节、距趾关节、趾骨间关节位置及结构特点。

## 五、思考与反馈

1. 关节的基本构造包括哪几部分?

2. 临床上常见一些异常的胸廓,请描述正常的胸廓是如何构成的?

3. 在实验报告书写页列出全身的大关节,请解释为什么肩关节脱位比髋关节脱位常见?

(肖文烨　赵玉芳)

# 实验报告书写页

# 实验五 肌学总论、头颈肌、腰背肌

## 一、理论要点

1．肌根据结构与功能的不同分为平滑肌、心肌和骨骼肌。

2．骨骼肌的形态和结构；骨骼肌的起止、作用和配布；骨骼肌的命名；骨骼肌的辅助结构。

3．头肌包括表情肌和咀嚼肌；颈肌包括颈浅肌、颈外侧肌、颈前肌、颈深肌；背肌包括背浅肌和背深肌。

## 二、实验目的

1．掌握　肌的形态和构造，腱鞘的位置、结构特点和作用；咀嚼肌的组成，咬肌、颞肌的起止、作用；斜方肌、背阔肌、竖脊肌的位置和作用；斜角肌间隙的围成及通过结构。

2．了解　肌的起止、配布和作用和命名原则；肌的辅助装置；面肌的组成、分布特点；颈肌的分群及各群的组成和作用；胸锁乳突肌和前斜角肌的起止、作用；背肌的分群、各肌群的组成、作用。

3．了解　浅筋膜、深筋膜、滑膜囊的位置、结构特点和作用。

## 三、实验教具

1．人体层次解剖模型、头颈肌模型。骨架（显示肌的附着点）。

2．头颈肌挂图。

3．肌的形态、配布起止点标本。

4．头颈肌标本、咀嚼肌标本。

5．腰背肌浅层、深层标本。

6．浅筋膜和深筋膜标本（大腿横断面标本）。

7．滑膜囊（膝关节标本）和腱鞘标本（手或足的腱鞘标本）。

## 四、实验内容

### （一）肌学总论

利用下肢肌、躯干肌和头颈肌等标本，观察长肌、短肌、扁肌和轮匝肌的形态，辨认其一般构造：肌腹、肌束、肌腱和腱膜等。

利用有关标本观察肌的起止点、配布规律和肌的命名法。

　　具体肌的观察，先在显示肌起止点的骨架上观察其附着位置，再于人体层次模型上观察各肌的位置，然后观察标本。

　　肌：根据构造不同分平滑肌、心肌和骨骼肌。平滑肌主要分布于内脏的中空器官及血管壁；心肌构成心壁的主要部分；骨骼肌主要存在于躯干和四肢。本实验叙述的骨骼肌是运动系统的动力部分，绝大多数附着于骨骼。

　　1. 骨骼肌的形态和结构　骨骼肌由肌腹和肌腱两部分构成。肌腹主要由肌纤维（即肌细胞）组成。肌纤维包括红肌纤维与白肌纤维。红肌主要由红肌纤维组成，较细小，收缩较慢，但作用持久；白肌主要由白肌纤维组成，较宽大，收缩较快，能迅速完成特定的动作，但作用不持久，每块肌肉大都含有这两种纤维。肌腱主要由平行、致密的胶原纤维束构成，色白、强韧而无收缩功能，位于肌腹的两端，其抗张强度为肌的很多倍。骨骼肌通常跨过一个或两个关节，借肌腱附着于骨骼表面。当肌受到突然暴力时，通常肌腱不致断裂而肌腹可能断裂。扁肌的腱性部分呈薄膜状，称腱膜。

　　肌根据其形态分长肌、短肌、扁肌和轮匝肌4种。长肌多见于四肢。有些长肌的起端有两个以上的头，以后聚成一个肌腹，称二头肌；有些长肌肌腹被中间腱划分成两个肌腹，称二腹肌。短肌短而小，多见于躯干深层。扁肌呈薄片状，多见于胸、腹壁，除运动功能外还兼有保护内脏的作用。轮匝肌主要由环行的肌纤维构成，位于孔裂的周围，收缩时关闭孔或裂。

　　2. 骨骼肌的起止、作用和配布　所有的骨骼肌都有一个起点和一个止点。通常把接近身体正中面或四肢部靠近近侧的附着点视为肌肉的起点，因为一般这个点移动较少，因此又称定点。反之，则把另一端视为止点或动点。肌肉的定点和动点在一定条件下可以相互置换。例如胸大肌起于胸廓，止于肱骨，收缩时使上肢向胸廓靠拢，但在做引体向上动作时，胸大肌的动、定点互换。骨骼肌分布在关节的周围，可跨过一个或多个关节。肌在关节周围配布的方式和多少与关节的运动轴多少相一致。单轴关节通常配备2组肌，从而使这些关节完成屈和伸的运动。双轴关节通常有4组肌，除有屈肌和伸肌外，还配布有内收肌和外展肌。关节在完成某一种运动时，通常是几块肌共同配合完成的。共同完成一个动作的肌肉称为协同肌；而产生相反运动的肌称为拮抗肌。这些肌肉在神经系统的统一调控下，互相协调又互相配合共同完成某种动作。

　　3. 骨骼肌的命名　熟悉骨骼肌的命名原则有助于我们学习骨骼肌。它们是按形状、大小、位置、头或腹的数目、起止点或作用等方法进行命名的。如斜方肌是按形状命名的；冈上肌是按位置命名的；肱二头肌是按肌的形态结构命名的；胸大肌是以大小和位置命名的；胸锁乳突肌是按其起止点命名的；旋后肌是按作用命名的；腹外斜肌是根据位置和肌束的方向命名的。

　　4. 骨骼肌的辅助结构　对于肌的功能来说，许多辅助结构是必需的。它们具有保持肌的位置、减少运动时的摩擦和保护等功能，包括筋膜、滑膜囊、腱鞘和籽骨等。

　　（1）筋膜结缔组织被膜，遍布全身，分浅、深筋膜2种。

　　1）浅筋膜：又称皮下组织或皮下脂肪，由疏松结缔组织构成，分布于人体真皮的深部，内富含脂肪组织，因部位、性别及营养状况而略有不同，可以保持体内的热量。浅筋膜内还含有浅动脉、浅（皮下）静脉、皮神经、淋巴管等，有些局部还可有特殊的器官，如乳腺和皮肌。

2）深筋膜：又称固有筋膜，由致密结缔组织构成，位于浅筋膜的深面，广泛分布在体壁、四肢的肌和血管、神经周围。四肢的深筋膜深入到不同的肌群之间，并附着于骨，构成肌间隔，将不同的肌群分隔开来，形成筋膜鞘以保证骨骼肌相对独立地活动，这一点在临床上有很大意义。当一块肌肉由于水肿等原因肿胀时，由于筋膜限制，其体积会膨胀，压迫神经丛而出现疼痛症状，形成筋膜室综合征。深筋膜还形成血管神经鞘包绕相应的血管、神经。同时，某些位置的深筋膜还可供骨骼肌附着。

（2）滑膜囊：多位于肌腱与骨面之间，可减少两者之间的摩擦，保护肌肉。

（3）腱鞘：包围在肌腱外面的鞘管，存在于活动性较大的部位，如腕、踝、手指和足趾等处。腱鞘分纤维层和滑膜层两部分。纤维层又称腱纤维鞘，位于外层，是由深筋膜增厚所形成的骨性纤维性管道，起着滑车和约束肌腱的作用。滑膜层又称腱滑膜鞘，位于腱纤维鞘内，是由滑膜构成的双层圆筒形鞘。鞘的内层包在肌腱的表面，称为脏层；外层贴在腱鞘纤维层的内面和骨面，称为壁层。脏、壁两层互相移行形成腔隙，内含少量滑液，使肌腱能在鞘内自由滑动。腱滑膜鞘从骨面移行到肌腱的部分称腱系膜，其中有供应肌腱的血管、神经通过。由于肌腱经常运动，腱系膜大部分消失，仅在血管、神经出入处保留下来，称腱纽。

### （二）头颈肌

在头颈部层次解剖标本上，结合解剖挂图或图谱进行观察颅顶的枕额肌及帽状腱膜、眼轮匝肌、口轮匝肌与颊肌等。

在咀嚼肌标本上，分别观察咬肌、颞肌、翼内肌和翼外肌的位置、起止点，分析其在咀嚼运动中的作用。

在颈部层次解剖标本、断层标本上，逐层观察颈阔肌、胸锁乳突肌、舌骨上肌群、下肌群及前斜角肌、中斜角肌、后斜角肌的位置、层次、起止点，分析其作用。观察斜角肌间隙的围成及通过的结构。

1. 头肌

（1）表情肌

1）颅顶肌：与颅骨连接疏松，覆盖大部分的颅骨，主要包括左、右各1块枕额肌。

2）眼轮匝肌：位于眼裂周围，呈扁椭圆形，分眶部、睑部和泪囊部。

3）口周围肌：人类口周围的肌在结构上高度分化，形成复杂的肌群。

**口轮匝肌**：环绕口裂的环行肌，收缩时使口唇关闭或撅起、伸出。

**颊肌**：呈四边形，在面颊深部，此肌紧贴口腔侧壁，外拉口角，并使唇、颊紧贴牙齿，保持颊黏膜无皱襞。颊肌可与口轮匝肌共同作用，完成吹口哨的动作，故又叫吹奏肌。

4）鼻周围肌：是几块扁薄小肌，分布在鼻孔周围，有开大或缩小鼻孔的作用。

**鼻肌**：鼻肌收缩可将鼻翼拉向后下，缩小鼻孔。

**降眉间肌**：起自鼻背，移行于额部皮肤，收缩时鼻根产生横向皱褶。

（2）咀嚼肌

1）咬肌：起自颧弓的下缘，纤维斜向后下止于咬肌粗隆，收缩时上提下颌骨。

2）颞肌：颞肌起自颞窝，肌束呈扇形向下汇聚，通过颧弓的深面，止于下颌骨的冠突。

3）翼外肌：位于颞下窝内，起自蝶骨大翼的下面和翼突外侧板的外侧面，向后外止于下颌颈和颞下颌关节的关节盘。

4）翼内肌：走行与翼外肌几乎垂直，起自翼窝的翼突外侧板，止于下颌角内面的翼肌粗隆。咀嚼肌中，咬肌、颞肌、翼内肌都属于闭口肌，而只有翼外肌属于张口肌，且闭口肌的力量大于张口肌。所以，下颌关节的自然姿势是闭口。当肌痉挛或下颌神经受刺激时，表现也是牙关紧闭或张口困难。

2．颈肌

（1）颈浅肌及颈外侧肌

1）颈阔肌：位于皮肤的深面，颈部浅筋膜内，薄而宽阔，起自胸大肌和三角肌表面的筋膜，向上止于口角。作用：牵拉口角向下，并使颈部皮肤出现皱褶。

2）胸锁乳突肌：位于颈部外侧皮下，大部分被颈阔肌所覆盖。胸锁乳突肌起自胸骨柄前面和锁骨的胸骨端，两头汇合斜向后上方，止于颞骨的乳突。作用：一侧收缩可使头屈向同侧，面转向对侧；两侧同时收缩可使头抬起并后仰。该肌最主要的作用是维持头处于正常的位置。若一侧发生病变，如肌挛缩，可引起斜颈。

（2）颈前肌

1）舌骨上肌群：位于舌骨与下颌骨之间，每侧有 4 块肌。

**二腹肌**：位于下颌骨的下方，分前、后二腹。前腹起自下颌骨二腹肌窝，斜向后下方；后腹起自乳突内侧，斜向前下；两个肌腹以中间腱相连，中间腱借筋膜形成的滑车系于舌骨。

**下颌舌骨肌**：是位于二腹肌前腹深部的三角形扁肌，起自下颌骨，止于舌骨，与对侧下颌舌骨肌汇合于正中线，组成口腔底。

**茎突舌骨肌**：位于二腹肌后腹的前上方并与之伴行，起自茎突，止于舌骨。

**颏舌骨肌**：在下颌舌骨肌深面，起自颏棘，止于舌骨。

2）舌骨下肌群：舌骨下肌群位于颈前部，在舌骨下方正中线的两侧，位于喉、气管、甲状腺的前方，每侧有 4 块肌，分浅、深 2 层排列，各肌均以起止点命名。

**胸骨舌骨肌**：起自胸骨柄后面，止于舌骨体，在颈部正中线的两侧。

**肩胛舌骨肌**：在胸骨舌骨肌的外侧，是细长的带状肌，分上腹、下腹，下腹起自肩胛骨上缘，经位于胸锁乳突肌下部深面的中间腱，下腹止于舌骨体外侧。

**胸骨甲状肌**：位于胸骨舌骨肌深面，起自胸骨柄后面，止于甲状软骨。

**甲状舌骨肌**：是胸骨甲状肌的延续，起自甲状软骨，止于舌骨体外侧。

（3）颈深肌

1）外侧群：位于脊柱颈段的两侧，包括前斜角肌、中斜角肌和后斜角。各肌均起自颈椎横突，其中前、中斜角肌止于第 1 肋，后斜角肌止于第 2 肋。前、中斜角肌与第 1 肋之间的空隙称斜角肌间隙，间隙内有锁骨下动脉和臂丛神经通过。在临床上，前斜角肌肥厚或痉挛可压迫这些结构，产生相应症状，称前斜角肌综合征。作用：一侧肌收缩，使颈侧屈；两侧肌同时收缩，可上提第 1、2 肋，助深吸气。

2）内侧群：位于脊柱颈段的前方，包括头前直肌、头长肌和颈长肌等，统称椎前肌。作用：收缩能使头颈前屈。

3．躯干肌

背肌：在背肌解剖标本上，观察背浅肌、深群的位置、层次、形态与起止点。主要观察斜方肌、背阔肌、菱形肌、肩胛提肌、竖脊肌及胸腰筋膜等。

1）背浅肌

**斜方肌**：位于颈后部和背上部的浅层，为三角形的扁肌，左、右两侧的斜方肌内侧缘连在一起呈斜方形，因此被命名为斜方肌。斜方肌起自上项线、枕外隆凸、项韧带、第 7 颈椎和全部胸椎的棘突，上部的肌束斜向外下方，止于锁骨的外侧 1/3 部分；中部的平行向外，止于锁骨的肩峰端、肩峰和肩胛冈中部；下部的斜向外上方，止于肩胛冈的内侧份。作用：主要是固定肩胛骨，从而维持上肢带骨的稳固性。收缩时使肩胛骨向脊柱靠拢，上部肌束可上提肩胛骨，下部肌束使肩胛骨下降。该肌瘫痪可出现"塌肩"。

**背阔肌**：位于背部的下半部分及胸廓的后外侧，宽阔、扁平，以腱膜起自第 7～12 胸椎的棘突、胸腰筋膜、髂嵴后 1/3 部分等处，肌束向外上方集中，经肱骨内侧至其前方，与大圆肌共同止于肱骨小结节嵴。作用：使肱骨内收、旋内和后伸。当上肢上举固定时，可做引体向上动作。

**肩胛提肌**：位于颈后部两侧、斜方肌上部的深面，起自上 1～4 颈椎的横突，向下走行，止于肩胛骨的上角。作用：上提肩胛骨，并使肩胛骨下角转向内。

**菱形肌**：位于斜方肌中下部的深面，呈菱形，起自第 6、7 颈椎和第 1～4 胸椎的棘突，纤维行向外下，止于肩胛骨的内侧缘。作用：使肩胛骨紧贴胸壁并牵引肩胛骨向脊柱靠拢。

2）背深肌

**竖脊肌**：位于脊柱两侧由椎弓、肋突和棘突构成的骨纤维管内，起自骶骨背面和髂嵴的后部，向上分出三群肌束，沿途止于椎骨和肋骨，最终向上可到达颞骨乳突，其中在腰部最为发达。

**夹肌**：位于斜方肌，菱形肌的深面，该肌起自项韧带下部、第七颈椎棘突和上部胸椎棘突，向上外止于颞骨乳突和第 1～3 颈椎横突。

## 五、思考与反馈

1. 何谓斜角肌间隙？通过其中的解剖结构有哪些？有何临床意义。
2. 简述参与颞下颌关节上提、下降、前移、后退和左右移动的肌肉的名称。
3. 在实验报告书写页绘制斜方肌和背阔肌简图。
4. 活体触摸咬肌。

（肖文烨　赵玉芳）

## 实验报告书写页

## 实验六　胸腹肌、四肢肌

### 一、理论要点

1. 胸肌分群。
2. 膈的位置和起点、三个裂孔、薄弱区和作用。
3. 腹肌分群。
4. 上肢肌的分部为上肢带肌、臂肌、前臂肌和手肌。
5. 髋肌、大腿肌及小腿肌的分群；足肌。

### 二、实验目的

1. 掌握　胸大肌的位置、起止及作用；膈肌的形态、位置、三个孔裂及其通过的结构。胸锁乳突肌的位置、起止和作用。三角肌的位置和作用；肱二头肌、肱肌、肱三头肌的位置和作用；上肢肌的肌性标志（如三角肌、肱二头肌、肱三头肌；在腕部确定桡侧腕屈肌腱、掌长肌腱、尺侧腕屈肌腱等的位置关系）；髂腰肌的位置、组成和作用；臀大肌、臀中肌的位置和作用；缝匠肌、股四头肌的位置和作用；小腿三头肌的位置和作用；下肢肌的肌性标志（如臀大肌、臀中肌、股四头肌、半腱肌、半膜肌、小腿三头肌、跟腱等）。

2. 熟悉　膈肌在呼吸运动中的作用。腹肌的层次、名称和作用。上肢肌的分部、分群和排列情况；各上肢带肌在肩关节运动中的作用；运动桡腕关节的有关肌的联合作用（如桡腕关节的内收和外展）。半腱肌、半膜肌和股二头肌的位置和作用；大腿肌内侧群的分层排列和作用；小腿各肌的位置、排列和主要作用以及在踝关节运动中的联合运动（内翻、外翻）。

3. 了解　上肢带肌的配布；臂肌的分群；前臂肌的分群、分层排列和作用；手肌的分群、位置和作用；下肢肌的分部、分群、分层和排列情况；髋肌的分群和配布；大腿肌的分群和位置关系；小腿肌的分群和层次；足肌的分群和作用。

4. 了解　腋窝、三边孔、四边孔、肘窝、腕管的境界和内容；梨状肌上边孔、下边孔，股三角，收肌管，腘窝的境界和内容。

### 三、实验教具

1. 人体层次解剖模型、手肌和足肌层次模型；骨架（显示肌的附着点）。
2. 胸肌标本、肋间肌标本；腹壁肌与腹股沟管模型；腹壁层次解剖标本。
3. 上肢肌、下肢肌解剖标本挂图。

4．上肢肌、下肢肌解剖标本。

5．手肌、足肌解剖标本。

## 四、实验内容

### （一）胸腹肌

在胸壁解剖标本上，观察胸大肌、胸小肌前锯肌的层次、位置、起止点等，分析各肌的作用，特别是在呼吸运动中的作用。

在膈标本上，观察膈的各部附着情况、裂孔的位置及通过的结构，分析膈在呼吸运动中的作用。

在腹前外侧壁层次解剖标本和腹后壁标本上，主要观察：腹外斜肌、腹内斜肌、腹横肌、腹直肌、腰方肌等位置、层次、肌束的方向及形成的有关结构，观察腹直肌鞘的组成、腹股沟管的构成。

1．胸肌　胸肌分为两群，包括胸上肢肌和胸固有肌。

（1）胸上肢肌：位于胸壁的前面及侧面的浅层，止于上肢带骨或肱骨，包括胸大肌、胸小肌、前锯肌等。

1）胸大肌：位于胸廓前壁的大部分，宽而厚，呈扇形，起自锁骨的内侧半、胸骨骨膜和第 2～6 肋软骨等处，各部肌束聚合向外，以扁腱止于肱骨大结节嵴。

2）胸小肌：位于胸大肌深面，呈三角形，起自第 3～5 肋，止于肩胛骨的喙突。

3）前锯肌：位于胸廓侧壁，以 9 个肌齿起自第 1～8 或第 9 肋骨，肌束斜向后上内，经肩胛骨的前方，止于肩胛骨内侧缘和下角。

（2）胸固有肌　参与胸壁的构成，保持一定的节段性，包括肋间内、外肌等。

1）肋间外肌：位于各肋间隙的表层，从肋结节向前延伸至肋软骨的起始部，继续向前延续为结缔组织膜，称肋间外膜。其肌束起自上位肋骨下缘，然后斜向前下，止于下位肋骨的上缘。

2）肋间内肌：位于肋间外肌的深面，起自下位肋骨内侧面的上缘，止于上位肋骨的肋沟，从肋角向前至胸骨侧缘。后部从肋角至椎骨移行为肋间内膜。

2．膈

（1）位置和起点：膈位于胸、腹腔之间，呈穹窿状、向上膨隆的扁薄肌，由中央的中心腱和周围的肌性部分组成。其肌纤维起自胸廓下口的周缘和腰椎前面，分为三部分：起自剑突后面的胸骨部；起自下 7～12 对肋骨和肋软骨的肋部；以左、右 2 个膈脚起自上 1～3 腰椎的腰部。

（2）3 个裂孔：膈上有分别通过不同结构的 3 个裂孔。在第 12 胸椎体前方，左、右 2 个膈脚之间有主动脉裂孔，有主动脉和胸导管通过；在主动脉裂孔的左前上方有食管裂孔，约在第 10 胸椎水平，有食管和迷走神经通过；在食管裂孔右前上方的中心腱内有腔静脉孔，约在第 8 胸椎水平，有下腔静脉通过。

（3）薄弱区：膈的三部分之间留有三角形小区，仅覆以结缔组织，其中胸骨部与肋部起点之间的部分称胸肋三角；肋部与腰部之间的部分称腰肋三角。

（4）作用：收缩时，膈穹窿下降，胸腔容积扩大，以助吸气；反之，以助呼气。膈与腹肌同时收缩,则能使腹内压增加,以协助排便、呕吐、咳嗽、喷嚏及分娩等活动。

3. 腹肌

(1) 前外侧群

1) 腹外斜肌:位于腹前外侧壁的浅层,以 8 个肌齿起自第 5~12 肋的外面,与前锯肌、背阔肌的肌齿交错。大部分肌纤维从上外斜向下内逐渐移行为扁平的腱膜,经腹直肌的前面,并参与构成腹直肌鞘的前层,至腹正中线终于白线。而起于最下 3 个肋的肌纤维垂直向下,止于髂嵴外侧。腹外斜肌腱膜向下走行,在髂前上棘与耻骨结节之间,其下缘卷曲增厚形成腹股沟韧带。在耻骨结节外上方,腹外斜肌腱膜形成三角形的裂孔,形成腹股沟管浅(皮下)环。

2) 腹内斜肌:位于腹外斜肌的深面,起始于胸腰筋膜深层、髂嵴中间线、髂前上棘和腹股沟韧带的外侧 1/2,肌束呈扇形,向上走行,分别止于下 3 个肋。大部分肌束向内延续为腱膜,在腹直肌外侧缘分前、后 2 层包裹腹直肌,参与构成腹直肌鞘的前层及后层,在腹正中线终于白线。起于腹股沟韧带的肌束行向前下,越过精索(男性)前面,延续为腱膜,与腹横肌的腱膜汇合形成腹股沟镰或称联合腱,止于耻骨梳的内侧端及耻骨结节附近。腹内斜肌的最下部发出一些细散的肌纤维,包绕精索、睾丸和阴囊,称提睾肌,收缩时可上提睾丸。此肌虽属骨骼肌,但不受意志支配。在女性,该肌非常薄弱,仅少许纤维沿子宫圆韧带表面下降,相当于男性提睾肌外侧部的纤维。

3) 腹横肌:位于腹内斜肌深面,起自第 7~12 肋软骨的内面、胸腰筋膜深层、髂嵴和腹股沟韧带的外侧 1/3,肌束横行向前内移行为腱膜,并越过腹直肌后面参与构成腹直肌鞘后层,终于白线。腹横肌最下部的肌束和腱膜下缘的内侧部分分别参与构成提睾肌和腹股沟镰。

4) 腹直肌:位于腹前壁正中线两侧的腹直肌鞘内,肌纤维起自耻骨嵴,肌束向上止于剑突和第 5~7 肋软骨的外面。全长被 3~4 条横行的腱划分成几个肌腹。腱划由结缔组织构成,与腹直肌鞘的前层紧密结合,而未与腹直肌鞘的后层愈合,呈完全游离状态。

5) 腹直肌鞘:由腹前外侧壁 3 块扁肌的腱膜形成,分前、后 2 层包绕腹直肌。前层由腹外斜肌腱膜与腹内斜肌腱膜的前层构成;后层由腹内斜肌腱膜的后层与腹横肌腱膜构成。但是,腹直肌鞘的后层在脐以下 4~5cm 处,由于 3 块扁肌的腱膜全部转到腹直肌的前面构成腹直肌鞘的前层,使后层缺如。因此,腹直肌鞘的后层在此处的下缘形成一凸向上方的弧形边界线,称弓状线,此线以下的腹直肌后面与腹横筋膜相贴。

6) 白线:位于腹前壁正中线,左、右腹直肌鞘之间,由两侧扁肌腱膜的纤维交织而成,坚韧而少血管。其上方起自剑突,下方止于耻骨联合。

(2) 后群

1) 腰大肌将在下肢肌中叙述。

2) 腰方肌:该肌起自髂嵴的后部,向上止于第 12 肋和第 1~4 腰椎横突。

(3) 腹肌形成的结构

1) 腹股沟管:位于腹前外侧壁的下部,在腹股沟韧带内侧半的上方,是外上斜向内下的一条由腹部各肌肉之间形成的潜在裂隙,长约 4.5cm。腹股沟管内有男性的精索或女性的子宫圆韧带通过。管的内口称腹股沟管深(腹)环,在腹股沟韧带中点上方约 1.5cm 处,是腹横筋膜在此处向外突出形成的。腹股沟管的外口即腹股沟管浅(皮下)环,是由腹外斜肌腱膜所形成的三角形裂孔。腹股沟管有 4 个壁，前壁是腹外斜肌腱膜和腹内斜肌；后壁是腹横筋膜和腹股沟镰；上壁是腹内斜肌和腹横肌的弓状下缘；下壁是腹股沟韧带的内侧部分。

2）腹股沟（海氏）三角：位于腹前壁下部，是由腹直肌外侧缘、腹股沟韧带内侧份和腹壁下动脉围成的三角区。

4. 上肢肌　在上肢肌解剖标本、层次解剖模型上，首先观察上肢肌的分部（肩肌、臂肌、前臂肌和手肌），然后观察各部肌的分群和层次，各重要肌的位置、形态、起止点，并分析起作用。

在肩肌标本上：

观察 1：三角肌的位置与肩关节的位置关系，观察其起止点，在活体上确认其轮廓；

观察 2：在肩胛骨背面从上向下依次观察冈上肌、冈下肌、小圆肌和大圆肌的起止点，分析各肌在肩关节运动中的作用；

观察 3：在肩胛骨前面观察肩胛下肌起止点，分析其作用。

在臂肌标本上先观察臂肌分前、后两群，然后依次观察前群的喙肱肌、肱二头肌和肱肌，后群的肱三头肌，观察各肌的起止点，分析其作用。

在前臂肌标本上：

先观察分群，再观察各群的排列层次和位置关系。在标本上观察各肌肌腹和肌腱在前臂的位置，特别是在腕部的位置关系，并在活体上确定腕部各肌腱的排列，然后对照挂图在标本上辨认前臂各肌群。

前群：①浅层有 6 块，由桡侧向尺侧依次为肱桡肌、旋前圆肌、桡侧腕屈肌、掌长肌、指浅屈肌和尺侧腕屈肌；②深层有 3 块，即位于桡侧的拇长屈肌、尺侧的指深屈肌以及深面的旋前方肌。

后群：①浅层有 5 块，由桡侧向尺侧依次为桡侧腕长伸肌、桡侧腕短伸肌、指伸肌、小指伸肌、尺侧腕伸肌；②深层也有 5 块，由近侧向远侧依次为旋后肌、拇长展肌、拇短伸肌、拇长伸肌和示指伸肌。

在手肌标本上：

观察外侧群（鱼际）、内侧群（小鱼际）和中间群，并辨认各肌，分析其作用。

（1）上肢带肌

1）三角肌：位于肩关节的外上方，呈三角形包裹肩关节，使肩部呈圆隆形。该肌起自锁骨的外侧份、肩峰和肩胛冈，肌束逐渐向外下方集中，止于肱骨体中部外侧的三角肌粗隆。

2）冈上肌：位于斜方肌深面，起自肩胛骨的冈上窝，肌束向外经肩峰和喙肩韧带的下方，跨越肩关节，止于肱骨大结节的上部。

3）冈下肌：位于冈下窝内，起自冈下窝内侧，肌束向外经肩关节后面，止于肱骨大结节的中部。

4）小圆肌：位于冈下肌的下方，起自肩胛骨外侧缘大圆肌起点的上方，止于肱骨大结节的下部。

5）大圆肌：位于小圆肌的下方，其下缘后面被背阔肌遮盖。该肌起自肩胛骨下角的背面，肌束经臂的内侧、肱三头肌长头的前面，止于肱骨小结节嵴。

6）肩胛下肌：起自肩胛下窝，肌束向上外经肩关节的前方，止于肱骨小结节。肩胛下肌收缩时肩关节内收和旋内。

（2）臂肌

1）肱二头肌：位于肱骨前面，有两个头。长头以长腱起自肩胛骨盂上结节，经结节间沟下行；短头位于内侧，起自肩胛骨喙突。两头在三角肌止点水平合并，形成肱二头肌，其末端止于桡骨粗隆。

2）喙肱肌：与肱二头肌短头共同起自肩胛骨喙突，止于肱骨中部内侧。

3）肱肌：位于肱二头肌的深面，起自肱骨前面的下半部分，止于尺骨粗隆。

4）三头肌：其起端有 3 个头，长头以长腱起自肩胛骨盂下结节，经大、小圆肌之间下行；外侧头与内侧头分别起自肱骨后面桡神经沟的外上方和内下方的骨面。3 个头向下合成一扁腱，止于尺骨鹰嘴。

（3）前臂肌

前群共 9 块肌，分 4 层排列。

第 1 层：包括 5 块肌。自桡侧向尺侧依次为：

1）肱桡肌：位于最外侧，起自肱骨外上髁的上方，向下止于桡骨茎突，其余 4 块肌共同起自肱骨内上髁以及前臂深筋膜。

2）旋前圆肌：位于桡侧腕屈肌的外侧，止于桡骨外侧面的中部。作用：使前臂旋前并参与屈肘关节。

3）桡侧腕屈肌：以长腱止于第二掌骨底掌侧。

4）掌长肌：位于桡侧腕屈肌的内侧，肌腹很小而腱细长，呈放射状至手掌，连于掌腱膜。

5）尺侧腕屈肌：位于最内侧，止于豌豆骨。

第 2 层：指浅屈肌，仅上端被浅层肌所覆盖。该肌起自肱骨内上髁、尺骨的冠突和桡骨前面，肌束往下移行为 4 条肌腱，通过腕管和手掌分别进入第 2～5 指的屈肌腱鞘，每条腱分 2 个脚，止于中节指骨体的两侧。

第 3 层：有 2 块肌。

1）拇长屈肌：位于外侧半，起自桡骨前面和前臂骨间膜，以长腱通过腕管至手掌，止于拇指远节指骨底。作用：屈拇指指骨间关节和掌指关节。

2）指深屈肌：位于内侧半，起自尺骨上 2/3 的前面和前臂骨间膜，向下分成 4 条肌腱，经腕管入手掌，在指浅屈肌腱的深面分别进入第 2～5 指的屈肌腱鞘，在鞘内穿经指浅屈肌腱 2 个脚之间，止于远节指骨底。作用：屈第 2～5 指的远侧指骨间关节、近侧指骨间关节、掌指关节和屈腕。

第 4 层：旋前方肌，呈方形，位于桡、尺骨远端的前面，起自尺骨下 1/4，止于桡骨下 1/4。作用：与旋前圆肌一同使前臂旋前。

后群共 10 块肌，分浅、深 2 层排列。

浅层包括 5 块肌，共同起自肱骨外上髁以及邻近的深筋膜，自桡侧向尺侧依次为

1）桡侧腕长伸肌：向下以其长腱至手背，止于第二掌骨底。

2）桡侧腕短伸肌：在桡侧腕长伸肌的后内侧，止于第三掌骨底。

3）指伸肌：肌腹向下移行为 4 条肌腱，经手背至第 2～5 指的指背腱膜。在手背远侧

部,掌骨头附近,4 条腱之间有腱间结合相连。各腱到达指背时向两侧扩展为扁的腱膜称指背腱膜,止于中节和远节指骨底。

4) 小指伸肌:是一条细长的肌,附于指伸肌内侧,肌腱移行为第 5 指的指背腱膜,止于小指中节和远节指骨底。

深层也有 5 块肌,从上外向下内依次为:

1) 旋后肌:起自尺骨近侧,肌纤维斜向下外并向前包绕桡骨,止于桡骨的桡骨粗隆与旋前圆肌的附着点之间。其余 4 块肌皆起自桡骨、尺骨和骨间膜的背面,从上至下依次为:

2) 拇长展肌:止于第一掌骨底,主要作用是使拇指外展。

3) 拇短伸肌:止于拇指近节指骨底,作用是伸拇指和使拇指外展。

4) 拇长伸肌:止于拇指远节指骨底,作用是伸拇指,也可伸腕。

5) 示指伸肌:止于示指的指背腱膜,作用是伸示指,并参与伸腕。

(4) 手肌

**外侧群**

1) 拇短展肌:位于浅层外侧,使拇指外展。

2) 拇短屈肌:位于浅层内侧,使拇指屈、内收、外展和对掌。

3) 拇对掌肌:位于拇短展肌的深面,使拇指对掌,并协助内收。

4) 拇收肌:位于拇对掌肌的内侧,使拇指内收,协助对掌。

**内侧群**

1) 小指展肌:位于浅层内侧。

2) 小指短屈肌:位于浅层外侧。

3) 小指对掌肌:位于上述两肌深面。

**中间群**　位于掌心,包括蚓状肌和骨间肌。

1) 蚓状肌:为 4 条细束状肌纤维,起自指深屈肌腱桡侧,经掌指关节桡侧至第 2～5 指的背面,止于指背腱膜。

2) 骨间掌侧肌:有 3 块,位于第 2～5 掌骨间隙内,起自第 2、4、5 掌骨,分别止于第 2、4、5 近节指骨,并呈放射状至相应的指背腱膜。

(5) 上肢的局部结构

1) 腋窝:是位于臂上部内侧和胸外侧壁之间的锥形空隙,有顶、底和前、后、内侧及外侧 4 个壁。前壁为胸大、小肌;后壁为肩胛下肌、大圆肌、背阔肌和肩胛骨;内侧壁为上部胸壁和前锯肌;外侧壁为喙肱肌、肱二头肌短头和肱骨。顶即上口,是由锁骨、肩胛骨上缘和第 1 肋围成的三角形间隙,由颈部通向上肢的腋动、静脉和臂丛等即经腋窝上口进入腋窝。底由腋筋膜和皮肤构成。此外,腋窝内还有大量的脂肪及淋巴结、淋巴管等。

2) 三边孔和四边孔:是位于肩胛下肌、大圆肌、肱三头肌长头和肱骨上端之间的两个间隙。肱三头肌长头内侧的间隙为三边孔,有旋肩胛动脉通过;外侧的间隙称四边孔,有旋肱后动脉及腋神经通过。

3) 腕管:位于腕掌侧,由屈肌支持带(即腕横韧带和腕骨沟)围成。管内有指浅、深屈肌腱,拇长屈肌腱和正中神经通过。

4）肘窝：位于肘关节的前面，为三角形凹窝。

5. 下肢肌 在下肢肌解剖标本、层次解剖模型上，首先观察下肢肌的分部，然后按分部依次观察。

在髋肌标本上，先观察其分群，然后按群观察其各肌的位置和起止点，分析其作用。前群包括髂腰肌和阔筋膜张肌；后群位于臀部，又称臀肌，包括浅层的臀大肌、中层的臀中肌和梨状肌以及深层的臀小肌等。

在大腿肌标本上，先观察其分群（前群、内侧群和后群），然后分别观察各肌群。

**前群**：包括缝匠肌和股四头肌。缝匠肌位于浅层，观察其起止点和走行。股四头肌起端有 4 个头：即股直肌、股外侧肌、股内侧肌和股中间肌，依次观察 4 个头的附着位置。

**内侧群**：共 5 块，包括位于最内侧、最表浅的股薄肌，其余 4 块分 3 层排列：浅层外上为耻骨肌，内下为长收肌；中层为短收肌，深层为大收肌。

**后群**：包括位于外侧的股二头肌、位于内侧浅层的半腱肌和深层的半膜肌，观察其起止点，并分析其作用。

在小腿肌解剖标本上，先观察分群，然后观察各肌群的层次和形态。

**前群**：由内侧向外侧依次为胫骨前肌、拇长伸肌、趾长伸肌，观察各肌腱与距小腿关节的位置关系，分析其作用。

**外侧群**：位于腓骨的外侧，包括浅层的腓骨长肌与深层的腓骨短肌，观察此 2 肌肌腱与外踝的关系。

**后群**：分浅、深两层，浅层为小腿三头肌，由腓肠肌和比目鱼构成，观察其起点及跟腱的形成和附着部位；翻开小腿三头肌，从内侧向外侧依次辨认趾长屈肌、胫骨后肌和拇长屈肌，注意三肌肌腱与内踝的位置关系。

对照标本在活体上观察和触摸小腿三头肌的肌腹和跟腱的轮廓。

在足肌标本上观察足背肌和足底肌。

（1）髋肌

**前群**

1）髂腰肌：由腰大肌和髂肌共同组成。腰大肌起自腰椎体侧面和横突。髂肌位于腰大肌的外侧，起自髂窝和髂前下棘附近，两者向下汇合形成髂腰肌，经腹股沟韧带深面，止于股骨小转子。

2）腰小肌：起自第 12 胸椎和第 1 腰椎，贴腰大肌前面下行，止于髂筋膜或髂耻隆起。

3）阔筋膜张肌：该肌起自髂前上棘附近，肌腹在阔筋膜两层之间，向下移行于髂胫束，止于胫骨外侧髁。

**后群**

1）臀大肌：位于臀部浅层，宽大而肥厚，形成特有的臀部隆起。该肌起自髂骨翼后部外面、髂后上棘和骶骨、尾骨背面，肌束斜向下外，止于髂胫束和股骨的臀肌粗隆。

2）臀中肌：前上部位于皮下，后下部位于臀大肌的深面，呈扇形。

3）臀小肌：起自髂骨翼外面，肌束向下集中形成短腱，止于股骨大转子。

4）梨状肌：以分散的肌束在骶前孔外侧起自骶骨前面，纤维向外穿坐骨大孔达臀部，止于股骨大转子。作用：在身体直立时，使髋关节外展、旋外和后伸。

5）闭孔内肌：起自闭孔膜内面及其周围的骨面，肌束向后集中成为肌腱，穿坐骨小孔出骨盆转折向外，止于转子窝。

6）股方肌：起自坐骨结节，向外止于转子间嵴。该肌是大腿强有力的旋外和内收肌。

7）闭孔外肌：在股方肌深面，起自闭孔膜外面及其周围骨面，经股骨颈的后方，止于转子窝。

（2）大腿肌

**前群**

1）缝匠肌：起自髂前上棘，越过大腿前面，斜向内下，止于胫骨粗隆的内侧面。

2）股四头肌：包括四部分，即股直肌、股内侧肌、股外侧肌和股中间肌。股直肌起自髂前下棘；股内侧肌和股外侧肌分别起自股骨粗线内、外侧唇；股中间肌位于股直肌的深面，在股内、外侧肌之间，起自股骨体的前面和外侧面。4 块肌向下汇合成一条总腱，包绕髌骨，向下续为髌韧带，止于胫骨粗隆。

**内侧群**

1）耻骨肌：起自髂耻隆起、耻骨梳，止于耻骨肌线。

2）长收肌：起自耻骨上支，止于粗线中份。

3）股薄肌：起于耻骨下支，下行止于胫骨上端内侧。

4）短收肌：起于耻骨下支，止于粗线上份。

5）大收肌：该肌起自耻骨下支前面、坐骨支和坐骨结节，向下分别止于粗线内侧缘和股骨内上髁的收肌结节。

**后群**

1）股二头肌：有长、短两个头。长头起自坐骨结节，短头起自股骨粗线，两头汇合后，形成股二头肌，以长腱止于腓骨头。

2）半腱肌：起于坐骨结节，止于胫骨上端的内侧。

3）半膜肌：在半腱肌的深面，紧贴半腱肌下行，以腱止于胫骨内侧髁的后面。

（3）小腿肌

**前群**

1）胫骨前肌：起自胫骨外侧面的大部分，肌腱向下穿经伸肌上支持带、下支持带的深面，止于内侧楔骨内侧面和第一跖骨底。

2）趾长伸肌：起自胫骨外侧髁、腓骨头和小腿骨间膜，向下经伸肌上支持带、下支持带深面，胫骨前肌肌腱的外侧至足背，形成 4 个腱向前止于第 2～5 趾的趾背腱膜。

3）长伸肌：起自腓骨内侧面下 2/3 和小腿骨间膜，向下走行至伸肌上支持带、下支持带深面，胫骨前肌肌腱与趾长伸肌肌腱之间到达第一跖骨背面，延续为趾背腱膜，止于末节趾骨底。

**外侧群**

1）腓骨长肌：起自腓骨外侧面，长肌起点较高，并覆盖短肌。腓骨长肌肌腱绕至足底，斜行向足内侧，止于内侧楔骨和第一跖骨底。

2）腓骨短肌：起自腓骨外侧面，止于第五跖骨粗隆。

**后群**

1）浅层：包括小腿三头肌，它由腓肠肌和比目鱼肌构成。腓肠肌位于浅层，比目鱼肌位于其深面。腓肠肌有两个头,分别起自股骨内、外侧髁的后面,内、外侧头向下汇合,约在小腿中点移行为腱性结构;比目鱼肌呈扁形,起自腓骨后面的上部和胫骨的比目鱼肌线,肌束向下移行为肌腱,和腓肠肌的肌腱合成粗大的跟腱止于跟骨结节。

2)深层:

**胫骨后肌**:位于趾长屈肌和长屈肌之间,起自胫骨、腓骨和小腿骨间膜的后面,向下以长腱经内踝后面、屈肌支持带深面到足底内侧,止于舟骨粗隆和内侧、中间及外侧楔骨。

**长屈肌**:位于胫骨后肌的腓侧,起自腓骨后面下份,肌腱长而肥厚,其经内踝之后、屈肌支持带深面至足底,止于趾远节趾骨底。

**趾长屈肌**:位于胫骨后肌的胫侧,起自胫骨后面。它的长腱经内踝后方、屈肌支持带深面至足底,然后分 4 条肌腱,止于第 2~5 趾的远节趾骨底。作用:屈踝关节和屈第 2~5趾,还可使足内翻。

**腘肌**:位于腘窝的下方,起自股骨外侧髁的外侧部分,止于胫骨后面的比目鱼肌线以上的骨面。该肌能使膝关节屈和旋内。

(4)足肌

1)足背肌均较薄弱,包括短伸肌和趾短伸肌。它们均起自跟骨,分别止于趾的趾背腱膜和第 2~5 趾的趾背腱膜。

2)足底肌的配布情况和作用与手肌相似。足底肌包括内侧群、外侧群和中间群,但没有与拇指和小指相应的对掌肌。内侧群有展肌、短屈肌和收肌;外侧群有小趾展肌和小趾短屈肌;中间群由浅入深排列有趾短屈肌、足底方肌、4 条蚓状肌、3 块骨间足底肌和 4 块骨间背侧肌。

(5)下肢的局部结构

1)梨状肌下孔:位于臀大肌的深面,在梨状肌下缘和坐骨大孔之间,其内有坐骨神经、臀下血管和神经、阴部血管和神经等出骨盆。

2)股三角:在大腿前面的上部,上界是腹股沟韧带,内侧界是长收肌内侧缘,外侧界是缝匠肌内侧缘。股三角的前壁是阔筋膜,底是髂腰肌、耻骨肌和长收肌,三角内有股神经、股血管和淋巴结等结构。

3)收肌管:位于大腿中部,缝匠肌的深面,前壁为大收肌腱板,后壁为大收肌,外侧壁为股内侧肌。管的上口是股三角尖,下口是收肌腱裂孔,通至腘窝。管内有股血管、隐神经通过。

4)腘窝:在膝关节的后方,呈菱形。窝的上外侧界是股二头肌,上内侧界是半腱肌和半膜肌,下外侧界和下内侧界分别是腓肠肌的外侧头和内侧头,底是膝关节囊。窝内有腘血管、胫神经、腓总神经、脂肪和淋巴结等结构。

## 五、思考和反馈

1. 请写出膈肌上 3 个裂孔的名称,位置及通过的结构。

2. 弓状线以上腹直肌鞘是如何构成的?

3. 当你正常吸气时,观察自己的腹肌是收缩还是松弛?当你做最大呼气,腹肌又如何?

体会膈肌如何运动？

  4. 在实验报告书写页绘制臂肌简图。

  5. 在实验报告书写页绘制大腿肌简图。

（肖文烨 赵玉芳）

## 实验报告书写页

# 实验七 内脏学总论、消化管

## 一、理论要点

1. 内脏包括消化系统、呼吸系统、泌尿系统和生殖系统的器官。

2. 胸部标志线；腹部标志线和腹部分区。

3. 上消化道是指口腔、咽、食管、胃、十二指肠，下消化道是指空肠、回肠、盲肠、阑尾、结肠、直肠、肛管。

## 二、实验目的

1. 掌握　胸、腹部标志线和腹部的分区；咽峡的构成，牙和舌的形态和特征，腮腺、下颌下腺和舌下腺的位置，咽的位置、分部、形态，食管的形态、位置及狭窄部位，胃、十二指肠、直肠；阑尾的位置、形态结构及阑尾根部的体表投影。

2. 熟悉　内脏的概念、范围及各系统的主要功能；唇、颊、腭的形态，小肠的分部及形态特征。

3. 了解　内脏各系统及各系统之间的关系；内脏的一般结构；胃壁的构造。

## 三、实验教具

1. 头部正中矢状切面标本（观察口腔、牙、舌、唾液腺、食管等）。

2. 游离的舌、胃、小肠、大肠、直肠、（包括肛管）标本。

3. 切开的空、回肠标本；盆腔矢状切面标本（示直肠、肛管的结构）及模型。

4. 打开的胸、腹盆腔标本（示消化管各器官的位置及毗邻关系。）

5. 半身人模型。

## 四、实验内容

### （一）总论

1. 内脏　包括消化系统、呼吸系统、泌尿系统和生殖系统

消化系统：其主要功能是消化食物，吸收营养，排出食物残渣。

呼吸系统：其主要功能是吸进氧气，排出二氧化碳。

泌尿系统：其主要功能是产生尿液，排泄机体在新陈代谢中产生的废物。

生殖系统：其主要功能是产生性激素和生殖细胞，繁衍后代。

内脏的一般结构 { 中空性器官：如消化道、呼吸道、泌尿道和生殖道

实质性器官：如肝、胰、肾及生殖腺等

2. 胸部的标志线

（1）前正中线：沿身体前面正中所作的垂直线。

（2）胸骨线：沿胸骨外侧缘所作的垂直线。

（3）锁骨中线：通过锁骨中点的垂直线。

（4）胸骨旁线：在胸骨线与锁骨中线之间的中点所作的垂直线。

（5）腋前线：沿腋前襞向下所作的垂直线。

（6）腋后线：沿腋后襞向下所作的垂直线。

（7）腋中线：沿腋前线和腋后线之间的中点所作的垂直线。

（8）肩胛线：通过肩胛骨下角的垂直线。

（9）后正中线：沿身体后面正中线所作的垂直线。

3. 腹部的分区　临床上，常用的简便方法是四分法，可通过脐做一水平线与垂直线，将腹部分为左、右上腹和左、右下腹 4 个区。

更实用的分区是将腹部分为 3 个部分 9 个区，即通过两侧肋骨最低点（或第 10 肋最低点）所作的肋下平面和通过两侧髂结节间所作的结节间平面将腹部分为：上、中、下腹部，再由经两侧腹股沟韧带中点所作的两个矢状面，将腹部分成 9 个区域，包括上腹部的腹上区和左、右季肋区，中腹部的脐区和左、右腹外侧（腰）区，下腹部的腹下（耻）区和左、右髂（腹股沟）区。

### （二）消化管

1. 口腔　取头部正中矢状切面标本并对照活体进行观察。口腔前壁为口唇，两侧壁为颊，上壁为腭，下壁为口底。向前以口裂通体外，向后经咽峡通咽腔。

（1）口唇和颊：由皮肤、肌和口腔黏膜构成。上唇表面正中线上有一浅沟称人中，其上、中 1/3 交界处为人中穴。从鼻翼两旁至口角两侧各有一浅沟称为鼻唇沟。

（2）腭：在头正中矢状切面标本上观察、腭为口腔上壁，前 2/3 为硬腭，后 1/3 为软腭。软腭由黏膜、肌及肌腱构成，前缘与硬腭相续，后缘游离而下垂，其中央向下突起称腭垂，自软腭游离缘向两侧形成前、后两条由黏膜形成的弓形皱襞，近前方的一条叫腭舌弓，向下续于舌根，后方的一条叫腭咽弓，止于咽的侧壁，前、后两弓之间的凹窝内有腭扁桃体。由腭垂、左右两侧腭舌弓和舌根共同围成的狭窄区域称咽峡。

（3）牙：取牙模型观察。每个牙可分为 3 部，露于口腔的部分称牙冠，在牙冠的表面，被有一层洁白的釉质，埋在牙槽内的部分称牙根，牙根尖部有一小孔，称为牙根尖孔，牙冠和牙根交界处称为牙颈。牙槽表面和牙颈周围都被覆着口腔黏膜和结缔组织构成的牙龈。牙嵌入上颌骨、下颌骨牙槽内，分别排列成上牙弓和下牙弓。乳牙共 20 个，包括切牙、尖牙和磨牙；恒牙共 32 个，包括切牙、尖牙、前磨牙和磨牙。

（4）舌：取游离舌标本观察。舌位于口腔底，分为上、下两面，上面可见一人字形的界沟，将舌分成前 2/3 的舌体和后 1/3 的舌根。舌体的前端称为舌尖。舌下面正中线处有一黏膜皱襞称舌系带，在舌系带根部的两侧各有一小黏膜隆起称舌下阜，由舌下阜向两侧延伸，各有一黏膜隆起称为舌下襞。其深面有舌下腺。

1）舌黏膜：观察活体。舌黏膜被覆于舌的上面、下面,舌上面的黏膜上有许多小突起称为舌乳头。按其形状可分丝状乳头、菌状乳头和轮廓乳头等。丝状乳头数量最多,遍布舌背;菌状乳头数量较少而体积较大,为红色钝圆形小突起,散在丝状乳头之间;轮廓乳头最大,有7～11个,排列于界沟前方。

2）舌肌：取头部正中矢状切面标本观察。舌内肌起止点均在舌内,其纤维有纵、横和垂直3种。舌外肌中最重要者有颏舌肌,起自下颌骨体后面中央,肌纤维向后上方呈扇形分散,止于舌内。

（5）大唾液腺：大唾液腺有3对,即腮腺、下颌下腺和舌下腺。其中最大者为腮腺,位于耳郭前下方,外表略呈三角形,腮腺导管由腮腺的前缘发出,在颧弓下方一横指处,向前横过咬肌表面,再呈直角向内,穿过颊肌,开口于上颌第2磨牙相对的颊黏膜处。

2．咽 在头颈部正中矢状切面标本结合切开咽后壁的咽肌标本观察。咽是一漏斗形肌性管道,上起颅底,下至食管上端(平对第6颈椎体下缘),后面紧邻上6个颈椎,前面与鼻腔、口腔及喉腔相通。因此,可将咽分鼻咽,口咽和喉咽3部。

（1）鼻咽：是鼻腔向后的直接延续。上达颅底,下至软腭平面,位于下鼻甲后方约1cm处有咽鼓管咽口,其前、上、后方的明显隆起称为咽鼓管圆枕,咽鼓管圆枕后方与咽后壁之间有纵行凹陷称咽隐窝。

（2）口咽：上续鼻咽,下连喉咽,向前经咽峡通口腔。

（3）喉咽：位于喉口和喉的后方,是咽腔比较狭窄的最下部分。在喉口两侧与咽腔壁之间各有一个梨状隐窝。

3．食管 在示食管位置的标本上观察。食管是一前后扁窄的肌性管道。成人长约25cm,上端平对6颈椎体下缘处与咽相接,为食管的第1狭窄处;在第4、5胸椎之间高度,交叉于左主支气管侧之后处为食管的第2狭窄处;在第10胸椎水平穿膈肌食管裂孔处为食管的第3狭窄处,入腹腔后,在第11胸椎左侧接胃的贲门。

4．胃 胃的位置（从打开腹腔标本上观察）,胃空虚时一般位于左季肋区及腹上区;胃的形态,从游离胃可见胃有：

（1）两口：入口称贲门,与食管相接;出口称幽门,约在第1腰椎右侧,与十二指肠相接。

（2）两壁：胃前壁朝向前上方;胃后壁朝向下方。

（3）两缘：上缘称胃小弯,在近幽门处折弯成角称角切迹,下缘称胃大弯,凸向左下方。

（4）四部：靠近贲门的部分称贲门部,贲门平面以上,向左上方膨出的部分称胃底,胃的中间大部称胃体,在角切迹右侧至幽门之间的部分称幽门部。幽门部又可分为幽门管和幽门窦两部分,幽门部紧接幽门而呈管状的部分称幽门管,幽门管向左至角切迹之间稍膨大的部分称幽门窦。

从游离胃内面观察,在胃小弯处,黏膜皱襞多为纵行,4～5条。在幽门括约肌内表面的黏膜向内形成环状皱襞,称幽门瓣。胃的肌织膜由内斜、中环、外纵3层平滑肌构成。在幽门处环形肌特别增厚,形成幽门括约肌。

5．小肠 在切开腹腔的整体标本观察,小肠全长5～7m,起自胃的幽门,盘曲于腹部,下接盲肠,从上至下可分为十二指肠、空肠和回肠3部分。

（1）十二指肠：观察十二指肠游离标本。十二指肠呈"C"字形包绕胰头,长约25cm,可分为上部、降部、水平部和升部。

1) 上部：起于胃的幽门，上部左侧与幽门根连接处肠壁较薄，黏膜光滑无环状襞，称为十二指肠球部。

2) 降部：起于十二指肠上部，至第 3 腰椎体下缘处急转向左，移行于水平部。剖开降部，可见降部中份肠腔后内侧壁上有一纵行的黏膜皱襞，称为十二指肠纵襞，此皱襞下端有一乳头状隆起，称为十二指肠大乳头，上有胆总管与胰管的共同开口，它距中切牙约 75cm。

3) 水平部：在第 3 腰椎平面自右向左，横过下腔静脉至腹主动脉前面，移行于升部。

4) 升部：自腹主动脉前方斜向左上方至第 2 腰椎左侧，再向前下转折续于空肠。转折处形成的弯曲称为十二指肠空肠曲，它被由肌纤维和结缔组织共同构成的十二指肠悬肌固定于腹后壁。

(2) 空肠和回肠：在十二指肠末端处找出十二指肠空肠曲，此即空肠的起始处，空肠与回肠之间并无明显界限，大致空肠位于腹腔的左上方，回肠位于右下方，两者长度比约 2∶3。空肠与回肠均由小肠系膜连于腹后壁。

内部结构：在切开的空肠与回肠标本上观察结构区别。空肠壁厚，回肠壁薄。空肠内面环状襞大而多，回肠则小而少。将其展平拿起来对着亮光进行观察，可以看到很多散在不透光点的孤立淋巴滤泡。仅有此孤立淋巴滤泡者则为空肠，回肠末端除有孤立淋巴滤泡外，尚有成片的椭圆形不透光区，大小不一的集合淋巴滤泡。

6. 大肠 大肠全长约 1.5m，全程围绕在空、回肠的周围。起自右髂窝，终于肛门，可分为盲肠、阑尾、结肠、直肠和肛管 5 部分。

盲肠和结肠外形有 3 个主要特点（取一段离体结肠标本观察）：

结肠带：是由肠壁表面的 3 条纵行增厚平滑形成肌，均汇聚与阑尾根部。

结肠袋：是由肠壁上的许多横沟隔开而成的环形囊袋状突起。

肠脂垂：为结肠带附近许多大小不等的脂肪突起。

(1) 盲肠和阑尾：盲肠为大肠的起始部，下端以膨大的盲端开始，一般位于右髂窝内，向上连于结肠。在切开标本或模型上观察盲肠的内部结构，可见其左后上方有回肠末端的开口，此口称为回盲口，口的上缘、下缘各有一半月形的黏膜皱襞称回盲瓣，在回盲瓣的下方约 2cm 处，有阑尾的开口。

阑尾在整体标本上观察。上端连通盲后内壁，下端游离。3 条结肠带最后都汇集于阑尾根部，故沿结肠带向下追踪，是寻找阑尾的可靠方法。阑尾根部的体表投影：通常以脐与右髂前上棘连线的中、外 1/3 交界处，此点称为麦克伯尼点。急性阑尾炎时，此点可有压痛。

(2) 结肠：在腹腔深层标本观察。按其位置和形态，可分为升结肠、横结肠、降结肠及乙状结肠 4 部分。

1) 升结肠：是盲肠上升至结肠右曲的部分。

2) 横结肠：介于结肠右曲至结肠左曲之间的部分。

3) 降结肠：结肠左曲下降至左侧髂嵴处的一段。

4) 乙状结肠：平左髂嵴处接续降结肠，呈乙字形弯曲，向下进入盆腔续于直肠。

(3) 直肠：在盆腔矢状切面标本游离的标本上观察。直肠位于盆腔内，上端平第 3 骶椎前方起自乙状结肠，下端至盆膈移行于肛管。注意直肠不直，在矢状切面上有两个弯曲，其上部与骶骨前面的曲度一致，形成凸向后的骶曲；下端绕过尾骨尖前面转向后下方，形成一凸向前的会阴曲。直肠的下端的肠腔膨大称为直肠壶腹,直肠壶腹内面的黏膜,形成 2～3 个直肠横襞。其中最大而恒定的一个皱襞在壶腹上份,距肛门 7cm。

(4)肛管:观察游离直肠至肛门矢状切面标本。肛管为大肠的末段,上端连于直肠,下端开口肛门,长 3～4cm。肛管上段的黏膜形成 6～10 条纵行皱襞称肛柱。各肛柱下端之间有半月形黏膜皱襞相连称肛瓣。两个相邻肛柱下端与肛瓣围成开口向上的小陷窝称肛窦。各肛瓣和肛柱的下端共同连成一锯齿状的环形线称为齿状线(肛皮线)。齿状线以下有一宽约 1cm 表面光滑的环状带,称为肛梳。肛梳下缘有一环状线称为白线,此线恰为肛门内、外括约肌的交界处,活体指诊时可触知一环状沟。白线以下的皮肤颜色较深,下方不远即终于肛门。

肛管的环形肌层特别增厚,形成肛门内括约肌。围绕在肛门内括约肌周围的骨骼肌构成肛门外括约肌,受意识支配,有较强的控制排便功能。

## 五、思考与反馈

1. 试述食管的狭窄及距切牙的距离。

2. 试述咽的分部与交通。

3. 请问大肠与小肠的区别标志是什么?

4. 在实验报告书写页写出空肠和回肠的特点(至少四点)。

(肖文烨 赵玉芳)

# 实验报告书写页

# 实验八 消 化 腺

## 一、理论要点

1. 肝可分上下两面和前后两缘及左右两叶；肝外胆道包括胆囊，肝左管、肝右管，肝总管，胆囊管，胆总管。

2. 胰腺分部。

## 二、实验目的

1. 掌握 肝的形态、位置及体表投影；胆囊的形态、分部、位置及胆囊底的体表投影。

2. 熟悉 输胆管道的组成及开口部位。

3. 了解 了解肝和胆囊的功能。

## 三、实验教具

1. 游离肝和胰标本。

2. 打开腹腔的整体标本(示肝、胰的位置及肝外胆道)。

3. 肝、胰的模型。

4. 半身人模型。

## 四、实验内容

### (一)肝

1. 肝的形态 用离体的肝标本、肝模型配合观察。肝在活体呈红褐色，质软而脆，呈不规则的楔形。肝呈楔形，可分上、下两面和前、后两缘及左、右两叶。

两面
- 上面(膈面)：肝上面隆凸，贴于膈穹隆之下，被镰状韧带分为左、右两叶，后部无腹膜覆盖部分称"裸区"
- 下面(脏面)：肝下面凹凸不平与许多内脏接触，脏面朝向下后方，有排列呈"H"形的左、右纵沟和横沟，被"H"形沟分为4叶：左叶、右叶、方叶、尾状叶

横沟：称肝门，有肝固有动脉左、右支，肝门静脉左、右支，肝左、右管，神经和淋巴管等出入，出入肝门的结构称肝蒂。肝蒂内结构排列顺序是：肝左、右管在前，肝固有动脉左、右支居中，肝门静脉左、右支居后。

左纵沟：左纵沟窄而深，前方容纳肝圆韧带，后方容纳静脉韧带。

右纵沟：阔而浅，前方是胆囊窝，容纳胆囊；后方是腔静脉窝，容纳下腔静脉。

2. 肝的位置　在打开腹腔的整体标上并配合半身人模型观察，肝大部分位于右季肋区和腹上区，小部分位于左季肋区。肝的右界和上界与膈穹一致。肝的右界起自腋中线肋弓最低点（第 10 肋）至第 7 肋连于上界，由此向左作上凸弧线，位右锁骨中线上与第 5 肋至胸剑结合线的交点，左锁骨中线稍内侧平第 5 肋间隙的交点；肝下界与肝的前缘一致。在右腋中线平等 10 肋，至右侧第 8、9 肋软骨结合外离开肋弓，经剑突下 3cm 处斜向左上，经左侧第 7、8 肋软骨结合处连于上界左端。正常成人，肝的下界在右肋弓下一般不能触及，剑突下可触及。小儿肝的前缘可低于右肋弓下缘 1.5～2.0cm。7 岁以后儿童右肋弓下已不能摸到。

3. 肝的分段　肝按 Glisson 系统（肝门静脉、肝动脉和肝管）分为：两半肝、五叶、六段。

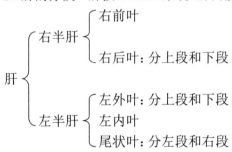

4. 肝外胆道

（1）胆囊 ┫ 位置：位于肝右叶下面胆囊窝内，呈鸭梨形
分部 ┫ 胆囊底：圆钝、多露出肝下缘投影部位在右腹直肌外缘与右肋弓交点处
胆囊体：中间大部分，与底无明显分界
胆囊颈：胆囊体向后变细的部分
胆囊管：胆囊颈和胆囊管内面的黏膜常形成螺旋状的皱襞，称螺旋襞

（2）输胆管道：包括：肝左、右管，肝总管、胆囊管、胆总管。

**胆囊三角**：胆囊管、肝总管和肝脏面围成的三角形区域称胆囊三角，是胆囊手术中寻找胆囊动脉的标志。

（二）胰

用离体的胰标本、胰模型配合观察。胰有内、外分泌作用，全长 14～20cm，呈狭长的三棱形，横卧于腹后壁，位于胃后方，约平第 1 腰椎，分头、体、尾 3 部分。胰头在右方，胰的左端是胰尾。

胰分部 ┫ 胰头：上侧、下侧及右侧被十二指肠包绕，其下份向左后方突起，钩突
胰体：横过第 1 腰椎之前胰体与胰头之间狭窄部分称胰颈
胰尾：较细，达脾门

胰排泄管 ┫ 胰管：位于胰实质内，贯穿胰全长，在十二指肠降部壁内与胆总管汇合成肝胰壶腹，开口于十二指肠大乳头
副胰管：位于胰管上方，开口于十二指肠小乳头

## 五、思考与反馈

1. 肝脏触诊在临床广泛运用，试述肝的位置及体表投影。
2. 试述胆汁的产生和排出途径（在实验报告页书写）。

（肖文烨 赵玉芳）

# 实验报告书写页

# 实验九　呼　吸　系　统

## 一、理论要点

1. 呼吸系统组成及功能。
2. 胸膜分部。
3. 纵隔的两分法和四分法。

## 二、实验目的

1. 掌握　呼吸系统的组成。喉的位置，主要喉软骨的名称；气管的位置，主要喉软骨的名称；掌握肺的形态和结构。壁胸膜、脏胸膜和胸膜腔。
2. 熟悉　固有鼻腔体黏膜分部。喉黏膜的主要形态结构，喉腔分部。喉黏膜的主要形态结构，喉腔分部。肺的位置及体表现投影。壁胸膜的分部和肋膈隐窝的位置，胸膜的体表投影。
3. 了解　呼吸系统的基本功能，喉肌的组成和作用。

## 三、实验教具

1. 头颈部正中矢状切面标本。
2. 颅骨矢状切面示骨性鼻腔与鼻旁窦标本。
3. 喉腔矢状切面标本与模型。
4. 离体呼吸系统标本。
5. 游离肺标本与模型。
6. 胸膜示教标本。
7. 喉软骨模型与标本。
8. 纵隔标本与模型。
9. 半身人模型。

## 四、实验内容

### 概述

呼吸系统由呼吸道和肺组成。主要功能是进行气体交换，吸入氧排出二氧化碳。此外还有嗅觉、发音和协助静脉血回流入心等功能。结合教材内容对照图谱，在尸体或半身人体模型上，观察组成呼吸系统的器官，各器官的形态、位置及毗邻关系。

1.呼吸道

（1）鼻：分为外鼻、鼻腔和鼻旁窦 3 部分。

1）外鼻：外鼻有鼻根、鼻背、鼻尖及鼻翼等部，外鼻下端有鼻孔。

2）鼻腔：在头正中矢状切面标本观察，鼻腔由鼻中隔分为左右鼻腔，每侧鼻腔又分前为鼻腔前庭和后为固有鼻腔，鼻前庭为鼻翼所围成的空腔，内面衬以皮肤，生有鼻毛。固有鼻腔由骨性鼻腔被覆以黏膜构成。外侧壁上有上鼻甲、中鼻甲及下鼻甲，各鼻甲下方分别形成上鼻道、中鼻道和下鼻道。固有鼻腔的黏膜可因其结构和功能不同，分为嗅区和呼吸区两部分。

3）鼻旁窦：见运动系统。

（2）咽：见消化系统。

（3）喉

1）喉的位置：在整体标本与半身人模型上观察。喉位于颈前正中，位置表浅，上连于舌骨，下接气管，两侧有颈部大血管、神经和甲状腺侧叶。

2）喉的结构：观察喉软骨模型。

喉软骨主要包括甲状软骨、环状软骨、会厌软骨和一对杓状软骨。甲状软骨是最大的喉软骨，由左右对称的两个方形软骨板构成，两软骨板前缘以直角互相融合形成前角，其上端向前突出称为喉结。两软骨板后缘有两对突起分别为上方的一对为上角，下方的一对为下角。环状软骨在甲状软骨的下方，形如指环。前部低窄呈弓形，称为环状软骨弓，后部高宽呈板状，称为环状软骨板。杓状软骨位于环状软骨板上方，左右各一，呈三棱锥体形。尖朝上，底朝下，杓状软骨底有向前的突起称为声带突。会厌软骨附着于甲状软骨前角的后面，形似树叶，下端狭细，上端宽阔，游离于喉口上方，前面凸，后面凹。

弹性圆锥：为圆锥形弹性纤维膜，其下缘附着于环状软骨上缘，上缘游离，张于甲状软骨前角后面与杓状软骨声带突之间，称声韧带。

3）喉腔：观察喉矢状切面标本与模型。喉腔的两侧壁有上、下两对黏膜皱襞。上方的一对称前庭襞，两侧前庭襞间的裂隙称前庭裂，下方的一对称声襞，两侧声襞及杓状软骨间的裂隙称声门裂。声门裂是喉腔最狭窄的部位，此裂前 2/3 为膜间部，与发音有关。

喉腔分为喉前庭、喉中间腔和声门下腔 3 部分。前庭裂以上的部分称喉前庭；前庭裂和声门裂之间的部分称喉中间腔，喉中间腔向两侧突出的隐窝称喉室；声门裂以下的部分称声门下腔。

（4）气管和主支气管：在整体标本并配合半身人模型观察。

1）气管：为前后略扁的圆筒状管道，主要由 14～17 个"C"形气管软骨构成，其间由结缔组织连接，后壁无软骨，由平滑肌和结缔组织所封闭，并紧邻食管。气管上端平第 6 颈椎体下缘与喉相连，向下至第 4、第 5 胸椎之间平面，分为左、右主支气管，分杈处称气管杈。

2）主支气管 由气管杈至肺门之间的管道，左、右各一，分别称为左主支气管和右主支气管。左主支气管细、长而较水平；右主支气管粗、短而垂直。

2.肺 肺位于胸腔内，纵隔的两侧（整体标本并配合半身人模型观察）。肺的形态和结构（整体标本并配合离体肺观察）。左肺狭长，被斜裂分为上、下两叶，即为左肺上叶与左肺下叶；右肺宽短，被斜裂和右肺水平裂分为右肺上叶、右肺中叶和右肺下叶。

肺可分为一尖、一底、两面、三缘。肺尖呈钝圆形，高出锁骨内侧段上方 2～3cm。肺底位于膈的上方。肋面广阔圆凸，贴近肋和肋间肌，内侧面贴近纵隔和脊柱。此面中央凹陷处称肺门，出入肺门的结构有主支气管、肺动脉、肺静脉、淋巴管及神经等。这些结构由结缔组织和胸膜包绕成束，称肺根。肺的前缘锐利，左肺前缘下半有一明显缺口称心切迹，切迹下方有一向前向内的舌状突起，称左肺小舌。肺的后缘圆钝，贴于脊柱的两旁。肺的下缘也较锐利，伸向膈与胸壁之间。

3. 胸膜　胸膜在胸腔内形成左、右两个密闭的腔。胸膜分为壁胸膜与脏胸膜。脏胸膜又称肺胸膜，紧贴在肺的表面不易撕开，壁胸膜贴在胸壁内面。胸膜的脏壁两层在肺根周围相互移行，围成完全封闭的胸膜腔。

壁胸膜由于部位不同，又可分为四部分。胸膜顶为突出胸廓上口，包围肺尖的部分；肋胸膜贴在肋及肋间肌内面；膈胸膜覆盖于膈上面的部分；纵隔胸膜衬附于纵隔两侧的部分。在各部胸膜转折处，可形成潜在的间隙，其中最重要的间隙位于肋胸膜与隔膜转折处，称肋膈隐窝，为胸膜腔最低部位。

4. 纵隔　在开胸的整体标本与纵隔模型配合观察。

纵隔是两侧纵隔膜之间所有器官和组织结构的总称。前界为胸骨，后界为脊柱胸段，两侧界为纵隔胸膜，上界达胸廓上口，下界为膈。纵隔通常以通过胸骨角和第 4 胸椎下缘平面将其分为上纵隔和下纵隔。下纵隔再以心包为界分为前纵隔、中纵隔和后纵隔 3 部分。

纵隔主要包括心、心包、大血管、主支气管、食管、胸导管、奇静脉、迷走神经、交感神经、淋巴结等。

## 五、思考与反馈

1. 临床上气管异物多坠入哪侧主支气管？为什么？

2. 一病人需行支气管镜肺组织活检术，试问纤维支气管镜由口依次经过哪些解剖结构到大左肺上叶？检查需以哪些结构为标志？

3. 在实验报告书写页绘制肺。

（肖文烨　赵玉芳）

# 实验报告书写页

# 实验十 泌尿系统

## 一、理论要点

1. 泌尿系统组成及功能。
2. 肾实质可分为肾皮质和肾髓质两部分，肾的 3 层被膜，输尿管的行径和 3 个狭窄部位。
3. 膀胱的分部，膀胱三角，女性尿道特点为宽、短、直。

## 二、实验目的

1. 掌握　泌尿系统的组成；肾的位置、体表投影；输尿管的行程和分部、狭窄部位及其临床意义；膀胱的形态和位置。
2. 熟悉　膀胱三角的位置、特点和临床意义。
3. 了解　肾段的概念。

## 三、实验教具

1. 半身人体模型。
2. 肾、输尿管、膀胱连男性尿道（阴茎）模型。
3. 冠状切开放大的肾模型。
4. 男、女性切开腹前壁，移除大、小肠，保留腹后壁器官原位的标本。
5. 左、右肾和输尿管连于膀胱（已作冠状切开），女性保留子宫阴道及尿道。
6. 肾作冠状切开的离体标本。
7. 女性盆腔器官（留有膀胱）附有女性外阴的模型。
8. 男、女性盆腔和会阴正中矢状切模型、标本。

## 四、实验内容

### （一）概述

结合教材内容对照图谱，在尸体或半身人体模型上，观察组成泌尿系统的器官，各器官的形态、位置及毗邻关系。

泌尿系统 { 肾：生成尿液，将代谢产生的大部分废物，以尿液形式排出
输尿管：将肾脏中的尿液输送入膀胱
膀胱：储存尿液
尿道：尿液排出的通道

## （二）肾

观察肾标本。冠状切开的肾标本或模型，肉眼可见肾皮质、髓质及肾窦中各结构（肾盏、肾盂等）的形态。尸体与活体对照体会肾的体表投影，辨认组成肾蒂的器官及其相互关系。

1. 肾的外形　似蚕豆形，长约 10cm，宽约 5cm，厚约 4cm 男性大于女性

肾 {
两端　上端：宽而薄　下端：窄而厚
两面　前面：较凸，朝向前外侧　后面：较平，贴靠腹后壁
两缘　外侧缘：隆凸　内侧缘：中部凹陷，有肾血管、淋巴管、神经和肾盂出入称肾门

肾蒂：出入肾门的结构合称为肾蒂。排列关系：由前向后依次为：肾静脉、肾动脉、肾盂从上向下依次为：肾动脉、肾静脉和肾盂因下腔静脉靠中线右侧，故右侧肾蒂较左侧短

肾窦：肾门向肾实质内伸入，由肾实质围成的腔隙，内含肾动脉分支，肾静脉属支，肾小盏、肾大盏、肾盂和脂肪组织等

2. 肾的构造　肾实质可分为肾皮质和肾髓质两部分。

（1）肾皮质：位于浅层，血管丰富，伸入髓质肾锥体之间的部分称肾柱。

（2）肾髓质：肾皮质肾髓质位于深部，由 15～20 个肾锥体构成肾锥体的基底朝向皮质；尖端圆钝，朝向肾窦，称肾乳头，2～3 个肾锥体合成一个肾乳头肾乳头顶端有乳头孔，肾形成的尿液由乳头孔流入肾小盏内。肾小盏呈漏斗状，有 7～8 个，包绕肾乳头。2～3 个肾小盏合成 1 个肾大盏。2～3 个肾大盏汇合形成肾盂。肾盂呈前后扁平的漏斗状出肾门后向下弯曲变细，移行为输尿管。

3. 肾的位置　肾位于腹膜后隙内，脊柱两侧，贴靠腹后壁的上部右肾低于左肾，女性低于男性，儿童低于成人。

以椎骨为标志 {
左肾：上端平第 12 胸椎上缘，下端平第 3 腰椎上缘
右肾：上端平第 12 胸椎下缘，下端平第 3 腰椎下缘
肾门约平第 1 腰椎，距正中线 5cm

以第十二指肋为标志：第 12 肋斜过左肾后面中部，右肾后面上部

肾区：竖脊肌的外缘与第 12 肋之间的部位，又称脊肋角

肾的毗邻 {
后面：上 1/3 借膈与肋膈隐窝相邻
　　　下 2/3 邻腰大肌、腰方肌和腹横肌
前面：左肾：与胃、胰、空肠、脾和结肠左曲相邻
　　　右肾：与十二指肠、肝右叶和结肠右曲相邻
上端：邻肾上腺

4. 肾被膜

由内向外分 {
纤维囊：贴肾表面、薄而坚韧，易与肾实质分离，病理情况下发生粘连不易分离　手术时缝合此膜
脂肪囊：为纤维囊外面的脂肪组织，通过肾门与肾窦内的脂肪组织相连续　对肾起弹性垫的保护作用
肾筋膜：最外层，在脂肪囊外面分前、后层，向上包绕肾上腺，两层在上方和外层相互融合　在内侧前层与对侧前层相互延续，后层与腰大肌筋膜融合　在下方两层分开，有输尿管通过

肾的固定因素：肾被膜、肾血管、毗邻器官、腹内压及腹膜等对肾都有固定作用。

5. 肾段　一个肾段动脉所分布的这部分肾组织称为 1 个肾段，每个肾分 5 个肾段：上段、上前段、下前段、下段和后段肾段对肾疾病的定位和部分切除有实用意义。

### （三）输尿管

1. 观察输尿管的行径　为细长的肌性管道，长 25～30cm，起于肾盂下端，止于膀胱，输尿管按行程为 3 段。腹段：起自肾盂下端，经腰大肌前面，腹后壁腹膜后方下行，在小骨盆入口处，左侧跨过髂总动脉，右侧跨过髂外动脉进入盆腔。盆段：从小骨盆入口至膀胱底外上角先沿盆侧壁向后下，再经盆壁血管神经表面，在坐骨棘水平向前入膀胱底外上方。壁内段：自膀胱底外上角向内下斜穿膀胱壁，开口于膀胱。

2. 女、男性输尿管在盆部位的毗邻　在女性，距子宫颈外侧 1.5～2.0cm 处与子宫动脉交叉，子宫动脉在前上方，输尿管在后下方在男性，有输精管越过其前方。

3. 输尿管 3 个狭窄 {
肾盂与输尿管移行处（输尿管起始处）
与髂血管交叉处（经过小骨盆上口处）
壁内段
}

意义：3 个狭窄是输尿管结石易滞留的部位

### （四）膀胱

观察膀胱的位置及形态，膀胱内腔（膀胱三角的部位及其黏膜特点），观察膀胱后面毗邻，男女有别。膀胱是储存尿液的肌性囊状器官，其形状、大小和位置均随尿液充盈度而变化，其容量成人 300～500ml，最大容量可达 800ml。

1. 形态　膀胱空虚时呈三棱锥体形。

分部 {
膀胱尖：朝向前上方
膀胱底：呈三角形，朝向后下方
膀胱体：尖与底之间
膀胱颈：在膀胱下部，男性与前列腺接触，女性与尿生殖膈接触，内有尿道内口
}

膀胱三角：在膀胱底部，两侧输尿管口与尿道内口之间的区域，此处由于缺少黏膜下层，无论膀胱膨胀或收缩时也无黏膜皱襞，是膀胱结核和肿瘤的好发部位。

输尿管间襞：两输尿管口之间的横行皱襞，黏膜深面有横行的平滑肌束，是膀胱镜检时寻找输尿管口的标志。

膀胱垂：成年男性，膀胱三角前下部，尿道内口后方，因前列腺中叶形成微凸的纵行隆起。

2. 位置及毗邻

（1）位置：膀胱空虚时位于小骨盆腔内，膀胱尖不超过耻骨联合上缘充盈时，可超过耻骨联合以上，儿童的位置高于成人，新生儿大部分位于腹腔内，随年龄增长位置渐下降。

（2）毗邻：

{
前方：耻骨联合
后方：在男性为精囊腺、输精管壶腹和直肠；在女性为子宫和阴道
下方：男性邻前列腺，女性邻尿生殖膈
上方：有腹膜覆盖，男性邻小肠，女性有子宫伏卧于其上
}

## （五）尿道：

1. 男性尿道　见男性生殖系统。

2. 女性尿道 { 长度：约5cm，起于尿道内口，与阴道前壁相邻，穿尿生殖膈止于尿道外口，在穿尿生殖膈处，有尿道阴道括约肌环绕，属随意肌

特点：较男性尿道短、宽、直，仅有排尿功能

尿道外口：开口于阴道前庭 }

观察女性尿道的开口部位。

# 五、思考与反馈

1. 一病人，左肾结石，需行体外冲击波碎石，治疗后肾结石经过哪些途径排出体外？
2. 试述输尿管分部和狭窄。
3. 女性B超检查子宫时需要憋尿，试结合膀胱的解剖学知识来解释。
4. 绘制肾冠切面并且标出具体结构。

（肖文烨　赵玉芳）

## 实验报告书写页

## 实验十一 男性生殖系统

### 一、理论要点

1. 男性生殖器分为内生殖器和外生殖器,其中内生殖器包括睾丸、附睾、输精管、射精管、男尿道、精囊腺、前列腺、尿道球腺,外生殖器包括阴囊、阴茎。

2. 男性尿道的 3 个狭窄、3 个扩大、2 个弯曲。

### 二、实验目的

1. 掌握 睾丸的位置、形态及内部结构;输精管的形态特点、行程、分部,男性尿道的行程、分部、狭窄和弯曲及临床意义。

2. 熟悉 附睾的形态、位置;精索的概念和组成;前列腺的形态、位置及毗邻;精囊腺、尿道球腺的位置与开口,精液的组成。

3. 了解 阴囊的位置与层次;阴茎的形态与构造。

### 三、实验教具

1. 男性生殖系统标本。
2. 男性盆腔矢状面模型。
3. 睾丸剖面结构模型。
4. 男性生殖系统各部挂图。

### 四、实验内容

男性生殖器 { 内生殖器 { 生殖腺:睾丸(产生精子 分泌男性激素) / 输送管道:附睾、输精管、射精管、男尿道(储、输、排精) / 附属腺体:精囊腺、前列腺、尿道球腺(分泌精液) } / 外生殖器:阴囊、阴茎 }

取男性生殖系统概观标本,观察睾丸和附睾的位置和形态、睾丸鞘膜的性状和脏、壁两层的配布以及膜腔的形成。

取男性生殖系统概观标本,观察输精管的起始、行程和终止,并结合活体,触摸输精管的硬度;检查精索的位置和构成。结合男性盆腔正中矢状切面标本,在膀胱底的后方,观察精囊的形态及其输精管末段的位置关系;在膀胱颈的后下方,观察射精管的合成、行程和开口部位。

取男性盆腔正中矢状切面和男性生殖系统概观标本观察：前列腺的形态及其与膀胱颈、尿生殖膈和直肠的位置关系；尿道球腺的位置和形态。

在标本上，区分阴茎头、阴茎体和阴茎根；观察阴茎的构造及 3 条海绵体的形态和位置关系；检查尿道外口的位置和形态，查看阴茎包皮及包皮系带的位置和构成；观察阴囊构造和内容。在男性盆腔正中矢状切面标本中，观察尿道的起始和分部、2 个弯曲、3 个扩大和 3 狭窄的形态和部位。

### （一）男性内生殖器

1. 睾丸　位于阴囊内，左右各一，功能是产生精子和分泌男性激素。

形态：睾丸呈扁椭圆形，表面光滑，睾丸随性成熟发育迅速。两面：内侧面较平坦，外侧面较凸。两缘：前缘游离，后缘有系膜连附睾，又叫系膜缘，有血管、神经、淋巴管出入。两端：上端有附睾头附着，下端游离。

结构：睾丸表面有一层坚厚的纤维膜，称为白膜，在睾丸后缘增厚，凸入睾丸内形成睾丸纵隔，纵隔向睾丸实质内发出小隔，将睾丸分为许多睾丸小叶，睾丸小叶内有精曲小管，是产生精子的部位。精曲小管合并成精直小管，进入睾丸纵隔形成睾丸网，从睾丸网发出 15～20 条睾丸输出小管进入附睾。

2. 附睾　附着于睾丸上端和后缘，呈新月形其功能是储存精子，分泌物营养精子，并促进精子成熟。

分部
  - 附睾头：上端膨大的部分，由睾丸输出小管弯曲盘绕形成，末端汇合成一条附睾管
  - 附睾体：占中部大部分，内有附睾管盘曲
  - 附睾尾：下部变细的部分，向内上弯曲移行为输精管

3. 输精管和射精管　输精管长 31～32cm，是附睾管的延续、壁厚、管腔小，活体检查时，可摸到的条索状结构，输精管全长分四部，分别是睾丸部、精索部、腹股沟部和盆部。

分部
  - 睾丸部：在睾丸后缘附睾内侧上行，至睾丸上端
  - 精索部：睾丸上端至腹股沟管皮下环之间，为输精管结扎部位
  - 腹股沟部：位于腹股沟管内的一段
  - 盆部：最长，位于盆腔内，沿盆侧壁向后下，经输尿管末端前方至膀胱底的后面，在此处膨大形成输精管壶腹

射精管：输精管末端变细与精囊腺的排泄管合并形成射精管，长约 2cm，穿前列腺实质，开口于尿道前列腺部。

精索：是由腹股沟管腹环，至睾丸上端的圆索状结构主要内容是：输精管、睾丸动脉、蔓状静脉丛、输精管动脉、输精管静脉、神经、淋巴管和腹膜鞘突的残余部以及外包 3 层被膜其被膜从内向外为：精索内筋膜、提睾肌和精索外筋膜。

4. 精囊腺　精囊腺又称精囊，为成对长椭圆形的囊状器官，位于膀胱底后方，输精管壶腹外侧，排泄管与输精管末端合成射精管其分泌的液体参与精液的组成。

5. 前列腺　前列腺是由腺组织和肌组织构成的不成对实质性器官，外面有筋膜包绕，称前列腺囊。囊与前列腺之间有静脉丛，前列腺的分泌物是精液的主要组成部分。

（1）形态：前列腺好似前后稍扁的栗子形。

分部 { 前列腺底:上端宽大的部分,邻膀胱颈
前列腺尖:下端尖细的部分,向下接尿生殖膈
前列腺体:底与尖之间的部分,后面正中有一纵行浅沟称前列腺沟

（2）分叶:前列腺分前叶、中叶、后叶和两侧叶。

（3）位置:前列腺位于膀胱与尿生殖膈之间底与膀胱颈、精囊腺和输精管壶腹相邻,前方为耻骨联合,后方为直肠壶腹直肠指诊时可触及前列腺后面,向上并可触及输精管壶腹和精囊腺。

6. 尿道球腺 是一对豌豆大小的球形器官,位于会阴深横肌内,排泄管开口于尿道球部。

（二）男性外生殖器

1. 阴囊 是位于阴茎后下方的皮肤囊袋,其结构有:皮肤、浅筋膜(肉膜)、精索外筋膜、提睾肌、精索内筋膜、睾丸鞘膜(脏层、壁层间有鞘膜腔)。阴囊被阴囊中隔(肉膜形成)分为左右两侧囊腔,分别容纳睾丸、附睾和精索等。

2. 阴茎 阴茎由 2 个阴茎海绵体和 1 个尿道海绵体构成,外包以皮肤和筋膜可分为头、体、根 3 部分,尿道海绵体位于阴茎海绵体腹侧,尿道贯穿全长,前端膨大为阴茎头,后端膨大称尿道球。

阴茎皮肤薄而柔软,有伸展性,皮下无脂肪组织,在阴茎颈处反折游离,形成包绕阴茎头的双层皮肤皱襞,称阴茎包皮在阴茎头腹侧,连于尿道外口下端与包皮之间的皮肤皱襞,称为包皮系带。

3. 男性尿道 男性尿道起自膀胱的尿道内口,止于阴茎头的尿道外口长 16～22cm,管径 0.5～0.7cm,具有排尿和排精的功能。其分部:前列腺部为尿道穿过前列腺的部分,长约 2.5cm,管腔宽大,在后壁上有尿道嵴、精阜、前列腺小囊、射精管开口及前列腺排泄管的开口;膜部为尿道穿过尿生殖膈的部分,最短,约 1.2cm,管腔狭窄,在周围有尿道外括约肌,属随意肌;海绵体部:为尿道穿过尿道海绵体的部分,是最长的一段,在尿道球内的尿道,管腔宽,称为尿道球部,尿道球腺导管开口于此,在阴茎头内的尿道扩大成舟状窝。

{ 3 个狭窄:尿道内口、尿道膜部、尿道外口
3 个扩大:尿道前列腺部、尿道球部、尿道舟状窝
2 个弯曲:耻骨下弯:在耻骨联合下方,凹面向上,固定不变

耻骨前弯:在耻骨联合前下方,凹面向下,将阴茎头上提,此弯曲消失

临床上把尿道海绵体部称为前尿道,把尿道膜部和尿道前列腺部称为后尿道。

## 五、思考与反馈

1. 试述男尿道分部及 3 处狭窄、3 处扩大、2 个弯曲。

2. 临床工作中,男性绝育术中输精管结扎术的实施部位是什么部位?

（肖文烨 赵玉芳）

**实验报告书写页**

# 实验十二　女性生殖系统

## 一、理论要点

1．女性生殖器包括内生殖器和外生殖器；内生殖器包括卵巢、输卵管、子宫、阴道，外生殖器是指女阴。

2．卵巢的固定装置；子宫的分部、固定装置；输卵管的分部。

3．乳房和会阴的位置。

## 二、实验目的

1．掌握　卵巢的形态、位置；输卵管的位置、分部及各部的形态结构；子宫的形态、位置、毗邻关系及其固定装置。

2．熟悉　阴道的位置、形态和阴道穹的毗邻；女性乳房的形态和结构特点。

3．了解　卵巢的毗邻；女性外生殖器的形态结构、阴道前庭、阴道口和尿道外口的位置；会阴的界限和分区；乳房的位置。

## 三、实验教具

1．女性盆腔中正中矢状面标本及模型。

2．女性内生殖器模型，卵巢、子宫标本及模型。

3．乳房模型、矢状面模型及会阴的标本及模型。

4．女性生殖系统各部挂图。

## 四、实验内容

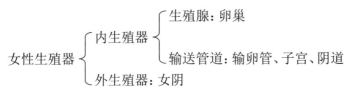

取女性盆腔标本，在髂总动脉分叉处的内侧，观察卵巢的形态以及它与子宫阔韧带的关系。

在子宫阔韧带的上缘内寻认输卵管，观察它的分部及各部的形态特征。

观察子宫的位置，以及子宫与膀胱，阴道与直肠的为位置关系；子宫的形态和分部；子宫腔和子宫颈管的位置及其通连关系；子宫各韧带的位置、附着和构成。

**（一）女性内生殖器**

**1. 卵巢**

是成对的实质性器官，位于骨盆腔侧壁的卵巢窝内，是产生卵子和分泌女性激素的器官。年龄变化：幼女时期卵巢小，表面光滑性成熟期最大，由于排卵表面出现瘢痕，凹凸不平，30～40 岁开始缩小，50 岁左右随月经停止逐渐萎缩。形态：卵巢呈扁卵圆形。

分部
{
两面：内侧面稍凸朝向盆腔，外侧面平坦贴盆壁
两缘：前缘有系膜连阔韧带，称系膜缘，中部有血管、神经等出入，称卵巢门后缘游离，称独立缘
两端：上端与输卵管末端接触，又称输卵管端，下端称子宫端，有韧带连于子宫
}

固定装置
{
卵巢悬韧带：由腹膜形成，起自盆壁，止于卵巢上端，内含卵巢血管、淋巴、神经等，又称骨盆漏斗韧带，是手术寻找卵巢血管的标志
卵巢固有韧带：由结缔组织和平滑肌构成，起自卵巢下端，止于输卵管与子宫交界处的下方，又称卵巢子宫索
卵巢系膜：连于卵巢前缘和子宫阔韧带之间，内有血管至卵巢
}

**2. 输卵管** 输卵管位于子宫阔韧带上缘内，连于子宫底两侧，长 10～12cm。

分部
{
子宫部：穿子宫壁的一段，直径最细约 1mm，有输卵管子宫口通子宫腔
输卵管峡：紧靠子宫壁外面的一段，短而狭窄，壁较厚，血管分布较少，水平向外移行为壶腹部，输卵管结扎术常在此处进行
输卵管壶腹：较粗而长，壁薄，管腔大及弯曲，血液供应丰富，占输卵管全长的 2/3，是受精部位
输卵管漏斗：为末端膨大的部分，向后下弯曲覆盖卵巢 漏斗末端中央有输卵管腹腔口，开口于腹膜腔在输卵管腹腔口周围，有许多细长的突起称输卵管伞，盖在卵巢表面，最大的一条称卵巢伞
}

子宫附件：临床上将卵巢和输卵管合称为子宫附件

**3. 子宫** 子宫是壁厚、腔小的肌性器官，是胎儿发育成长的部位。

（1）子宫的形态：成年人子宫似前后稍扁的倒置梨形，长 7～8cm，宽 4cm，厚 2～3cm。

分部
{
子宫底：上端宽而圆凸的部分，在两侧输卵管子宫口平面以上
子宫体：底与颈之间的部分
子宫颈：下端细长的部分，成人长 2.5～3.0cm
}

子宫颈分子宫颈阴道上部和子宫颈阴道下部

（子宫颈阴道上部：占上 2/3，阴道以上的部分；子宫颈阴道部：占下 1/3，即子宫颈突入阴道的部分，被阴道包绕。）

子宫峡：在子宫颈阴道上部与子宫体相接处，较狭细，长约 1cm，在妊娠期可以渐伸展变长。

子宫腔：在子宫体内，呈底在上的前后扁的三角形，两端通输卵管，向下子宫内腔通子宫颈管。

子宫颈管：在子宫颈内，呈梭形，下口通阴道，称子宫口。

（2）子宫的位置：子宫位于盆腔中央，膀胱与直肠之间，下端接阴道，两侧有卵巢和输卵管，子宫底在骨盆上口平面以下，子宫颈下端在坐骨棘平面以上，当膀胱空虚时，成年女

性的子宫是前倾前屈位。前倾：整个子宫向前倾斜，子宫的长轴与阴道的长轴形成向前开放的角度。前屈：子宫体和子宫颈之间形成一个向前开放的钝角。腹膜形成的陷凹：子宫前方为膀胱子宫陷凹，子宫后方为直肠子宫陷凹，是女性腹膜腔最低部位。

（3）子宫的固定装置：除韧带外，还有盆膈、尿生殖膈及阴道的承托，周围结缔组织牵拉等因素。

1）子宫阔韧带：由子宫前后面的腹膜向两侧延伸至盆壁构成又分为：输卵管系膜、卵巢系膜、子宫系膜，主要功能限制子宫向两侧移动。

2）子宫圆韧带：起自子宫与输卵管交界处下方，经腹股沟管，止于阴阜和大唇的皮下，维持子宫前倾位。

3）子宫主韧带：起自子宫颈两侧，止于盆侧壁，防止子宫脱垂。

4）骶子宫韧带：起自子宫颈后外侧，绕直肠止于骶前筋膜，维持子宫前倾前屈位。

（4）子宫壁的结构

子宫壁分为三层 $\begin{cases} \text{外层：浆膜层，是腹膜的脏层} \\ \text{中层：平滑肌层，较厚} \\ \text{内层：黏膜层，称子宫内膜，呈周期性变化} \end{cases}$

（5）子宫的年龄变化：新生儿子宫高出骨盆腔上口，子宫颈较子宫体长而粗。性成熟前期，子宫发育迅速，壁增厚，性成熟期，子宫颈与子宫体长度相近，经产妇，各径与内腔都增大，重量比未产妇大一倍，绝经期后，子宫萎缩变小，壁变薄。

4. 阴道　阴道是前后扁的肌性管道，富伸展性，是排出月经和娩出胎儿的通道下端以阴道口开口于阴道前庭阴道前邻膀胱和尿道，后邻直肠，下部穿尿生殖膈。

阴道穹：阴道上端宽阔，包绕子宫颈阴道部，在两者之间的环行凹陷，分前部、后部和侧部，以后部最深，称阴道后穹隆。

**（二）女性外生殖器**

女性外生殖器即女阴，包括阴阜、大阴唇、小阴唇、阴道前庭、阴蒂、前庭球和前庭大腺。

1. 阴道前庭　位于两侧小阴唇之间的裂隙，前部有较小的尿道外口，后部有较大的阴道口，在阴道口与小阴唇之间偏后方有前庭大腺导管开口。

2. 前庭大腺　位于阴道口的两侧，前庭球后端的深面，形如豌豆，导管向内开口于阴道前庭，如因炎症阻塞导管，可形成前庭大腺囊肿。

**附 1. 乳房**

1. 位置　乳房位于胸前部，胸大肌和胸肌筋膜浅面上界平 2～3 肋，下界平 6～7 肋，内侧界至胸骨旁线，外侧界达腋中线乳头平第 4 肋间隙或第 5 肋。

2. 形态　成年女性未产妇呈半球形，中央有乳头，其顶端有输乳管的开口乳头周围有乳晕。

3. 结构　乳房由皮肤、纤维组织、脂肪组织和乳腺构成每个乳房有 10～20 个乳腺叶，每个腺叶有一条输乳管开口于乳头输乳管在近乳头处膨大，称输乳管窦，乳腺叶和输乳管是以乳头为中心呈放射状排列，乳房皮肤与乳腺深面胸筋膜之间，连有许多结缔组织小束，称乳房悬韧带或 Cooper 韧带，对乳房起支持作用。乳腺癌时悬韧带受侵犯而缩短，牵拉表面皮肤产生凹陷，呈"橘皮样变"。

**附 2. 会阴**

有狭义会阴和广义会阴两种概念。狭义会阴是指外生殖器与肛门之间的软组织,在女性又称产科会阴。产妇分娩时应注意保护此处,以防会阴撕裂。广义会阴是指封闭骨盆下口的所有软组织。其境界呈菱形,前为耻骨联合,后为尾骨尖,两侧界由前向后依次为耻骨下支、坐骨支、坐骨结节和骶结节韧带。通过两侧坐骨结节的连线,可将其分为两个三角:即前部的尿生殖三角(尿生殖区),男性有尿道通过,女性有尿道和阴道通过;后部的肛三角(肛区),其中央有肛管通过。会阴部的结构,除了男、女外生殖器以外,主要结构是肌肉和筋膜。

## 五、思考与反馈

1. 输卵管有哪些分部?卵子受精和输卵管结扎的部位各在何处?

2. 何为阴道穹?有何临床意义?

3. 一女性患有乳房脓肿,对其治疗时手术切口要注意什么?

（肖文烨　赵玉芳）

## 实验报告书写页

# 实验十三 腹 膜

## 一、理论要点

1. 腹膜与脏器之间的关系。
2. 腹膜形成的结构。
3. 腹膜腔分区和间隙。

## 二、实验目的

1. 掌握 腹膜和腹膜腔的概念；小网膜的位置与分部；网膜孔的位置；肠系膜根的附着部位；腹膜陷凹的名称、位置及临床意义；肝肾隐窝的位置和意义。
2. 熟悉 腹膜与腹、盆腔器官的关系；大网膜的位置与构成；网膜囊的构成；脾的韧带名称和位置；腹膜腔的分区和间隙。
3. 了解 各系膜的名称、位置；肝的韧带名称和位置；陷凹和隐窝。

## 三、实验教具

1. 切开腹前壁整体标本，示腹腔内器官和腹膜。
2. 腹、盆腔正中矢状切模型。
3. 大、小网膜模型。
4. 腹腔横断模型，示网膜囊和网膜孔。
5. 显示腹后壁腹膜的标本。

## 四、实验内容

### （一）概述

腹膜属于浆膜，覆盖于腹、盆腔壁的内面和脏器的外表，薄而透明，光滑且有光泽。依其覆盖的部位不同可分为壁腹膜或腹膜层和脏腹膜或腹膜脏层。前者被覆于腹壁、盆壁和膈下面；后者包被脏器，构成脏器的浆膜。腹膜脏层与脏层，脏层与壁层之间的不规则腔隙，称为腹膜腔。在成人整体标本和腹、盆腔矢状切模型上观察腹膜。

### （二）腹膜与脏器的关系

按照腹膜覆盖器官的情况，可将腹、盆腔器官分为 3 类，即腹膜内位器官、腹膜间位器官和腹膜外位器官。腹膜内位器官是器官的表面几乎全部由腹膜覆盖，观察时可观察到器官全部形态。**腹膜间位**器官是大部分或三面均为腹膜所覆盖者，**腹膜外（后）位**器官是仅有一面被腹膜覆盖的器官。注意观察比较腹膜间位器官被覆腹膜的情况。

（三）腹膜形成的结构

1. 网膜

在打开腹前壁的标本上和模型上观察网膜和网膜囊。首先原位观察大网膜。大网膜由自胃大弯双层垂下至盆腔上口高度再向后上反折至横结肠的共四层腹膜构成。成人体内大网膜四层互相愈合，呈门帘状遮于腹腔下部器官的前方。大网膜疏薄，含有多少不等的脂肪，常呈筛网状。

观察小网膜，注意小网膜很薄，稍用力即破。把肝轻轻向上推移，胃向下牵拉，在肝门与胃小弯、十二指肠上部之间的是小网膜。理解小网膜的分部。小网膜的右缘是游离缘，其后方有网膜孔。用左手示指伸进网膜孔，向左探入，则手指进入网膜囊。在正中矢状面示腹膜移行的模型上观察，在小网膜和胃后方的扁窄间隙即为网膜囊，又称小腹膜腔。

2. 系膜

（1）肠系膜　在打开腹前壁的标本上观察小肠系膜是将空、回肠连于腹后壁的双层腹膜结构，呈扇形，附着于肠壁的一缘与小肠长度一致，可达6~7m，而附于腹后壁的一端，长度仅16cm左右为肠系膜根。系膜的两层间有小肠血管及其分支、淋巴管和神经走行，并含有脂肪和淋巴结。观察横结肠系膜、阑尾系膜、乙状结肠系膜。

（2）阑尾系膜　在右髂区观察阑尾系膜，呈三角形，将阑尾系于小肠系膜下端。在其游离缘中有阑尾血管走行。

（3）横结肠系膜　横结肠系膜将横结肠系于腹后壁，系膜根为横位，右端起自结肠右曲，向左依次横过右肾、十二指肠降部、胰头、胰体、左肾至结肠左曲。系膜中含有结肠血管、淋巴管、淋巴结和神经等。横结肠系膜常为划分腹腔上部、下部的标志。

（4）乙状结肠系膜　乙状结肠系膜位于左髂窝，将乙状结肠系于盆壁。系膜根附着于左髂窝和骨盆的左后壁，内含乙状结肠的血管、淋巴管、淋巴结和神经等。

3. 韧带

（1）肝的韧带

1）肝镰状韧带：肝镰状韧带呈镰刀状，一端起于脐以上的腹前壁正中线稍偏右侧和膈下面的壁腹膜，另一端连于肝的膈面，借之将肝从外形上分为左、右两叶。该韧带的游离下缘肥厚，内含由脐至肝门的脐静脉索（由胚胎时脐静脉闭锁构成），特名为肝圆韧带。

2）肝冠状韧带和左、右三角韧带：肝冠状韧带为由膈下面的壁腹膜连于肝的膈面的腹膜构成，呈冠状位，由前后两层构成。前层可视为镰状带的左、右两层分别向左、右侧的延续，后层则可理解为腹后壁的壁腹膜从膈下面向肝上面的反折。冠状韧带前、后两层之间有一定距离，这部分肝脏因无腹膜被覆故名肝裸区。此处肝的被膜直接与膈下筋膜愈合。在肝冠状韧带的左、右两端处，前后两层互相靠近，称为左、右三角韧带。

（2）脾的韧带

1）胃脾韧带：胃脾韧带为连于胃底部和脾门间的双层腹膜结构，与大网膜的左端相续，内含胃短动脉，为脾动脉向胃底的分支。

2）脾肾和脾膈韧带：为系于脾门和左肾前面、膈的双层腹膜结构，其中反折至左肾前面的叫脾肾韧带，其上端部分附于膈叫脾膈韧带。脾膈韧带上部为自胃贲门和食管腹段系于膈，称为胃膈韧带。脾肾韧带内有脾血管走行，胰尾亦位于该韧带内。

在打开腹前壁的标本上依次观察肝的韧带、脾的韧带。

4. 皱襞、隐窝和陷凹

在十二指肠空肠曲、盲肠和乙状结肠系膜根附近，常形成隐窝，如在十二指肠空肠曲左侧的十二指肠空肠隐窝，在回肠与盲肠的连接处有位于回肠上方、下方的回盲上隐窝、下隐窝和位于盲肠后方的盲肠后隐窝，在乙状结肠系膜根左侧的乙状结肠间隐窝等。在肝右叶后缘与右肾、结肠右曲之间有较大的隐窝叫肝肾隐窝，仰卧位时是腹腔的最低部位，上腹部的脓液及渗出液多聚积于此。探查肝肾隐窝、十二指肠上隐窝、十二指肠下隐窝、盲肠后隐窝、乙状结肠间隐窝等。

腹前壁腹膜经盆腔覆于器官表面，然后移行于腹后壁腹膜，在盆腔脏器之间形成深的陷凹。在男性膀胱与直肠之间有大而深的直肠膀胱隐凹。在女性由于子宫存在于直肠和膀胱的中间，在子宫与膀胱，子宫与直肠间各形成一个隐凹。前者较小而浅称为膀胱子宫隐凹；后者大而深称为直肠子宫陷凹，陷凹的底部与阴道后壁上份相邻，腹膜渗出液、脓、血等因重力作用常积存于此处，可经阴道后壁穿刺抽取。观察正中矢状切开的男性盆部标本，观察直肠膀胱陷凹，它是男性腹膜腔的最低处。观察正中矢状切开的女性盆部标本，观察膀胱子宫陷凹、直肠子宫陷凹，后者是女性腹膜腔最低处，其前壁是子宫和阴道后壁的上部。

腹前壁下份从内面观形成 5 条向脐部集中纵行的皱襞，它们是位于正中的脐正中襞；位于脐正中襞两侧成对的脐内侧襞；以及最外侧的一对脐外侧襞。五条皱襞在膀胱上方和腹股沟韧带上方形成三对隐窝，由内侧向外侧依次是膀胱上窝、腹股沟内侧窝和腹股沟外侧窝。在切开腹前壁的内面观察腹膜皱襞及三对隐窝。

5. 腹膜腔分区和间隙

（1）将腹腔脏器恢复原位观察，以横结肠及其系膜为界将腹膜腔分为结肠上区和结肠下区。

（2）结肠上区又称隔下间隙，用手伸入探查肝上间隙和肝下间隙。

（3）将大网膜和横结肠翻向上方观察结肠下区，将空肠、回肠推向左下方，观察右肠系膜窦，注意其形态特点；再将小肠翻向右侧，观察左肠系膜窦，注意其交通。

（4）在升、降结肠的外侧，分别探查左、右结肠旁沟，尤要注意有结肠旁沟的交通情况。

# 五、思考与反馈

1. 腹膜与脏器关系有哪三种类型？
2. 试述女性的直肠子宫陷凹与临床之间的联系。

（肖文烨　赵玉芳）

## 实验报告书写页

# 实验十四 脉管学总论、心

## 一、理论要点

1. 心血管系统概论。
2. 心。

## 二、实验目的

1. 掌握 人体血液循环，心的位置、外形、毗邻和各腔结构，心瓣膜的位置与功能；了解卵圆孔未闭的临床意义；左右冠状动脉的起始、行径和主要分支；了解心大、中、小静脉的行径和注入。
2. 熟悉 心的传导系的组成和功能概况，心脏的体表投影。
3. 了解 心壁构造和心包的形态结构。

## 三、实验教具

1. 离体心（包括完整和切开的心）。
2. 打开胸前壁的完整尸体标本。
3. 心传导系标本及模型。
4. 心的血管标本及模型。
5. 心的模型。
6. 胸腔脏器原位标本或模型。
7. 人体血液循环模式教具（视频或模型）。

## 四、实验内容

### （一）心血管系统的组成

组成 { 心：是血液循环的动力器官
血管 { 动脉：是运送血液离心的管道
毛细血管：连于动脉和静脉之间，是物质交换的场所
静脉：是运送血液回心的管道

**血液循环**

**大循环**（体循环）：自左心室→主动脉→各级动脉分支→毛细血管（在此进行物质交换） 各级静脉→上腔静脉、下腔静脉、冠状窦口→右心房

**小循环**（肺循环）：自右心室→肺动脉干→各级肺动脉→肺泡壁的毛细血管（在此进行气体交换）→各级肺静脉→左肺静脉、右肺静脉→左心房

## （二）心

1. 心的位置、外形和毗邻：在打开胸前壁的完整尸体标本上观察，可见心位于纵隔内，居两肺之间。其外裹以心包。翻开心包的前份，即见心呈圆锥形，所在位置相当于第2～6肋软骨或第5～8胸椎之间的范围，约2/3在身体正中矢状面的左侧，1/3在正中矢状面的右侧。

将离体完整心放在解剖位置，配合心模型观察。心形似倒置的圆锥体，有一尖一底，两面、三缘和三条沟。其尖指向左前下方，称心尖；底朝向右后上方，称心底，与出入心的大血管相连，又称胸肋面；后下贴于膈上，称膈面。心的右缘较锐利，左缘钝圆，下缘近水平位。心表面近心底处有一几乎呈环形的冠状沟，此沟将心分为上、下两部，上部较小为心房、下部较大为心室。心室的前、后面各有一条纵沟，分别称前室间沟和后室间沟，前、后室间沟为左、右心室分界的表面标志。

2. 心的各腔　心有4个腔。即左心房、右心房、左心室和右心室。左、右心房间有房间隔；左、右心室之间有室间隔。心房与心室之间的开口称房室口。

把切开的离体心或心模型放在解剖位置上，分别观察右心房、右心室、左心房和左心室的内部结构。

（1）右心房：其向左前方突出的部分，称右心耳。翻开房壁，可见其壁薄，内面光滑。查看出入口，其后上方的入口为上腔静脉口；后下方的入口为下腔静脉口；前下方的出口为右房室口，此口通右心室。在下腔静脉口与右房室口之间，有冠状窦口。在下腔静脉入口左后上方有一卵圆形浅窝，即卵圆窝。为胚胎时期卵圆孔闭合后的遗迹，此处薄弱，是房间隔缺损的好发部位。

（2）右心室：将右心室前壁揭开，可见其室腔呈倒置的圆锥形。有出入两口，入口在后上方，即右房室口，在口的周缘附有3片呈三角形的尖瓣，称右房室瓣（三尖瓣）。在右心室内面，有锥体形的肌隆起，称乳头肌，在乳头肌与房室瓣边缘有腱索相连。右心室腔向左上方伸延的部分，形似倒置的漏斗形，称动脉圆锥。动脉圆锥的上端即右心室的出口，称肺动脉口，在口的周围附有3片呈半月形的瓣膜，称肺动脉瓣。

（3）左心房：将心翻转，在心底处找到左心房，其向右前突出的部分称左心耳。左心房后壁有4个入口，左右各2个，称肺静脉口。揭开房壁，可见前下部有一出口，称左房室口，通向左心室。

（4）左心室：翻开左心室前壁，可见左心室内腔亦呈倒置的圆锥形，其底部有出入两口，入口在左后方，称左房室口，该口的周缘附有2片呈三角形的尖瓣，称左房室瓣（二尖瓣），借腱索连于乳头肌；出口位于右前方，称主动脉口。通向主动脉。主动脉口周缘也有3片半月形瓣膜，称主动脉瓣。

3. 心壁的构造　心壁由心内膜、心肌层、心外膜组成。

（1）心内膜：是心腔面一层光滑的薄膜，心的瓣膜就是由心内膜折叠而成。

（2）心肌层：主要由心肌构成，心室肌比心房肌厚，左心室肌又比右心室肌厚。心房肌和心室肌均附着于纤维环上，互不传导。

（3）心外膜：属浆膜，覆盖于心肌层的表面。同时也是浆膜性心包的脏层。

4. 心的传导系 心的传导系是由特殊分化的心肌细胞组成。主要作用是产生并传导冲动，以维持心脏的正常节律。主要包括窦房结、房室结、房室束及其分支。

（1）窦房结：是心的正常起搏点，位于上腔静脉入口与右心房交界处的心外膜深面。

（2）房室结：位于冠状窦口上方的心内膜深面。接受窦房结的控制。

（3）房室束及其分支：由房室结发出，在室间隔上部分为左、右束支，最后延为浦肯野纤维，与心室肌纤维接触，将冲动传递给心室肌。

5. 心的血管 用离体心标本配合模型观察。

（1）动脉：营养心本身的动脉，有左、右冠状动脉。

1）左冠状动脉：起自升主动脉根部左侧，经左心耳与肺动脉之间左行，即分为前室间支和旋支。前室间支沿着前室间沟走向心尖；旋支沿冠状沟向左行，绕过心左缘至心的膈面。

2）右冠状动脉：起自升主动脉根部右侧，经肺动脉与右心耳之间沿冠状沟向右行，绕心右缘至冠状沟后部，其中一支沿后室间沟向下前行，称后室间支。

（2）静脉：在心的膈面观察，在左心房与左心室之间的冠状沟内，有一短粗静脉干，称冠状窦，它收集了心大静脉、心中静脉和心小静脉的血液，经冠状窦口注入右心房。

6. 心包 心包是包在心的外面及大血管根部的囊状结构。辨认纤维性心包及浆膜性心包，区分浆膜性心包的脏层和壁层，注意观察心包腔的形成。

7. 心的体表投影 结合教材内容对照图谱、模型、尸体标本，观察心的位置、形态结构特点，与邻近脏器的毗邻关系。尸体、活体对照体会心的体表投影。

## 五、思考与反馈

1. 活体辨识心脏的体表投影。

2. 应用标本或模型描述心的四个腔内结构。

3. 请于实验报告书写页绘制心脏外形（前面和后下面）及心腔简图。

（肖文烨 赵玉芳）

## 实验报告书写页

# 实验十五　动　脉

## 一、理论要点

1. 动脉、静脉和神经的辨识。

2. 全身动脉的组成。

## 二、实验目的

1. 掌握　主动脉的起止、位置、分布及各部发出的分支；头颈、上肢、胸部、腹部、盆部和下肢动脉主干的名称、起始部位、行程及其主要分支与分布。

2. 熟悉　肺动脉干的位置。

3. 了解　动脉韧带的位置。

4. 掌握　头、颈、四肢动脉的搏动部位及常用止血点（颞浅动脉、面动脉、颈总动脉、锁骨下动脉、肱动脉、桡动脉、股动脉及足背动脉等）。

## 三、实验教具

1. 肺循环的动脉及升主动脉、主动脉弓及其分支标本或模型；

2. 头颈部的动脉标本或模型显示结构包括：颈总动脉、颈内动脉、颈外动脉及其分支；

3. 上肢动脉标本或模型；

4. 胸壁及胸腔器官动脉标本或模型；

5. 腹后壁带成对脏器动脉标本或模型显示结构包括：腹主动脉壁支和腹主动脉成对脏支；

6. 腹主动脉不成对脏支标本或模型显示结构包括：腹腔干及其分支、肠系膜上动脉及其分支和肠系膜下动脉及其分支；

7. 男、女性盆部血管标本或模型；

8. 下肢动脉标本或模型；

9. 离体心标本及模型。

## 四、实验内容

动脉、静脉和神经的辨识：血管与神经的区别：血管有管腔神经没有，用手一摸便可识别。动脉与静脉的区别：与同级别的静脉相比，动脉的管腔小，管壁厚，在尸体上其颜色较浅，而静脉则管腔较大，管壁薄，在尸体上其颜色较深，通常其内有血凝块。

（一）肺循环血管

1. 肺动脉干　短而粗，起自右心室，在主动脉弓下方分为左、右肺动脉。在肺动脉干分叉处稍左侧与主动脉弓下缘之间连有动脉韧带，是胎儿时期动脉导管闭锁后的遗迹。

2. 肺静脉　四条，起自肺泡周围毛细血管，终于左心室。

在肺循环的动脉标本和离体心的标本上观察，肺动脉以一短干起自右心室，即肺动脉干，它沿主动脉前方上升，至主动脉弓下方分为左、右肺动脉，分别经左、右肺门入肺。在肺动脉分叉处，其与主动脉弓下缘之间，有一短纤维索相连，即动脉韧带。

**（二）体循环动脉**

1. 主动脉　主动脉是体循环动脉主干。从左心室出发，先向上后弯曲呈弓形向左后，沿脊柱下降，穿膈的主动脉裂孔入腹腔，在第四腰椎体下缘处分为左、右髂总动脉。全程共分三段。

（1）升主动脉：在其根部有左、右冠状动脉发出。

（2）主动脉弓：呈弓状凸向上，凸侧发出三大分支自右至左依次是头臂干、左锁骨下动脉、左颈总动脉。头臂干又分为右锁骨下动脉、右颈总动脉。左右颈总动脉分布于头颈部。左右锁骨下动脉分布于上肢。

（3）降主动脉：以膈为界又分为胸主动脉和腹主动脉。胸主动脉和腹主动脉分支供应胸、腹壁和胸腹腔脏器。

结合离体心标本及升主动脉、主动脉弓及其分支标本或模型观察。主动脉为最粗大的动脉干，它由左心室发出后，斜向右上方，继向左后方弯曲，沿脊柱下降，至第4腰椎体下缘水平分为左、右髂骨总动脉。

2. 头颈部的动脉　头颈部的动脉主干是左、右颈总动脉。

颈总动脉：左侧直接起自主动脉弓，右侧起自头臂干，行于胸锁关节后方，至气管和喉的外侧上行，在甲状软骨上缘平面分为颈内动脉和颈外动脉。

（1）颈内动脉：入颅内。

（2）颈外动脉：沿胸锁乳突肌深面上行，穿腮腺实质，移行为颞浅动脉和上颌动脉两大终支。

颈外动脉主要分支有：

1）甲状腺上动脉：布于甲状腺和喉。

2）面动脉：绕下颌骨体下缘至面部，经口角、鼻翼外侧达内眦，移行为内眦动脉。

压迫止血点：头面部出血可在下颌骨体下缘与咬肌前缘交界处进行压迫止血。

3）颞浅动脉：经耳屏前方上行，布于颅顶。

压迫止血点：颅顶部出血可在耳屏前方压迫止血。

4）上颌动脉：下颌支深面，又分出脑膜中动脉和下牙槽动脉等支。

5）舌动脉：在甲状腺上动脉的上方由颈外动脉的前壁发出。

注意观察左、右颈总动脉起点的差别，可见颈总动脉经胸锁关节后方，沿气管和食管两侧上升，至甲状软骨上缘分成两终支，即颈内动脉和颈外动脉。观察左、右颈外动脉分支甲状腺上动脉、舌动脉、面动脉、颞浅动脉、上颌动脉的行程及分布。颈外动脉还发出枕动脉和耳后动脉，向后上行走，分布到枕顶部和耳后部；咽升动脉，沿咽侧壁上升至颅底，分布至咽、颅底等处。

注意同侧颈外动脉分支之间、同侧与对侧颈外动脉分支之间有丰富的动脉吻合；颈外动脉与颈内动脉、锁骨洗动脉的许多分支之间亦有比较丰富的吻合。当一侧颈外动脉或其分支结扎后，可以通过上述吻合建立比较充分的侧支循环。

3. 锁骨下动脉　锁骨下动脉左起主动脉弓，右起头臂干。经胸膜顶前方行至第1肋外侧缘移行为腋动脉。主要分支有：

（1）椎动脉：上经6～1颈椎横突孔入颅布于脑。

（2）胸廓内动脉：分支布于胸前壁等处。

（3）甲状颈干：为一短干，分支布于颈、肩、甲状腺等处。

4．上肢动脉

（1）腋动脉：由锁骨下动脉移行而成，走行于腋窝内。

（2）肱动脉：为腋动脉的延续，在肱二头肌内侧下降至肘窝，分为尺动脉和桡动脉。

搏动点：肘窝稍上方，肱二头肌腱内侧，可触及搏动。是测血压听诊部位。

（3）尺动脉和桡动脉：分别沿前臂尺侧和桡侧下降，布于前臂和手。

桡动脉搏动点：桡侧腕屈肌腱外侧，桡骨茎突内下方，可触及搏动。是中医号脉的常用位。

（4）掌浅弓和掌深弓：由尺、桡动脉的终末分支，互相吻合而成。

1）掌浅弓：位置较浅，由尺动脉的终支和桡动脉的掌浅支吻合而成。

2）掌深弓：位置较深，由桡动脉的终支和尺动脉的掌深支吻合而成。

结合上肢血管标本，注意观察左、右锁骨下动脉起始的差别。锁骨下动脉的主要分支有：椎动脉、胸廓内动脉、甲状颈干。腋动脉主要分支有：胸肩峰动脉、胸外侧动脉、肩胛下动脉、旋肱前、后动脉。肱动脉：在标本上注意观察肱动脉沿肱二头肌内侧下行至肘窝，平桡骨颈高度，分为桡动脉和尺动脉。肱动脉位置表浅，在活体能触及其搏动，当前臂和手部出血时，可在臂中部将该动脉压向肱骨以暂时止血。在标本前臂的深层肌表面辨认桡、尺动脉及其分支。在手掌注意观察掌浅弓和掌深弓位置及组成。

5．胸部动脉 由胸主动脉发出，分为脏支和壁支。脏支主要有支气管支、食管支。壁支主要有肋间后动脉和肋下动脉。取胸壁及胸腔器官动脉标本或模型，观察胸主动脉壁支在肋间隙内的走行概况。

6．腹部动脉 由腹主动脉发出，分脏支和壁支。

（1）壁支：为膈下动脉和四对腰动脉。

（2）脏支：有三个成对和三个不成对。成对的有肾上腺中动脉、肾动脉、睾丸动脉（女性为卵巢动脉）等。不成对的脏支有：

1）腹腔干：腹腔干起自主动脉裂孔稍下方的腹主动脉前壁。分支营养肝、胰、脾、胃、十二指肠、大网膜等。腹腔干的主要分支：

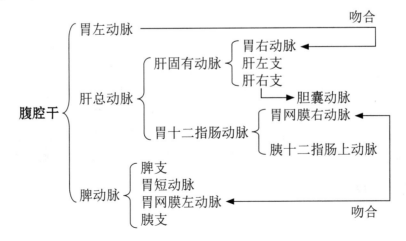

2）肠系膜上动脉：于腹腔干稍下方，起自腹主动脉前壁，分支布于空肠、回肠、盲肠、阑尾、升结肠、横结肠等。

主要分支：空肠动脉、回肠动脉、回结肠动脉→阑尾动脉、右结肠动脉、中结肠动脉等。

3）肠系膜下动脉：第3腰椎平面由腹主动脉发出，行向左下。分支布于降结肠、乙状结肠、直肠上部等。

主要分支：左结肠动脉、乙状结肠动脉、直肠上动脉。

动脉标本观察，可见腹主动脉壁支主要为膈下动脉（分布于膈和肾上腺）和4对腰动脉。腹主动脉的脏支有肾动脉、肾上腺中动脉、睾丸动脉（女性为卵巢动脉）和腹腔干、肠系膜上动脉、肠系膜下动脉等。

在主动脉裂孔的稍下方，自腹主动脉前壁发出的一条短而粗的血管为腹腔干，它立即分为三支，即胃左动脉、肝总动脉和脾动脉。在腹腔干的稍下方，起自腹主动脉前壁的动脉即肠系膜上动脉，它走形在胰头后方、经十二指肠水平部的前方向下入肠系膜根，斜向右下至右髂窝。肠系膜下动脉约在第3腰椎水平起自腹主动脉的前壁向左下方走行。

7. 盆部动脉　髂总动脉在骶髂关节前方分为髂外、髂内动脉。髂内动脉主要分支供应盆部。

髂内动脉主要分支：

（1）脏支：膀胱下动脉、直肠下动脉、子宫动脉、阴部内动脉等。

（2）壁支：闭孔动脉、臀上动脉、臀下动脉。

8. 下肢动脉

（1）股动脉：由髂外动脉延续，行于股三角内，下降至腘窝移行为腘动脉。

搏动点：腹股沟韧带中点下方。

（2）腘动脉：在腘窝下部分为胫前动脉和胫后动脉。

（3）胫前动脉：于小腿前群肌间下降至足背移行为足背动脉。

（4）胫后动脉：小腿后群肌深、浅层间下降，经内踝后方达足底分为足底内、外侧动脉。

观察盆部及下肢动脉标本，可见在骶髂关节的前方，髂总动脉分为2支，下降入骨盆腔的1支为髂内动脉，沿腰大肌内侧缘下行的为髂外动脉。

闭孔动脉在穿闭膜管之前还发出耻骨支，在股环附近，可与腹壁下动脉的分支吻合，形成异常闭孔动脉，在股疝手术时应注意。注意观察子宫动脉与输尿管的关系：子宫动脉沿盆侧壁向内下方走行，进入子宫阔韧带两层之间，跨输尿管的前上方，接近子宫颈处发出阴道支，其本干沿子宫侧缘纡曲上行至子宫底，分支营养子宫、输卵管和卵巢。

髂外动脉沿腰大肌内侧缘下行，经腹股沟韧带中点稍内侧的后方入股部，移行为股动脉。髂外动脉的主要分支为腹壁下动脉，该动脉在腹股沟韧带上方自发髂外动脉，向内上分布于腹直肌。股动脉在股三角内下行，至股三角下份穿收肌管和收肌腱裂孔转向背侧，入腘窝，改名为腘动脉，在腘窝下部，腘动脉分为胫前动脉与胫后动脉，下降入小腿，穿小腿骨间膜至小腿的前面，在小腿前群肌之间下行，至踝关节的前方移行为足背动脉，经长伸肌腱和趾长伸肌腱之间前行，至第1跖骨间隙近侧，分为第1跖背动脉和足底深支两终支。

## 五、思考与反馈

1. 人体主动脉的走行、分支情况如何？

2．活体触摸下列动脉的搏动：颞浅动脉、面动脉、颈总动脉、锁骨下动脉、肱动脉、桡动脉、股动脉及足背动脉。

3．请总结全身动脉（列简表于实验报告书写页）。

（肖文烨　赵玉芳）

## 实验报告书写页

# 实验十六 静 脉

## 一、理论要点

1. 体循环静脉血管特点。
2. 全身静脉的组成。

## 二、实验目的

1. 了解 静脉系统的组成和静脉的结构特点。
2. 掌握 左、右肺静脉的行程；上腔静脉、下腔静脉、头臂静脉、颈内静脉及锁骨下静脉的组成、收纳范围和汇入。颈外静脉、头静脉、贵要静脉及肘正中静脉，大隐静脉、小隐静脉的起始、走行位置及汇入和静脉角概念。
3. 熟悉 肝门静脉的组成、主要属支的名称及收集范围。

## 三、实验教具

1. 胸腔解剖标本及离体心标本、模型。
2. 躯干后壁的静脉标本及模型。
3. 胸、腹部静脉标本。
4. 男、女性盆部及下肢静脉标本、模型。
5. 肝门静脉 - 上腔静脉、下腔静脉吻合模型。
6. 全身浅静脉模型。
7. 静脉瓣标本或模型。

## 四、实验内容

### （一）体循环静脉特点

1. 属支较多，血液流速较慢。管腔大，管壁薄。
2. 可分为浅、深两种。
3. 吻合丰富。
4. 有静脉瓣，可防止血液逆流。
观察静脉标本和全身浅静脉模型，比较静脉与动脉的特点。

### （二）肺循环静脉

观察心脏标本，肺静脉，共四条，起自肺泡周围毛细血管，终于左心室。

### （三）体循环静脉

可分为上腔静脉系、下腔静脉系、心静脉系。

1. 上腔静脉系 上腔静脉系由上腔静脉及其属支组成，收集头颈、上肢及胸部（心除外）的静脉血，注入右心房。

上腔静脉 为一条短而粗的静脉干，于右侧第 1 肋的后而，由左、右头臂静脉汇合而成，沿升主动脉右侧垂直下降，注入右心房

头臂静脉 是由同侧颈内静脉和锁骨下静脉，在胸锁关节后汇合而成，其汇合处形成的夹角称静脉角。

（1）头颈部的静脉

1）颈内静脉：是头、颈部的静脉主干，上端起自颅底颈静脉孔，收集颅内静脉血，沿颈内动脉和颈总动脉外侧下行，在胸锁关节的后方与锁骨下静脉汇合成头臂静脉。颈内静脉的属支分为颅内属支与颅外属支。主要观察颅外属支：

面静脉 起自眼内眦（内眦静脉）与面动脉伴行，在下颌角附近与下颌后静脉前支汇合，下行注入颈内静脉。

下颌后静脉 由颞浅静脉与上颌静脉汇合而成。注入颈内静脉。

2）颈外静脉：起自下颌角附近，沿胸锁乳突肌表面下降，注入锁骨下静脉。颈外静脉为一浅静脉干，一般在活体透过皮肤可见。

（2）上肢的静脉：有深、浅两种，浅静脉居皮下，深静脉与动脉伴行。

1）浅静脉：手背皮下的浅静脉形成手背静脉网，由此网汇集成头静脉和贵要静脉。头静脉 起白手背静脉网的桡侧，沿前臂桡侧和肱二头肌外侧沟上行，至三角肌和胸大肌之间注入腋静脉或锁骨下静脉。贵要静脉 起自手背静脉网的尺侧，沿前臂尺侧和肱二头肌内侧沟上行，注入肱静脉或腋静脉。肘正中静脉 位于肘窝内，是连接头静脉与贵要静脉的一条短干。

2）深静脉：与同名动脉伴行，请查看，在臂以下，一般有两条静脉与同名动脉伴行。

（3）胸部的静脉

1）奇静脉：在除去胸腔脏器的标本上观察，可见奇静脉在椎体右侧上行，至第 4 或 5 胸椎水平向前弯，绕过右肺根上方，注入上腔静脉。奇静脉收集右侧肋间后静脉、食管静脉、支气管静脉及半奇静脉的血液。

2）胸廓内静脉：与同名动脉伴行，注入头臂静脉。

2. 下腔静脉系 下腔静脉系由下腔静脉及其属支组成，收集下肢、盆部、腹部等处的静脉血，注入右心房。

下腔静脉 是一条粗大的静脉干，约在第 5 腰椎体右侧，由左、右髂总静脉汇合而成，沿腹主动脉右侧上升，经肝的腔静脉窝，穿膈的腔静脉孔入胸腔，注入右心房。

（1）下肢的静脉：可分浅静脉和深静脉两类。

1）浅静脉：下肢的浅静脉在皮下组织内构成静脉网，其中有两条较恒定的静脉，即大隐静脉、小隐静脉。

小隐静脉：在足外侧起自足背静脉弓。经外踝后方上升，沿小腿后面正中线行至腘窝，注入腘静脉。

大隐静脉：是全身最长的皮下静脉，于足内侧起自足背静脉弓，经内踝前方，沿小腿和

大腿内侧上行,至隐静脉裂孔注入股静脉。大隐静脉在注入股静脉之前还收纳腹壁浅静脉及股内、外侧浅静脉的静脉血。

2)深静脉:与同名动脉伴行,在小腿以下的动脉有两条同名静脉伴行,到腘窝处合成一条腘静脉,然后延续为股静脉。股静脉经腹股沟韧带深面延续为髂外静脉。

(2)盆部的静脉:盆壁和盆腔内脏的静脉汇集成髂内静脉;与由股静脉延续来的髂外静脉在骶髂关节处合成髂总静脉。

(3)腹部的静脉:可分为腹壁的静脉和腹腔内脏的静脉。

1)成对脏器的静脉:①肾静脉:与肾动脉伴行,成直角注入下腔静脉。②睾丸静脉:(略)。

2)不成对脏器的静脉:不成对脏器的静脉先汇集成肝门静脉入肝,经肝静脉再注入下腔静脉。

肝静脉:有2~3支,由腔静脉沟(窝)内穿出肝实质,汇入下腔静脉。

肝门静脉系:由肝门静脉及其属支组成。肝门静脉收集腹腔不成脏器(除肝外)的静脉血。肝门静脉是一短而粗的静脉干,多由肠系膜上静脉和脾静脉在胰头后方汇合而成。在十二指肠上部后方上行,进入肝十二指肠韧带内至肝门。在肝十二指肠韧带内查看肝门静脉、肝固有动脉和胆总管的位置关系。

**肝门静脉的属支有:**

①肠系膜上静脉沿同名动脉上行,收集同名动脉分布区的静脉血。

②脾静脉起自脾门,沿同名动脉右行,至胰头后方与肠系膜上静脉汇合成肝门静脉。

③肠系膜下静脉与同名动脉伴行,通常注入脾静脉,有时注入肠系膜上静脉。

④胃左静脉与胃左动脉伴行,注入肝门静脉。

⑤胃右静脉接受幽门前静脉的静脉血注入肝门静脉,此静脉是胃与十二指肠的分界标志之一。

⑥胆囊静脉注入肝门静脉的主干或右支。

⑦附脐静脉起自脐周静脉网,沿肝圆韧带上行至肝门,注入肝门静脉。

**肝门静脉的特点:**

1)门静脉是一条粗短的主干。

2)门静脉两端都是毛细血管。

3)门静脉无静脉瓣。

4)门静脉与上腔静脉、下腔静脉之间有广泛的吻合。

## 五、思考与反馈

1.活体辨识下列体表浅静脉:头静脉、贵要静脉、肘正中静脉、大隐静脉。

2.使用标本或模型简述肝门静脉的组成、行程、属支以及肝门静脉高压形成的三条侧支循环(请将实验结果记录于实验报告书写页)。

(肖文烨 赵玉芳)

## 实验报告书写页

# 实验十七 淋巴系统

## 一、理论要点

1. 淋巴系统的组成。
2. 脾的位置形态。

## 二、实验目的

1. 掌握 淋巴系的组成；胸导管的组成、走行位置、收纳范围和汇入；右淋巴导管的组成、收纳范围的汇入。腋淋巴结群和腹股沟浅、深淋巴结群的位置，收纳范围及其回流，掌握脾的位置。

2. 熟悉 淋巴系的主要功能及各淋巴干的名称、收纳范围。颈外侧浅、深淋巴结群的位置、收纳范围及回流。熟悉脾的形态。

3. 了解 头面部的淋巴回流；颈前淋巴结的名称和位置；胸壁的淋巴回流；盆部的淋巴回流。

## 三、实验教具

1. 示全身主要淋巴结标本。
2. 示胸导管和右淋巴导管标本。
3. 示部分肢体和脏器淋巴管的注射标本。
4. 淋巴系模型和脾标本（或模型）。

## 四、实验内容

### （一）概述

淋巴系统 { 淋巴管道 / 淋巴器官 / 淋巴组织

### （二）主要淋巴管道及淋巴器官

1. 胸导管和右淋巴导管

（1）胸导管：是全身最长最粗的淋巴导管，长 30～40cm。在示胸导管标本上轻轻提起食管的胸段，即可在胸主动脉和奇静脉之间见到胸导管，再向下，向上追寻观察其位置及行程。胸导管的下端膨大称为乳糜池，乳糜池通常位于第 1 腰椎体前面，由左腰干、右腰干和肠干合成。胸导管约在第 4、5 胸椎处，移向左侧，出胸廓上口至颈根部，呈弓状弯曲注入左静脉角。胸导管收集左侧上半身和整个下半身的淋巴。

（2）右淋巴导管：在标本或模型上观察，右淋巴导管为一短干，长约 1.5cm，它收集右上半身的淋巴，注入右静脉角。

2. 全身主要淋巴结

（1）下颌下淋巴结：位于下颌下腺附近，收纳面部等处的浅、深淋巴，此淋巴结的输出管注入颈外侧深淋巴结。

（2）颏下淋巴结：位于颏下部，引流舌尖、下唇中部和颏部的淋巴。

（3）颈淋巴结：可分为浅、深两组。

1）颈外侧浅淋巴结：位于颈部皮下，沿颈外静脉排列，收纳耳后、枕部及颈浅部的淋巴，其输出管注入颈外侧深淋巴结；

2）颈外侧深淋巴结：沿颈内静脉排列成一条纵行淋巴结链。它直接或间接地收集头、颈部淋巴，其输出管汇集成颈干。

（4）腋淋巴结：位于腋窝内的血管周围。主要收集上肢、胸壁和乳房等处的淋巴，其输出管注入锁骨下干。分为五群，

1）外侧淋巴结群：位于腋窝外侧壁。

2）胸肌淋巴结群：位于胸大肌下缘深部。

3）肩胛下淋巴结群：位于腋窝后皱襞深部。

4）中央淋巴结群：位于腋窝内侧壁近肋骨及前锯肌处。

5）腋尖淋巴结群：位于腋窝顶部。

（5）腹股沟淋巴结：可分浅、深两群，浅群位于腹股沟韧带下方及大隐静脉上段周围的阔筋膜浅面；深群位于阔筋膜的深面，股静脉根部的周围。收集下肢、会阴、外生殖器、臀部和脐以下的腹前壁淋巴，其输出管经髂外淋巴结、腰淋巴结，最后经腰干注入乳糜池。

（6）腹部淋巴结：大致观察即可。①腰淋巴结：位于腰椎体前面，沿腹主动脉及下腔静脉排列，其输出管汇合一对腰干，注入乳糜池。②腹腔淋巴结：位于腹腔干周围，其输出管入肠干。③肠系膜上、下淋巴结：分别沿肠系膜上、下动脉根部周围排列，其输出管均入肠干。

3. 脾

（1）脾的位置：打开腹前壁，可见脾位于左季肋区，在第 9～11 肋之间。

（2）脾的形态：利用游离标本观察，脾略成长扁椭圆形。脾可分为膈、脏两面，前、后两端和上、下两缘。脏面凹陷，近中央处为脾门。上缘较锐，有 2～3 个脾切迹。脾肿大时，可作为触摸的标志。

## 五、思考与反馈

1. 胸导管收集淋巴范围？

2. 活体辨识下列淋巴结：下颌下淋巴结、颏下淋巴结、腹股沟浅淋巴结。请将触诊经验和结果记录于实验报告书写页。

（肖文烨 赵玉芳）

**实验报告书写页**

# 实验十八　视　　器

## 一、理论要点

视器的组成及结构特点。

## 二、实验目的

1. 掌握　眼球壁各层的名称、位置、分部及主要形态结构。
2. 熟悉　房水、晶状体、玻璃体的位置和形态结构；眼底的形态结构；结膜的位置与分部。
3. 了解　眼睑、泪器、眼球外肌和眼血管的位置和形态。

## 三、实验教具

1. 猪眼、牛眼（已解剖的和未解剖的）。
2. 眼睑标本或模型（示上下眼睑，睫毛）。
3. 泪器标本或模型。
4. 眼肌标本或模型。
5. 眼的血管标本或模型。
6. 去眶上壁的颅骨。
7. 眼球模型（显示眼球壁及内容物）。

## 四、实验内容

### （一）视器
由眼球和眼副器共同组成。

1. 眼球　使用水平切或冠状切牛眼和模型，并对照活体观察以下结构。

（1）眼球壁：由外向内可分为 3 层。

**1）眼球纤维膜：**可分为角膜和巩膜两部分。

①角膜：为眼球纤维膜的前 1/6，无色透明，约呈圆形，向前突出。

②巩膜：占眼球纤维膜的后 5/6，呈乳白色。活体上看到的"白眼珠"就是巩膜的一部分。巩膜后而坚韧，后部有视神经穿出。

**2）眼球血管膜：**在眼球纤维膜内面，此膜由于含大量色素细胞，在标本上颜色较深。从前向后可分为虹膜、睫状体和脉络膜三部分。

①虹膜：为眼球血管膜的最前部，国人呈棕色，中央有一圆形的瞳孔。在活体上通过角膜可见。虹膜与角膜周缘形成的夹角，称虹膜角膜角。

②睫状体：是眼球血管膜环形增厚的部分，在虹膜的后方。

③脉络膜：占眼球血管膜的后方大部，贴于巩膜内面。

**3）视网膜：**为眼球壁最内层的薄膜，可分两层，易于剥脱下来的为神经层，紧密贴在中膜内面者为色素上皮层。在视网膜后部的视神经起始处，有一圆盘状的结构，称视神经盘。在视神经盘的外侧，有一带黄色的斑点，称黄斑。

（2）眼球内容物：包括房水、晶状体和玻璃体。主要观察：

1）晶状体：位于虹膜和玻璃体之间，呈双凸透镜状，解剖牛眼时可见。

2）玻璃体：充填于晶状体后面的眼球内，为无色透明的胶状物质。解剖牛眼时可见。

2. 眼副器　包括眼睑、结膜、泪器和眼球外肌等结构，在标本或活体上观察。

（1）眼睑：俗称眼皮，分上睑和下睑，两睑之间的裂隙称睑裂。睑裂内、外侧两端，分别称内眦和外眦。翻转上睑、下睑，透过结膜，可见致密坚硬，呈半月形的结构，称睑板。

（2）结膜：翻转眼睑观察，结膜为睑内面与眼球前部的薄而透明的黏膜，依其所处部位可分为睑结膜、球结膜和结膜穹窿3部。

（3）泪器：由泪腺和泪道组成。

1）泪腺：在标本上观察，泪腺位于眶前部上外方。

2）泪道：由泪点、泪小管、泪囊和鼻泪管组成。

泪点：在活体上观察，在上睑、下睑缘内侧端各有一个小突起，其顶端的小孔，称泪点。

泪小管：在标本上难以观察。

泪囊：在标本上观察，泪囊为膜性囊，位于泪囊窝内，其上部为盲端，下部移行为鼻泪管。

鼻泪管：在颅骨标本上观察骨性鼻泪管。

（4）眼球外肌：位于眶内，分别运动眼球和眼睑。在标本上观察运动眼球的4条直肌和2条斜肌。同学们在模型上观察上述6条肌的位置与走向。

（二）眼的血管

结合模型观察，眼动脉起自颈内动脉，与视神经伴行入眶，在眶部发分支营养眼外肌、泪腺及眼球。其中重要的分支有视网膜中央动脉。眼静脉收集眼球及眼副器静脉血，注入海绵窦。

## 五、思考与反馈

1. 光线要投射到视网膜上必须经过哪些折光装置？

2. 房水的产生及回收形成的循环是？

3. 滴入眼眶的眼药水是如何进入口腔内的？

4. 请在实验报告书写页绘制眼球水平切面简图。

（肖文烨　赵玉芳）

## 实验报告书写页

# 实验十九　前庭蜗器

## 一、理论要点

前庭蜗器的位置、形态和结构。

## 二、实验目的

1. 掌握　鼓膜的位置、形态与分部；咽鼓管位置与功能，小儿咽鼓管形态特点。内耳迷路的组成、分部及主要形态结构。

2. 熟悉　耳郭的外形。

3. 了解　外耳、中耳的组成，鼓室六壁构成及内容物。

## 三、实验教具

1. 示外耳与中耳标本（锯开）。

2. 内耳特制标本。

3. 听小骨标本。

4. 耳模型。

5. 颞骨与鼓室模型。

## 四、实验内容

### （一）前庭蜗器

由外耳、中耳和内耳组成。

1. 外耳　包括耳郭、外耳道和鼓膜 3 部分。

（1）耳郭：在人体上对照教材互相观察。

（2）外耳道：结合模型观察，外耳道是外耳门至鼓膜之间长约 2.5cm 的弯曲管道。

（3）鼓膜：在模型和湿标本上观察，可见鼓膜位置倾斜，与水平面成 45°角，鼓膜可分为上 1/4 的松弛部和下 3/4 的紧张部。松弛部活体呈红色。紧张部活体呈灰白色，其前下方有一三角形反光区，称光锥。鼓膜凸面对向鼓室，与锤骨柄紧密附着，凹面对向外耳道，凹面中心为鼓膜脐。

2. 中耳　包括鼓室、咽鼓管、乳突小房 3 部分。在模型及锯开的颞骨标本上对照观察或示教，注意它们的解剖位置。

（1）鼓室：是颞骨岩部内的一个形状不规则的含气腔隙。室壁覆有黏膜，此黏膜与咽鼓管及乳突小房内的黏膜相续。

1）鼓室的 6 个壁

主要示教内、外侧壁。

外侧壁：又称鼓膜壁，以鼓膜与外耳道相隔。

内侧壁：又称迷路壁，即内耳外侧壁，此壁凹凸不平，中部有圆形隆起，名岬。鼓岬的后上方有卵圆形孔，名前庭窗，被蹬骨底封闭。岬的后下方有圆形小孔，名蜗窗。在活体上有膜封闭，称为第二鼓膜。

2）鼓室内容物：主要为听小骨。三块听小骨分别是锤骨、砧骨和蹬骨，在游离标本上观察三骨的形态大小，在模型上观察三块听小骨的连结。

（2）咽鼓管：对照模型观察，咽鼓管为沟通中耳鼓室和鼻咽部的管道。

（3）乳突小房：为颞骨乳突内的许多含气小腔，在锯开的颞骨标本上观察，可见这些小腔互相交通，向前经乳突窦与鼓室相通。

3．内耳　内耳埋藏在颞骨岩部骨质内。由骨迷路和膜迷路构成。

（1）骨迷路：在模型和显示内耳的标本上观察，可见骨迷路是颞骨岩部骨质中曲折的隧道。按形态、部位可分骨半规管、前庭和耳蜗 3 部。

1）骨半规管：为三个半环形的小管，分别称前骨半规管、后骨半规管和外骨半规管。三个半规管互相垂直排列在三个平面上。三个骨半规管以五个脚与前庭相通。

2）前庭：为骨迷路中部较大的椭圆形结构，外侧壁有前庭窗和蜗窗。

3）耳蜗：形如蜗牛壳，由一骨性蜗螺旋管环绕蜗轴（耳蜗中心的骨轴）旋转两圈半构成，蜗壳的尖端称蜗顶，朝向前外方，基底部称蜗底，有蜗神经穿出。

（2）膜迷路：是套在骨迷路内的膜性管和囊，可分为椭圆囊、球囊、膜半规管和蜗管。观察位置、分部及连通关系。

## 五、思考与反馈

1．鼓室内压力与外界环境的压力有什么样的关系？

2．声音是如何通过空气传入内耳，被我们感知的？在实验报告页绘制声波传导模式图。

（肖文烨　赵玉芳）

## 实验报告书写页

## 实验二十　神经系统总论、脊髓

### 一、理论要点

1. 脊髓的位置和外形。
2. 脊髓的内部结构。

### 二、实验目的

1. 掌握　脊髓的位置、外形及脊髓节段与椎骨的对应关系；灰质主要核团的位置、功能；薄束、楔束、脊髓丘脑束、皮质脊髓束的位置、起止和功能。
2. 熟悉　脊髓的灰、白质的配布形式及各部名称；脊髓灰质细胞构筑分层概念。
3. 了解　脊髓小脑前、后束、红核脊髓束、前庭脊髓束、顶盖脊髓束、内侧纵束和脊髓固有束的位置和功能；脊髓的功能及脊髓损伤后的症状。

### 三、实验教具

1. 保留脊神经根，显示中枢神经系统组成的标本。
2. 保留椎管，显示脊髓在椎管内位置的标本。
3. 游离脊髓，硬脊膜作前正中矢状切开，保留脊神经前、后根的标本。
4. 脑连脊髓标本。
5. 脊髓横断面放大模型。
6. 脊髓和脊神经模型（示脊髓三层被膜）。
7. 脊髓与椎骨关系模型（示椎骨与脊髓、脊神经关系、马尾、终丝、脊髓被膜等）。
8. 腰椎柱解剖模型（示腰椎、骶骨与脊髓、脊神经关系、马尾、终丝。脊髓被膜等）。
9. 脊髓的白质固有束和髌腱反射示意图。
10. 脊髓的外形、被膜和断面。
11. 脊髓的灰质、节段和马尾。
12. 脊髓颈段横切面和细胞构筑分层。

### 四、实验内容

#### （一）脊髓的位置和外形

1. 取保留椎管、显示脊髓的标本，结合腰椎解剖模型可见脊髓位于椎管内，上端平枕骨大孔处于延髓相连，下端在成人平第 1 腰椎体下缘。

2. 取游离脊髓标本观察，脊髓有两个膨大，上方为颈膨大，下方为腰骶膨大。脊髓末端变细为脊髓圆锥，向下续为终丝。脊髓表面可见 6 条纵行的沟：前正中裂，后正中沟，一对前外侧沟，一对后外侧沟。脊髓自前外侧沟依次穿出 31 对脊神经前根，后外侧沟依次穿入 31 对脊神经后根。脊神经经相应的椎间孔离开椎管。腰、骶、尾部的脊神经前后根在椎管内下行到达相应的椎间孔在脊髓下方围绕终丝形成马尾。

3. 取保留脊神经根的游离脊髓标本可见：每条脊神经的后根上有一个脊神经节。脊髓可分为 31 个节段：8 个颈节（$C_{1\sim8}$）、12 个胸节（$T_{1\sim12}$）、5 个腰节（$L_{1\sim5}$）、5 个骶节（$S_{1\sim5}$）和 1 个尾节（Co）。

4. 成人脊髓与脊柱的长度并不相等，脊髓的节段与相应的椎骨也不完全对应。

### （二）脊髓的内部结构

取一段脊髓作水平切面，结合脊髓横断面放大模型观察：脊髓正中有中央管，中央管纵贯脊髓全长，管内含脑脊液，向上通第四脑室，向下在脊髓圆锥内扩大形成终室。围绕中央管的周围可见 H 形或蝶形的灰质，颜色较深（在新鲜标本上颜色灰暗）。每侧灰质可分为前部扩大的前角、后部狭细的后角和前、后角之间的中间带，在胸髓和上部腰髓还可见向外伸出的侧角（在纵切面上灰质纵贯成柱）。白质位于灰质的外面，颜色较浅（新鲜标本上颜色发亮）。白质可分为三个索，后外侧沟与后正中沟之间为后索。在灰质后角基部外侧与白质之间有灰、白质混合形成的网状结构。

1. 灰质　脊髓灰质是各种不同大小、形态和功能的神经元胞体、神经胶质和血管等的复合体，其中大多数神经细胞体往往集聚成群或成层，称神经核或板层。

（1）前角：也称前柱，主要由运动神经元组成，分为内、外两侧群：内侧群支配躯干肌，外侧群支配四肢肌。也可根据形态和功能分为支配骨骼肌运动的大型运动神经元和调节肌张力的小型运动神经元。

（2）后角：也成后柱，主要由中间神经元组成，接受后根传入纤维。由后角基部向后角尖依次可分为胸核、后角固有核、胶状质和缘层 4 群核团，其中胸核位于后角基部内侧。

（3）侧角：也称侧柱，由中、小型细胞组成，仅见于 $T_1\sim L_3$ 脊髓节段，是交感神经的低级中枢。

（4）板层：灰质的细胞构筑从后角尖到前角分为 10 个板层：Ⅰ层相当于后角缘层，Ⅱ层相当于胶状质，Ⅲ～Ⅳ层相当于后角固有核，Ⅴ～Ⅵ层位于后角基部，Ⅶ层相当于中间带，Ⅷ层位于前角基部，Ⅸ层相当于前角运动神经元，Ⅹ层在脊髓中央管理周围。

2. 白质　脊髓白质位于脊髓灰质的周围，主要由许多纵形排列的纤维束组成。这些纤维束可分为长的上行纤维束、下行纤维束和短的固有束。

（1）上行纤维（传导）束（又称感觉传导束）

1）薄束和楔束：这两个束是脊神经后根内侧部的粗纤维在同侧后索的直接延续。两者均由自脊神经节内的中枢突组成，第五胸节以下的纤维组成薄束，第四胸节以上的纤维组成楔束。它们在脊髓后索内上行，分别止于薄束核楔束核。其功能是传导来自同侧躯干和四肢的本体感觉及皮肤的精细触觉。

2）脊髓小脑后束：位于外侧索周边的后部，起自同侧的脊髓胸核，上行经延髓和小脑下脚入小脑，止于小脑皮质。向小脑传导来自躯干下部和下肢的非意识性感觉冲动。

3）脊髓小脑前束：位于脊髓小脑后束的前方，起自后角将基部及中间带，大部分交叉到对侧,小部分在同侧上行,经小脑上脚进入小脑皮质。功能同脊髓小脑后束。

4)脊髓丘脑束:起自脊髓灰质Ⅰ层和Ⅳ～Ⅶ层,经白质前连合交叉到对侧上一节段的外侧索和前索内上行,止于背侧丘脑。脊髓丘脑束分为脊髓丘脑侧束和脊髓丘脑前束。其功能是传导对侧躯干和四肢皮肤的痛、温觉及粗触觉。

(2)下行纤维(传导)束(又称运动传导束)

1)皮质脊髓束:是脊髓内最大的纤维束,起自大脑皮质运动中枢,下行至延髓椎体交叉,大部分纤维交叉至对侧形成皮质脊髓侧束,止于同侧脊髓前角运动细胞;少量未交叉纤维在同侧下行为皮质脊髓前束,大部分经白质前连合交叉终于对侧的前角细胞,部分纤维始终不交叉止于同侧前角;另有少量不交叉的纤维沿同侧侧束下行为前外侧束,大部分终于颈髓前角,小部分可达腰、骶髓前角。皮质脊髓束的功能是支配躯干与四肢骨骼肌运动,特别是肢体远端的灵巧运动。

2)红核脊髓束:位于皮质脊髓侧束的腹侧,起自中脑红核,至Ⅴ～Ⅶ板层,投射至上3个颈髓节段。其功能与兴奋屈肌的运动神经元有关。还有其他下行纤维束:如前庭脊髓束、内侧纵束和顶盖脊髓束等。

## 五、思考与反馈

1.脊髓为何会有颈膨大和腰骶膨大?

2.脊髓横断面受伤会损伤哪些传导束?可能有哪些异常表现?原因是什么?

(肖文烨 赵玉芳)

**实验报告书写页**

# 实验二十一 脑 干

## 一、理论要点

1. 脑干的组成。
2. 脑干的外形。
3. 脑干的内部结构。

## 二、实验目的

1. **掌握** 脑干的组成及其位置；脑干外形主要结构与内部结构的关系及其主要特点；第四脑室的位置、构成及交通，第四脑室脉络丛的组成和功能；各主要上行纤维束、下行纤维束（内侧丘系、脊髓丘脑束、外侧丘系、三叉丘系、椎体束）在脑干各部的位置。

2. **熟悉** 脑干3个典型横切面（平下橄榄核、面神经丘、上丘）灰白质的配布。

3. **了解** 脑干内部结构概况；非脑神经核的名称、位置；脑干网状结构的概念及位置。各主要上、下行纤维束（内侧丘系、脊髓丘脑束、外侧丘系、三叉丘系、椎体束）的走行情况。

## 三、实验教具

1. 正中矢状面、横断面、冠状断面脑标本。
2. 完整脑标本。
3. 脑干模型。
4. 显示脑干内部结构的模型。
5. 保留脑神经根的脑干标本。

## 四、实验内容

脑干由中脑、脑桥和延髓组成。

1. 脑干的外形

（1）脑干的腹侧面：取保留脑神经根的脑干标本观察，课件延髓位于脑干的最下部，上不略膨大，借延髓脑桥沟与脑桥分隔，下部较细，通过枕骨大孔与脊髓相连续，延髓腹侧面正中线上有前正中裂，裂的两侧有前外侧沟，均与脊髓同名裂沟续连。在延髓腹侧面上不，前正中裂两侧与前外侧沟之间有椎体。在椎体下端可见到左、右侧的纤维在正中裂深部相互交叉称椎体交叉。在前外侧沟的后外侧有橄榄，橄榄深面有下橄榄核。在椎体与橄榄间可见有舌下神经的根丝由前外侧沟出脑。在橄榄后外侧由上而下依次是舌咽、迷走和副神经的根丝,观察三者根丝往往难以区分。

脑桥腹侧面的中线处有一纵行的基底沟,沟内有基底动脉通过。基底沟两侧明显膨胀,为脑桥基底部,其向背侧移行为小脑中脚,在移行处有三叉神经根附着。脑桥与延髓交界处的延髓脑桥沟内侧向外侧依次可见展神经、面神经、前庭蜗神经 3 对脑神经根出入脑,前庭蜗神经连脑处恰位于脑桥与小脑交角处,临床上常称此处为脑桥小脑三角。

中脑腹侧面上接间脑视束,下界为脑桥上缘,腹侧面有一对大脑脚,由大量大脑皮质发出的下行纤维构成,大脑脚间的凹陷称脚间窝,其内有动眼神经根出脑。

(2)脑干的背侧面:观察脑干标本的背侧面时可见在脑干背侧面中份有菱形窝,由延髓上半部和脑桥的背侧共同构成。

菱形窝下部的延髓背侧面与脊髓的外形相似,正中线上的纵行浅沟即后正中沟,后正中沟上端两侧,恰在菱形窝下角以下,有椭圆形隆起的薄束结节,薄束结节外上方有楔束结节,它们的深面分别为薄束核与楔束核。楔束结节外上方为粗大的小脑下脚向背侧行向小脑,它构成菱形窝下外侧界的主要部分,由进入小脑的纤维组成。

脊髓中央管向上延伸,在延髓、脑桥和小脑之间扩大成为第四脑室,菱形窝为第四脑室的底,窝的下外侧界小脑下脚,楔束结节和薄束结节,窝的两上外侧界小脑上脚,主要由联系小脑和中脑的纤维束构成,两侧小脑上脚之间的薄白质板称前髓帆,它构成第四脑室顶的前部。菱形窝在正中线上有一正中沟,沟外侧有内侧隆起,其外侧有与正中沟大致平行的界沟。其上端有一颜色发蓝黑的区域称蓝斑,界沟外侧直到菱形窝外侧角的三角区称前庭区,其深面为前庭神经核群。前庭区外侧角处有一隆起,称听结节,内含蜗背侧核。自菱形窝两侧角可见数条横行或斜行走向内侧抵达正中沟的髓纹,是延髓和脑桥在背侧面的分界线;内侧隆起在髓纹下方,紧靠正中线处有尖端向下的舌下神经三角,内含舌下神经核;此三角后外侧的小三角区域为迷走神经三角,内有迷走神经背核。内侧隆起的髓纹上方的小隆起称面神经丘,其深面有展神经核和面神经膝。

菱形窝上角上方,中脑背侧面有上下两对圆形隆起,分别为上丘和下丘。前者是皮质下视觉反射中枢,后者是皮质下听觉反射中枢。连接上丘与外侧膝状体的长条状隆起称上丘臂,连接下丘与内侧膝状体的长条状隆起称下丘臂。下丘下方前髓帆可见滑车神经根出脑。

(3)第四脑室:取脑正中矢状面观察。可见第四脑室位居脑桥、延髓和小脑之间,底朝前下由菱形窝构成。第四脑室顶形似帐篷,尖顶向后上指向小脑,其前上部主要由前髓帆构成,后下部主要是第四脑室脉络组织构成,在此部有第四脑室正中孔通至蛛网膜下隙(在标本上往往难以看到)。第四脑室上角通连中脑水管,下角通脊髓中央管,外侧角向外侧延伸越小脑下角上部转向腹侧形成外侧隐窝,隐窝尖端的开口称为第四脑室外侧孔,亦通蛛网膜下腔。

2. 脑干内部结构

脑干与脊髓一样,也是由灰质和白质构成,但其结构远为复杂。

脑干的灰质不是连续的纵柱,而是分离成团块或短柱,称为神经核。脑干的白质主要由纵行的纤维束构成。此外,在脑干内还有网状结构。

(1)脑干的神经核分为两种:一种是与第 3～12 对脑神经相连的脑神经核;另一种是非脑神经核。脑神经核分为运动核和感觉核。运动核又分为躯体运动核和内脏运动核,分别相当于脊髓灰质的前柱和侧柱。感觉核相当于脊髓灰质的后柱,又分为内脏感觉核和躯体感觉核。这四类核都位于脑干的背侧部内,其中躯体运动核在最内侧,向外依此为内脏运动核、内脏感觉核和躯体感觉核,大致相当脊髓两半灰质各以前柱为轴外转90°。

1)躯体运动核:其轴突组成脑神经中的躯体运动纤维,支配头颈部的骨骼肌,管理随意运动。其重要者,在中脑内有动眼神经核。脑桥内有三叉神经运动核和面神经核。延髓内有疑核和舌下神经核。

2)内脏运动核:脑干的内脏运动皆属副交感核,其轴突组成脑神经中内脏运动副交感纤维,支配平滑肌、心肌和腺体的活动。其重要者,在中脑内有动眼神经副核,延髓内有迷走神经背核。

3)内脏感觉核:为孤束核,在延髓内,接受脑神经中的内脏感觉纤维。孤束核的头端接受味觉。

4)躯体感觉核:接受脑神经中的躯体感觉纤维。其重要者有三叉神经脑桥核和三叉神经脊束核。前者在脑桥内,后者由脑桥延入延髓内。

由脑神经感觉核发出纤维向上将冲动传至高级中枢,还可与两类运动核联系,形成脑干的反射弧。

(2)脑干的纤维束主要如下:

锥体束:是自大脑皮质发出支配骨骼肌随意运动的传导束。包括两部分纤维:一部分纤维在脑干下行中陆续直接或间接止于脑神经运动核;另一部分纤维通过脑干下降到脊髓,直接或间接止于脊髓前角细胞。锥体束在延髓上部形成锥体。在锥体下端,其大部分纤维互相交叉(锥体交叉)到脊髓外侧索,小部分纤维不交叉延入脊髓前索内。

内侧丘系:由薄束核和楔束核发出的纤维在中央管前方左右互相交叉,称为内侧丘系交叉。交叉后的纤维折向上行,组成内侧丘系,先走在正中线两旁,继而偏向外侧贯穿脑干到背侧丘脑。

脊髓丘脑束:也称脊髓丘系,包括脊髓丘脑前、侧两束。由脊髓向上,至延髓两束合并走在内侧丘系背外侧,经过脑干各部,上行到背侧丘脑。

三叉丘系:发自对侧的三叉神经脑桥核和脊束核,在脊髓丘脑束内侧并行大背侧丘脑。

(3)脑干的网状结构:脑干内部除上述各种神经核和纤维束外,在脑干中央区域,还有较分散的神经纤维纵横穿行交织成网。网眼内散在有神经细胞。这个区域称为网状结构。脑干的网状结构向上延伸到背侧丘脑,向下延伸到脊髓上部的外侧索中。网状结构具有广泛的联系和重要的功能。

## 五、思考与反馈

1. 试述小脑的位置、组成和外形。
2. 试述间脑的位置、组成和外形。
3. 小脑、间脑的功能有哪些?

(肖文烨 赵玉芳)

**实验报告书写页**

# 实验二十二 小脑、间脑

## 一、理论要点

1. 小脑的位置外形及内部结构。
2. 间脑的位置分部。

## 二、实验目的

1. 掌握　间脑的位置和分部；背侧丘脑位置和主要核团；第三脑室的位置连通。
2. 熟悉　小脑的位置及分部，小脑扁桃体的位置及与临床的意义。
3. 了解　小脑的分叶、功能；下丘脑的位置和主要核团。

## 三、实验教具

1. 完整的小脑标本及模型。
2. 小脑的横切面标本及模型（展示内部核团）。
3. 带间脑的脑干模型。
4. 间脑内部结构模型。

## 四、实验内容

### 小脑

（一）小脑的位置和外形

离体的标本上观察，上面较平坦，下面凸隆，但下面中间部凹陷，容纳延髓。

1. 位置：位于颅后窝，脑桥与延髓背侧，借 3 对小脑脚与脑干相连

2. 形态 { 小脑蚓：小脑中部比较狭窄的部分<br>小脑半球：两侧的膨大部<br>小脑脚：上、中、下 3 对 }

小脑扁桃体：靠近枕骨大孔，当颅内压增高时，可引起小脑扁桃体疝或枕骨大孔疝。

（二）小脑的内部结构

取小脑水平切面标本观察，小脑的表层为灰质，称为小脑皮质，内部为白质，称为小脑髓质。白质内埋有几对灰质块称为中央核。其中最大者为齿状核。

## （三）小脑的分叶和机能分区

1. 形态学分叶
- 前叶：小脑上面原裂以前
- 后叶：小脑原裂与外侧裂之间
- 绒球小结叶：小脑下面借后外侧裂与后叶分界

2. 机能分区

前庭小脑（绒球小结叶）——原小脑

脊髓小脑（小脑蚓和小脑半球中间部及相关的顶核与中间核）——旧小脑

大脑小脑（小脑半球外侧部及相关的齿状核）——新小脑

## （四）小脑的纤维联系与功能

1. 前庭小脑 前庭神经节和前庭神经核的纤维→小脑下脚→前庭小脑→前庭神经核→前庭脊髓束、内侧纵束→躯干肌及眼外肌运动神经元

功能：维持身体平衡，协调眼球运动

2. 脊髓小脑 脊髓小脑前、后束→小脑上脚、下脚→脊髓小脑

①小脑蚓→顶核→前庭神经核、网状结构→前庭脊髓束、网状脊髓束→脊髓前角→对侧红核；红核脊髓束→前角

②中间部皮质→中间核→小脑上脚→对侧丘脑→大脑皮质→皮质脊髓侧束→脊髓前角

功能：参与调节肌张力，维持姿势

3. 大脑小脑 大脑皮质→脑桥核→小脑中脚→大脑小脑→齿状核→小脑上脚→丘脑、红核→大脑皮质→皮质脊髓侧束→脊髓前角

功能：控制上肢、下肢精确运动的计划和协调

## （五）小脑的功能

维持身体的平衡；调节肌张力；协调随意运动。

原小脑综合征：平衡失调，眼球震颤。

新小脑综合征：共济失调，肌张力低下，意向性震颤等。

## 间脑

取间脑、脑干的标本、模型观察，位于中脑的前上方，除腹面一部分露于表面之外，其他部分全被大脑半球掩盖。间脑的外侧壁与半球愈合。间球中间有一矢状的裂隙，叫第三脑室。它向下通中脑水管，在上方的两侧经室间孔通大脑半球内的侧脑室。间脑主要分为背侧丘脑、后丘脑和下丘脑三部，每部内含许多核团。

## （一）背侧丘脑

通过模型观察，是一对卵圆形的灰质团块。内侧面作成第三脑室侧壁一部分；外侧紧贴大脑半球的内囊；前下方邻接下丘脑，两者间借第三脑室侧壁上的下丘脑沟为界。

1. 分部：以"Y"字形内髓板分为前、内、外侧核群

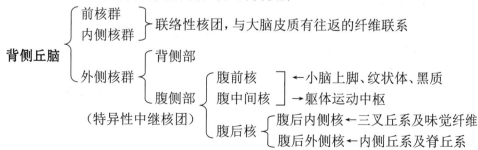

2. 功能：皮质下感觉中枢，可能感知粗略痛觉。

## （二）后丘脑

在模型上，包括两对小隆起，在每侧背侧丘脑后端的外下方。分别叫内侧膝状体和外侧膝状体。内侧膝状体接受听觉纤维，外侧膝状体接受视束纤维。因此，内、外侧膝状体分别是听觉、视觉的传导中继站内、外侧膝状体发出纤维分别放射到大脑颞、枕叶皮质。

## （三）下丘脑

从脑底面看，下丘脑在视交叉、视束与大脑脚之间。视交叉后方，有单一的细蒂，称为漏斗，其下端连垂体。后者是重要的内分泌腺。

1. 内部结构

视上核 ——（加压素）视上垂体束——→ 神经垂体

室旁核 ——（催产素）室上垂体束——→ 神经垂体

漏斗核 ——（促激素释放激素等）垂体门脉系统——→ 腺垂体

乳头体核：发出乳头丘脑束、乳头被盖束等，与背丘脑、端脑、脑干、脊髓之间有广泛的联系

2. 功能：

（1）神经内分泌中心，完成神经—体液调节。

（2）皮质下植物性中枢，调节体温、摄食、生殖、水盐代谢及内分泌活动。

（3）与边缘系统联系密切，参与情绪行为反应。

（4）视交叉上核可能是人类昼夜节律（生物钟）的起搏点。

## （四）第三脑室

1. 位置　两侧背侧丘脑、下丘脑之间的矢状窄隙。

2. 境界
- 顶：第三脑室脉络组织
- 底：视交叉、灰结节、漏斗和乳头体
- 前界：终板
- 后界，松果体和后连合
- 侧壁：背侧丘脑和下丘脑

3. 连通
- 两侧：经室间孔→侧脑室
- 后方：经中脑水管→第四脑室

# 五、思考与反馈

1. 试述小脑的位置、组成和外形，并在实验报告页绘制小脑的外形。

2. 试述间脑的位置、组成和外形。

3. 试述小脑、间脑的功能。

（肖文烨　赵玉芳）

**实验报告书写页**

# 实验二十三 端 脑

## 一、理论要点

1. 端脑的整体形态结构。
2. 端脑的内部结构。

## 二、实验目的

1. 掌握 大脑半球的主要沟裂、脑回等结构和分叶情况,侧脑室的位置、分部。基底核的位置、分部和内囊的位置及构成纤维。
2. 熟悉 大脑半球表面的运动、感觉、语言、视觉及听觉中枢等的位置。
3. 了解 胼胝体的位置、功能。

## 三、实验教具

1. 保留蛛网膜及软脑膜的完整的脑标本。
2. 脑的标本和脑六部分组成模型。
3. 大脑半球的各个切面的断面标本或模型。
4. 可拆分基底核模型。
5. 展示端脑血管模型或挂图。

## 四、实验内容

### (一)端脑的整体形态结构

大脑由左右大脑半球构成。人的大脑半球高度发展,它笼盖了间脑、中脑和小脑的上面。左右半球间的大脑纵裂,裂底有连接两半球的横行纤维,称为胼胝体。在大脑半球的模型或标本上观察。大脑半球表面凸凹不平,布满深浅不同的沟。沟与沟之间的隆起称为大脑回。每个半球可分上外侧面、内侧面和下面。

1. 大脑半球的分叶 每个半球以三条主要的沟为界分为五叶。

(1)三条沟:分别是中央沟、外侧沟和顶枕沟。

1)中央沟:起自半球上缘中点稍后方,向前下斜行于半球上外侧面。

2)外侧沟:起自半球的下面,转到上外侧面行向后上方。

3)顶枕沟:位于半球内侧面的后部,由前下走向后上,并略转至半球上外侧面。

(2)五个分叶:分别是额叶、顶叶、枕叶、颞叶和岛叶。

1）额叶：在外侧沟以上和中央沟以前。

2）顶叶：在中央沟与顶枕沟之间。

3）枕叶：在顶枕沟以后的部分。

4）颞叶：在外侧沟以下的部分。

5）岛叶：在外侧沟的深处。

2．半球上外侧面的沟和回　额叶的上外侧面上有中央沟平行的中央前沟，二者之间的回为中央前回。自中央前沟向前走出上、下两条略与半球上缘平行的沟。下沟以下，称为额下回。

在顶叶上有与中央沟平行的中央后沟，二者之间的回为中央后回。

在颞叶，于外侧沟的下壁上有两个短而横行的回，称为颞横回。

3．半球内侧面的沟和回　上述的额、顶、颞、枕四叶均可在半球内侧面见到。中央前、后回自半球上外侧面延续到半球内侧面的部分，称为中央旁小叶。从胼胝体的后方，有一沟呈凸向上的弓形走向枕叶的后端，为距状沟。此沟中部与顶枕沟相遇。在颞叶紧紧围靠于中脑外侧面前后走行的回，称为海马旁回。海马旁回的前端弯成钩形，称为钩。

**（二）端脑的内部结构**

取大脑半球的内部结构标本及大脑半球的横切面、矢状切面和冠状切面标本进行观察，每个半球表面被覆一层灰质，称为大脑皮质。皮质的深方，为白质，又称大脑髓质。髓质内埋有左右对称的空腔和灰质团块。前者为侧脑室，后者为基底核。

1．大脑皮质

（1）大脑皮质的结构和分区：大脑皮质由无数大小不等的神经细胞和神经胶质细胞以及神经纤维所构成。人大脑皮质的表面积约为 $2\,200cm^2$，1/3 露在表面，2/3 在沟的底和壁上。

（2）大脑皮质的功能定位：通过实验和临床观察，在人的大脑皮质已确定许多功能区，又称中枢。重要者如下：

1）躯体运动中枢：使随意运动的最高中枢。在中央前回和中央旁小叶前部。

2）躯体感觉中枢：位于中央后回及中央旁小叶的后部（1、2、3 区）。

3）视觉中枢：在枕叶内侧面的距状沟上下（17 区）。

4）听觉中枢：在外侧沟下壁上的颞横回（41、42 区）。每侧听觉中枢都接受来自两耳的听觉冲动，因此，一侧听觉中枢受损，不致引起全聋。

5）运动性语言中枢：在额下回后 1/3 处（44 区），称布洛卡（Broca）回。如此中枢受损，与说话有关的肌虽未瘫痪，但丧失说话能力。临床上称为运动性失语症。语言中枢只在人脑皮质中独有，多在左侧半球上形成。

2．基底核　是埋藏在大脑白质中的灰质核团，因其位置接近脑的底面，故得此名。其中最：主要者是尾状核和豆状核，两者共称纹状体。

（1）尾状核　呈弯弓状，分头、体、尾三部。头部在背侧丘脑的前外侧，体在背侧丘脑的背外侧，尾向前下伸入颞叶。

（2）豆状核：在背侧丘脑的外侧，完全包藏在白质之内。它又被白质分为内、外侧两部分。内侧部色泽较浅，称为苍白球，是纹状体中最古老的部分，称为旧纹状体。外侧部色泽较深，称为壳。豆状核壳和尾状核，在进化上较新，合称新纹状体。

（3）大脑白质：由大量的神经纤维组成。这些纤维可分为三类：

1）联络纤维：为同侧半球皮质各部之间相互联系的纤维。

2）连合纤维：为连接左、右大脑半球皮质的横行纤维，其最主要者为胼胝体。

3）投射纤维：是大脑皮质与皮质以下部位之间的上行纤维、下行纤维，其主要通路为内囊。

3. 内囊　是由上、下行纤维密集而成的白质区，位于尾状核、背侧丘脑与豆状核之间。纤维向上呈放射状联系各叶皮质，向下会聚于大脑脚。在大脑两半球的水平切面上，呈"＞＜"形。可分为内囊前脚、内囊后脚和内囊膝三部。内囊前脚位于尾状核和豆状核之间；内囊后脚在豆状核与背侧丘脑之间；前后脚相交处，为内囊膝。内囊膝内通过有皮质脑干（核）束；后脚内从前向后主要有皮质脊髓束、丘脑顶叶束（丘脑皮质束）、视辐射和听辐射等。

## 五、思考与反馈

1. 试述端脑表面的主要沟、回及功能区。

2. 高血压病人一侧内囊出血后，可出现哪些临床症状？为什么？

（肖文烨　赵玉芳）

## 实验报告书写页

# 实验二十四 脊 神 经

## 一、理论要点

1. 脊神经的概述。
2. 脊神经的分布、组成。

## 二、实验目的

1. 掌握　脊神经的组成；颈丛、臂丛、胸神经前支、腰丛、骶丛的组成及位置，胸神经前支皮支的节段性分部及临床意义。

2. 了解　脊神经各个神经丛的主要分支的分布、支配范围。正中神经、尺神经、桡神经、肌皮神经和腋神经易受损伤部位及损伤后的主要表现。

## 三、实验教具

1. 脊神经的组成挂图。
2. 分别展示颈丛、臂丛、胸神经前支、腰丛、骶丛及主要分支的标本及模型。

## 四、实验内容

### （一）概述

1. 数目　脊神经共 31 对，其中颈神经 8 对，胸神经 12 对，腰神经 5 对，骶神经 5 对，尾神经 1 对。

2. 成分　为混合神经，含有感觉和运动纤维。

3. 组成　由前根和后根组成。前根为运动，后根为感觉。

4. 分支　脊神经出椎间孔后分为前支和后支。后支细小，节段性分布于项、背、腰、骶部肌和皮肤。前支多组成神经丛，计有颈丛、臂丛、腰丛、骶丛。

在显示脊神经根的模型、标本上观察脊神经前、后根及与脊髓的连接部位。

### （二）神经分布

1. 颈丛　由第 1～4 颈神经前支组成。位于胸锁乳突肌深面。主要分支有：

（1）浅支：为数条细小分支，自胸锁乳突肌后缘中点穿出，呈放射状分布于颈侧部、头后外侧、耳郭及肩部皮肤，分别为：①枕小神经，②耳大神经，③颈横神经，④锁骨上神经。

（2）膈神经：为混合性神经，自颈丛发出后，经锁骨下动、静脉之间入胸腔，沿心包外侧下降入膈。运动纤维支配膈肌，感觉纤维布于胸膜、心包、膈下腹膜等。

2. **臂丛**　由第 5～8 颈神经前支、第 1 胸神经部分前支组成。穿斜角肌间隙，经锁骨后方入腋窝。分为外侧束、内侧束和后束。主要分支有：

(1) 肌皮神经

由臂丛外侧束发出，沿肱二头肌深面下行，肌支支配前臂前群肌，皮支布于前臂前外侧半皮肤。

(2) 正中神经

由来自于外侧束和内侧束的两个根合成，伴肱动脉下行至肘窝，在前臂前群肌深浅两层之间下降，经腕管入手掌。肌支主要支配前臂大部屈肌，皮支主要布于手掌桡侧三个半指及相应手掌皮肤。损伤后表现为"猿手"。

(3) 尺神经

由臂丛内侧束发出，初伴肱动脉下降，继而绕过尺神经沟至前臂伴尺动脉入手掌。肌支主要支配前臂尺侧一个半屈肌（尺侧腕屈肌和指深肌尺侧半，简称一尺半深）和大多数手肌。皮支主要分布手掌尺侧一个半指、手背尺侧二个半指及相应手掌、手背皮肤。肱骨髁上骨折最易损伤尺神经，表现为"爪形手"。

(4) 桡神经

由臂丛后束发出，沿桡神经沟下行至前臂及手背。肌支主要支配臂和前臂后群肌及前群的肱桡肌。皮支主要布于手背桡侧两个半指及相应手背皮肤。损伤后表现为"垂腕"。

(5) 腋神经

由臂丛后束发出，绕肱骨外科颈行向后外，肌支支配三角肌，皮支分布于肩部皮肤。损伤后表现为"方肩"。

3. **胸部神经**　除第 1 和第 12 胸神经部分前支参与臂丛、腰丛外，其余均呈节段性分布于胸、腹部肌肉和皮肤。胸神经皮支分布对应关系为：

第 2 对——胸骨角平面

第 4 对——乳头平面

第 6 对——剑突平面

第 8 对——肋弓平面

第 10 对——脐平面

4. **腰丛**　由第 12 对胸神经部分前支、第 1～3 腰神经全部前支和第 4 腰神经部分前支组成。位于腰椎两侧，腰大肌深面。主要分支有：

(1) 髂腹下神经和髂腹股沟神经

(2) 股神经

经腹股沟韧带深面，股动脉外侧进入股三角，肌支支配股肌前群，皮支支配股前部皮肤。股神经皮支有一长支，伴大隐静脉下降至足内缘，称隐神经。股神经损伤，股肌前群瘫痪，膝跳反射消失。

(3) 闭孔神经

穿闭孔，伴闭孔动脉走行，支配股内侧肌，闭孔神经损伤，患腿不能伸到健腿上。

5. **骶丛**　由腰骶干、骶神经、尾神经前支组成。位于盆腔侧壁，梨状肌前方。主要分支有：

(1) 臀上神经和臀下神经

(2) 阴部神经

（3）坐骨神经

坐骨神经是全身最大的神经。于梨状肌下缘出骨盆，行于臀大肌深面，经坐骨结节与大转子连线的中点，下行至腘窝，分为胫神经和腓总神经。坐骨神经本干布于髋关节和股肌后群。

1）胫神经：沿腘窝中线，经小腿后群肌深浅两层间下降，于内踝后方至足底分为足底内侧神经和足底外侧神经。

胫神经肌支支配小腿后群肌、足底肌。皮支布于膝关节、小腿后面皮肤、足底皮肤。胫神经损伤后表现为足"钩状外翻"。

2）腓总神经：沿腘窝上外侧缘向外，绕腓骨胫，分为腓浅、腓深神经。腓浅神经肌支支配小腿外侧群肌，腓深神经肌支支配小腿前群肌。腓总神经损伤后表现为足下垂伴内翻（即"马蹄内翻"）。

在标本上结合模式图，观察脊神经的分支，观察脊神经的四个神经丛，尤其是重点观察四个神经丛所发出的几条重要分支（枕小神经、耳大神经、正中神经、尺神经、桡神经、腋神经、肌皮神经、肋间神经、髂腹下神经、髂腹股沟神经、臀上神经、臀下神经、坐骨神经等）在尸体上的行程、分布范围及支配结构。

## 五、思考与反馈

1. 脊神经形成的四大神经丛的具体分布如何？
2. 脊神经在躯干前面的分布情况如何？

**（肖文烨　赵玉芳）**

**实验报告书写页**

# 实验二十五 脑 神 经

## 一、理论要点

12对脑神经的性质、组成、分布及功能等。

## 二、实验目的

1. 掌握 12对脑神经的名称、顺序、与脑的连接部位和进出颅的部位。
2. 熟悉 单纯性运动性、感觉性脑神经的行程、分支和分布情况。
3. 了解 混合性脑神经的行程、分支和分布情况。

## 三、实验教具

1. 颅骨标本,显示颅底的孔、裂。
2. 带12对脑神经的脑部和脑干标本、显示与脑连接部位。
3. 面部浅层解剖标本。
4. 眶内神经标本。
5. 头部正中矢状切标本(示上鼻甲和鼻中隔上部黏膜内的嗅神经)。
6. 迷走神经走行标本。

## 四、实验内容

### (一)课前准备

复习脑神经有关颅骨的解剖内容。

### (二)脑神经

1. 嗅神经 传导嗅觉冲动,由上鼻甲及鼻中隔上部黏膜内嗅细胞的中枢突聚集成15～20条嗅丝,穿过筛板入颅前窝,连于大脑腹侧的嗅球。

在头部正中矢状切面标本上观察员于上鼻甲和鼻中隔上部的黏膜内组成嗅神经的嗅丝。在骨性颅底的颅前窝观察嗅丝通过的部位 -- 筛孔。在端脑腹侧面标本上观察嗅球、嗅丝和嗅三角。

2. 视神经 传导视觉冲动,结合眶内结构标本和脑部标本观察视神经,起于眼球视网膜,由眶内(长2.5～3.0cm)经视神经管入颅中窝(颅内段长1.0～1.2cm),续于视交叉,再经视束连与间脑。

3. 动眼神经 为运动神经,自中脑腹侧离脑,穿硬脑膜入海绵窦外侧壁继续前行,经眶上裂入眶动眼神经含一般体躯和一般内脏运动纤维。前者支配大部分眼外肌，后者即动眼神经的副交感节前纤维，至眶内睫状神经节，节细胞发起之节后纤维至眼球，支配瞳孔括约肌和睫状肌。

4. 滑车神经 为躯体运动神经于中脑背侧前髓帆处出脑，绕大脑脚向前穿入海绵窦外侧壁，在动眼神经下方继续前行，经动眼神经外上方穿眶上裂入眶，支配上斜肌。滑车神经和动眼神经亦含本体感觉纤维。

5. 三叉神经 为脑神经之最大者，是头面部主要的感觉神经，也是咀嚼肌的运动神经。躯体感觉纤维大部分起源于三叉神经节。三叉神经节位于颞骨岩部尖端的三叉神经压迹处，由节的前外缘分出3大支：

(1)眼神经：是感觉神经，最小哦，向前穿入海绵窦外侧壁，居滑车神经下方，继经眶上裂入眶。

(2)上颌神经：较大，亦为感觉神经，向前穿入海绵窦外侧壁下部，继水平向前，经圆孔出颅腔进入翼腭窝，再由眶下裂入眶，续为眶下神经。

(3)下颌神经：最大，为混合神经，经卵圆孔至颞下窝。结合标本，注意观察展神经、动眼神经、滑车神经、眼神经和上颌神经穿出海绵窦内和外侧壁的关系。

6. 展神经 躯体运动神经，于脑桥延髓之间正中线两旁离脑，在鞍背外侧方穿硬脑膜进入海绵窦内，在颈内动脉外侧行向前出海绵窦，继而经眶上裂内端入眶，至外直肌。

7. 面神经 混合神经，于延髓脑桥沟的外侧部附于脑，经内耳门入内耳道，穿过颞骨岩部骨质内弯曲的面神经管，最后出茎乳孔离颅。面神经含：①特殊内脏传出纤维主要支配表情肌；②一般内脏传出纤维；③特殊内脏传入纤维；④一般内脏传入纤维；⑤一般躯体感觉纤维。

8. 前庭蜗神经 由传导位置平衡感觉冲动的前庭神经和传导听觉冲动的蜗神经组成。前庭神经节位于内耳道底。蜗神经节位于内耳蜗轴螺旋管内。两神经从内耳道底起始，经延髓脑桥外侧端，面神经的外侧入脑。

9. 舌咽神经 混合神经，由连于延髓外侧面的许多根丝集合成神经，经颈静脉孔出颅腔。神经含：①特殊内脏传出纤维支配咽肌和喉肌；②一般内脏传出纤维分布于腮腺；③特殊内脏传入纤维(味觉)；④一般内脏传入纤维；⑤一般躯体感觉纤维分布于耳甲和外耳道部分皮肤。注意观察舌咽神经出颈静脉孔后的分支。

10. 迷走神经 混合神经，在舌咽神经的下方由许多附于延髓的根丝集合成干。经颈静脉孔颅腔。神经含：①特殊内脏传出纤维支配咽缩肌和颈突咽肌；②一般内脏传出纤维分布于腮腺；③特殊内脏传入纤维(味觉)；④一般内脏传入纤维；⑤一般躯体感觉纤维分布于耳甲和外耳道部分皮肤。注意观察迷走神经出颈静脉孔后的分支和左、右迷走神经在下行过程中行程的差异。

11. 副神经 特殊内脏运动神经，由延髓根和脊髓根构成。注意观察副神经出颈静脉孔后的分支。

12. 舌下神经 躯体运动神经，由延髓外侧沟离脑，经舌下神经管出颅腔。舌下神经支配舌肌。注意观察舌下神经出舌下神经管后的分支。

## 五、思考与反馈

1. 人体 12 对脑神经分别是从人脑的哪些部位发出的？
2. 在 12 对脑神经中，混合性的脑神经是哪几对？

（肖文烨 赵玉芳）

## 实验报告书写页

# 实验二十六 内脏神经

## 一、理论要点

1. 内脏运动神经的组成和分布。
2. 内脏感觉神经的特点。

## 二、实验目的

1. 掌握　内脏运动神经的分类、与躯体运动神经在形态结构和功能上的差别。交感神经和副交感神经的组成及其在形态和功能上的主要区别。
2. 熟悉　内脏感觉神经和躯体感觉神经在功能上的差别。
3. 了解　内脏牵涉痛的概念及发生机制。

## 三、实验教具

1. 交感神经标本和模型。
2. 副交感神经标本和模型。
3. 脑干和脊髓切片标本和模型。

## 四、实验内容

### (一) 内脏运动神经

内脏运动神经又称自主神经，亦称植物性神经。包括交感神经和副交感神经。

1. **交感神经**　观察交感神经标本和模型，辨识交感神经各部的主要结构。

（1）交感干及椎旁神经节：交感干位于脊柱的两侧，上至颅底，下至尾骨的前面，在下端两条交感干合并，交感干全长可分为颈、胸、腰、骶、尾 5 部。椎旁神经节是交感神经节后神经元胞体的所在部位。可分为椎旁节和椎前节。椎旁节纵行排列于脊柱两侧，有 19～24 个节，节与节之间由神经纤维（节间支）相连，形成交感干。交感干在颈段有 3～4 个节，在胸段有 10～12 个节；腰段常有 4 个节；骶段有 2～3 个节，在尾骨前方左、右交感干相遇形成一个共同的尾交感节或称奇节。椎前节位于脊柱前方，有腹腔节，位于腹腔动脉根的两则；主动脉肾节，位于肾动脉根部；肠系膜上节和肠系膜下节，均位于同名动脉的起始部。

（2）交通支：交感干上的神经节借交通支与脊神经相连。交通支可分白交通支和灰交通支。

（3）交感神经的节前纤维和节后纤维：节前纤维发自脊髓 C8～L3 节段的中间带外侧

核，有 3 种去向：①终止于相应的椎旁节；②在交感干内先上升或下降后终止于上方或下方的椎旁节；③穿过椎旁节，组成内脏大、小神经至椎前节换神经元。

节后纤维也有 3 种去向：经灰交通支返回脊神经；伴血管形成神经丛，随动脉分布所支配的器官；直接到所支配的器官。

（4）交感神经的分布

1）颈部：有颈 3 个神经节，发出的节后纤维有 3 个去向。经灰交通之伴颈神经分布至头颈部及上肢的血管、汗腺、竖肌等；至邻近的血管形成血管丛，颈内动脉丛、颈外动脉丛、锁骨下丛、椎动脉丛等；直接形成神经，心上、心中、心下神经等。

2）胸部：胸交感神经节发出节后纤维有 3 个去向。经灰交通之伴 12 对胸神经分布至胸腹壁血管、汗腺、竖肌等；上 5 对胸节发出分支形成丛，胸主动脉丛、食管丛、肺丛、心丛等；直接形成神经，如内脏大、小神经等。

3）腰部和盆部：同颈部和胸部有 3 个去向。

2. 副交感神经　副交感神经的低级中枢位于脑干的副交感神经核和脊髓骶 2～4 节段的中间带外侧核，由此发出的节前纤维，随有关的脑神经（Ⅲ、Ⅶ、Ⅸ、Ⅹ）和骶神经，至器官旁或器官内的副交感神经节（终节），节后神经元发出的节后纤维分布于心肌、平滑肌和腺体。副交感神经根据其低级中枢的位置可分为颅部和骶部。

（二）内脏感觉神经

内脏感觉神经与躯体感觉神经相比有以下特点：

1. 强烈运动可引起感觉。

2. 对切割不敏感，对牵拉、膨胀、缺血等敏感。

3. 定位模糊。

内脏感觉神经纤维较纤细，通常随脊神经和脑神经走行，肉眼不易确定该类神经纤维。

# 五、思考与反馈

内脏运动神经与躯体运动神经有哪些主要区别？

（肖文烨　赵玉芳）

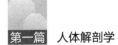

# 实验报告书写页

# 实验二十七 神经传导通路

## 一、理论要点

1. 感觉传导通路的组成。
2. 运动传导通路的组成。

## 二、实验目的

1. 掌握 躯干、四肢意识性本体感觉传导通路；躯干、四肢痛觉、温觉、粗触觉传导通路和头面部痛、温觉传导通路；视觉传导通路的组成。锥体系组成、走行、交叉和支配，锥体系上运动神经元、下运动神经元的位置。
2. 熟悉 听觉传导通路和瞳孔对光反射。
3. 了解 锥体外系的概况。

## 三、实验教具

1. 电子传导通路模型。
2. 传导通路挂图。
3. 瞳孔对光反射示教电子模型。
4. 神经传导通路动画。

## 四、实验内容

### （一）感觉传导通路

1. 本体觉传导路 本体觉又称深感觉，包括位置觉、运动觉和震动觉，分为意识性本体觉和非意识性本体觉。

意识性本体觉传导路：为传入大脑皮质而引起感知的本体觉传导路，由3级神经元组成。

第1级神经元 是脊神经节细胞，其周围突至肌、腱和关节的本体觉感受器，中枢突经后根进入脊髓同侧后索中上行。其中来自第4胸节端以下的纤维在后索内形成薄束；来自第4胸节段以上的纤维在薄束的外侧形成楔束。故胸4以下的后索中只有薄束，而胸4以上的后索中内侧为薄束，外侧为楔束。两束向上升到延髓，分别止于薄束核和楔束核。

第2级神经元 是薄束核和楔束核的细胞。它们发出纤维向前绕过中央管的腹侧，在中线上与对侧者交叉，称为内侧丘系交叉。交叉后的纤维在中线两侧上行，称为内侧丘系，经脑桥和中脑，止于背侧丘脑。

第 3 级神经元　是背侧丘脑的细胞。他们发出纤维参与丘脑顶叶束内,经内囊后脚投射到中央后回的上 2/3 和中央旁小叶的后部。

意识性本体觉传导路中还有传导皮肤的精细触觉的纤维。其第一级神经元的周围突联系皮肤的触觉感受器。

2．痛觉、温度觉和触觉传导路　痛觉、温度觉和触觉总称浅感觉,其传导通路也由 3 级神经元组成。

（1）躯干和四肢的浅感觉传导路

1）痛觉、温度觉和粗触觉传导路:第 1 级神经元是脊神经节细胞,其周围突构成脊神经内的感觉纤维,至躯干和四肢皮肤内的感受器:中枢突经后根进入脊髓上升 1～2 个节段再进入灰质后角,止于后角细胞。

第 2 级神经元是脊髓后角细胞。此细胞发出纤维,经中央管前方的白质前连合交叉到对侧。其中一部分纤维进入外侧索上行,组成脊髓丘脑侧束,传导痛、温度觉。另一部分纤维进入前索上行,组成脊髓丘脑前束,传导粗触觉。两束向上经延髓、脑桥和中脑止于背侧丘脑。

第 3 级神经元是背侧丘脑细胞。它们发出纤维参与丘脑顶叶束,经内囊后脚投射到中央后回上 2/3 和中央旁小叶的后部。

2）精细触觉传导路:精细触觉是分辨皮肤上两点间距离和物体纹理粗细的感觉,也属浅感觉之列,但其传导与意识性本体觉同路,见前述。

（2）头面部的浅感觉传导路:第 1 级神经元的胞体位于三叉神经节内,其周围突经三叉神经分布于头面部皮肤和黏膜的感受器;中枢突经三叉神经根如脑桥。触觉纤维主要终止于三叉神经脑桥核;痛、温度觉纤维主要止于三叉神经脊束核。

第 2 级神经元是三叉神经脑桥核和脊束核的细胞。它们发出纤维交叉至对侧,组成三叉丘系,在脊髓丘系的内侧上升止于背侧丘脑。

第 3 级神经元是背侧丘脑细胞。它们发出纤维参与丘脑顶叶束,经内囊后脚,投射到中央后回下部。

3．视觉传导路　视网膜内的视锥和视杆细胞是感光细胞。它们感光后产生的神经冲动传至双极细胞。由双极细胞再传至神经节细胞。神经节细胞的轴突在视神经盘处集合成视神经,经视神经管入颅腔,过视交叉后组成视束。

视神经纤维在视交叉处作不完全的交叉。来自两眼视网膜鼻侧半的纤维相互交叉,而来自颞侧半的不交叉,走在同侧。因此左侧视束含有来自两眼视网膜左侧半的纤维,右侧视束含有来自两眼视网膜右侧半的纤维。视束纤维绕过大脑脚,多数纤维终于外侧膝状体。由外侧膝状体细胞发轴突组成视辐射,经内囊后脚投射到枕叶距状沟上、下的皮质,即视觉中枢。一侧视觉中枢因接受两眼同侧半视网膜的神经冲动,从而与两眼的对侧半视野相关。

### （二）运动传导通路

大脑皮质对躯体运动的调节,是通过锥体系和锥体外系组成。

1．锥体系

（1）皮质脊髓束:主要起于中央前回上 2/3 及中央旁小叶前部,全体纤维集合下行经过内囊后脚、中脑大脑脚、脑桥至延髓形成锥体。在锥体下部,大部分纤维互相交叉后下降至脊髓外侧索中,形成皮质脊髓侧束。皮质脊髓侧束在下降中陆续至同侧各节段灰质,多数纤维先止于脊髓灰质中间神经元,中继后到前角细胞;少数纤维直接止于支配肢体远端肌的前角细胞,这与人体的精巧运动有关。

（2）皮质脑干（核）束：主要起自中央前回下 1/3,经内囊膝下降至脑干中,陆续分出纤维直接或间接止于脑神经运动核。其中,面神经核下部（支配面下部表情肌）和舌神经核只接受对侧皮质脑干束支配,其余脑神经运动核,包括支配面上部表情肌的面神经核上部,均受双侧皮质脑干束支配。因此,单侧皮质脑干束受损（如内囊出血）,只有对侧面下部表情肌和对侧舌肌瘫痪,而受面神经核上部支配的面上部表情肌,以及其余脑神经核支配的肌均不受影响。

2. 锥体外系　锥体系外控制骨骼肌活动的结构,它不是一个简单的、独立的结构,而是一个复杂的、涉及许多结构的功能系统。主要功能是调节肌张力、协调肌群的运动、维持和调整姿势、进行习惯性和节律性动作等。

## 五、思考与反馈

1. 左手示指指尖的痛觉是如何传入大脑皮质的?
2. 膝关节的本体感觉的如何传入大脑皮质的?

（肖文烨　赵玉芳）

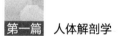

实验报告书写页

# 实验二十八 脑与脊髓的被膜、血管及脑脊液循环

## 一、理论要点

1. 脑和脊髓的被膜组成及其特点。
2. 脑和脊髓的血管构成。
3. 脑脊液的产生和循环途径。

## 二、实验目的

1. 掌握 脊髓和脑的三层被膜的形态结构特点，海绵窦的位置、内容和交通；脑脊液的产生和循环途径；蛛网膜下隙和硬膜外隙与临床的关联性。
2. 熟悉 颈内动脉、椎动脉和基底动脉的走行、分支、分布，大脑动脉环组成。
3. 了解 脑和脊髓静脉分布特点。

## 三、实验教具

1. 正中矢状切面脑的标本。
2. 显示四个脑室及脉络丛模具。
3. 脑血管模具及挂图。
4. 脑脊液循环电子模型。
5. 展示被膜的脑、脊髓标本或挂图。

## 四、实验内容

### （一）脑和脊髓的被膜

脑和脊髓的外面都包有三层被膜，由外向内依次为硬膜、蛛网膜和软膜。它们有保护和支持脑、脊髓的作用。

1. 硬膜 是一层坚韧的纤维膜，包被脊髓的部分称为硬脊膜，包被脑的部分称为硬脑膜。

（1）硬脊膜：包裹着脊髓。在上方附着于枕骨大孔的边缘并与硬脑膜相续。下部从第2骶椎水平向下变细，包裹终丝附着于尾骨。硬脊膜两侧与脊神经的被膜相连续。

硬脊膜与椎管内面骨膜之间，有窄隙，叫硬膜外腔，其内含有静脉丛，疏松结缔组织和脂肪，脊神经根也通过此腔。临床上进行硬膜外麻醉，就是将药物注入此腔，阻滞脊神经的传导。因此，腔呈负压状态。针刺入此腔，即有向内抽吸的现象。

（2）硬脑膜：由两层膜紧密结合而成，其外层相当于颅骨内骨膜。硬脑膜的血管和神经即行于两层之间。在某些地方，硬脑膜内层离开外层并折叠成板状突起，伸入脑的裂隙中，伸入大脑两半球之间的突起，称为大脑镰；伸入大小脑之间的突起，称为小脑幕。小脑幕前缘游离并凹陷形成切迹，称幕切迹。幕切迹与颅骨斜坡之间有中脑。当颅内压升高时，可使颞叶内侧面的脑回（海马旁回及钩）被挤入幕切迹，形成小脑幕切迹疝，压迫大脑脚和动眼神经等产生相应的症状。

硬脑膜内、外两层分离处，构成流通静脉血的硬脑膜窦。窦壁内面衬有一层内皮细胞，但壁内无平滑肌，故无收缩性，因此硬脑膜窦损伤时出血较多。重要的硬脑膜窦如下：

1）上矢状窦：不成对，在大脑镰上缘内。

2）横窦：成对，在小脑幕后缘内，位于颅骨的横沟中。左右横窦与上矢状窦后端会合于枕内隆凸处。此汇合处称为窦汇。

3）乙状窦：成对，在颅骨乙状沟内，接续横窦，向下经颅骨的颈静脉孔续于颈内静脉。

4）海绵窦：位于颅中窝在蝶骨体的两侧，左右间以数个横支相连。海绵窦内有许多小梁，如海绵状，血液流过海绵的空隙。海绵窦前方接受眼静脉，向后注入横窦、乙状窦和颈内静脉。由于面部的静脉与眼静脉交通，眼静脉向后又通海绵窦，所以面部感染时，有可能波及海绵窦，引起海绵窦炎症和血栓形成。

2．蛛网膜　蛛网膜位于硬膜的深面，是一层透明的薄膜，跨越脊髓和脑的沟裂。蛛网膜和软膜之间有很多小纤维束呈网状互相连结，其间的空隙，叫蛛网膜下腔，腔内流动着脑脊液。在某些地方，纤维束消失，腔隙变大，叫蛛网膜下池。其中有小脑延髓池，位于小脑与延髓之间，临床上有时做小脑延髓池穿刺。在脊髓末端与第二骶椎水平之间的一段蛛网膜下腔，称为终池。因为终池内已无脊髓只有马尾，所以临床在此处做腰椎穿刺。

脑蛛网膜在上矢状窦两旁，形成许多小的突起，突入上矢状窦内，称为蛛网膜粒。蛛网膜下腔内的脑脊液经过蛛网膜粒渗入上矢状窦内。

3．软膜　软膜包括软脑膜和软脊膜，紧贴脑和脊髓表面，并伸入脊髓和脑的沟裂之中。在脑室壁一定部位，软膜组织及毛细血管推顶脑室壁上皮一起突入脑室腔内，形成脉络丛，此丛可以产生脑脊液。

### （二）脑和脊髓的血管

1．脑的动脉　来源于颈内动脉和椎动脉。颈内动脉供应大脑半球和间脑的各前 2/3；椎动脉供应脑干和小脑，以及大脑半球和间脑的各后 1/3。两动脉系对脑的分支可分为皮质支和中央支。皮质支主要分布于脑的皮质，也有少数支深入到皮质下面的白质，中央支穿入脑实质内，供应脑深部的白质和灰质块。

（1）颈内动脉：起自颈总动脉，经颈动脉管入颅腔，其分支如下：

1）眼动脉：穿视神经管入眶内，分布于眼球及其周围结构。

2）大脑前动脉：发出后向前进入大脑纵裂，沿胼胝体背侧后行，其皮质支分布于大脑半球额、顶叶的内侧面及其上外侧面的边缘部，两侧大脑前动脉在发出处不远有前交通动脉相连。

3）大脑中动脉：是颈内动脉的直接延续，进入外侧沟向后上行，其皮质支分布于大脑半球的上外侧面（半球的边缘部除外）。

4）后交通动脉：向后与大脑后动脉相连。

（2）椎动脉：起自锁骨下动脉，穿第 6 至第 1 颈椎横突孔上行，经枕骨大孔入颅腔。在脑桥下缘，左右椎动脉合成一条基底动脉。基底动脉沿脑桥基底沟上行至脑桥上缘，分为左右大脑后动脉。大脑后动脉绕大脑脚向背侧，其皮质支分布于颞叶下面和枕叶内侧面以及两叶上外侧面的边缘部。

大脑后动脉、后交通动脉、颈内动脉、大脑前动脉、前交通动脉在脑底吻合成一环，称为**大脑动脉环**，此环对保证大脑的血液供应起重要作用。从大脑动脉环和大脑前、中、后动脉的近侧段发出细小的中央支，垂直向上穿入脑实质内，供应脑深部的白质及灰质块。

2. 脑的静脉　不与动脉伴行，可分浅、深两种。浅静脉位于脑的表面，收集皮质及皮质下白质的静脉血；深静脉收集大脑深部的静脉血。两种静脉均注入其附近的硬脑膜窦。

（三）脑脊液的产生和循环

脑脊液自脉络丛产生，一般认为 95% 的脑脊液是由侧脑室脉络丛生成的，第三、四脑室脉络丛也各生成一部分。

左右侧脑室脉络丛产生的脑脊液经左右室间孔流入第三脑室，与第三脑室脉络丛产生的脑脊液一起，经中脑水管入第四脑室，然后与第四脑室脉络丛产生的脑脊液一起经第四脑室正中孔和两外侧孔流入蛛网膜下腔。脑脊液在蛛网膜下腔中即可流至脊髓周围的蛛网膜下腔，也可上流到大脑半球表面的蛛网膜下腔。最后经过蛛网膜粒渗入硬脑膜窦中。

正常情况下，脑脊液的产生和吸收是平衡的。如果脑脊液循环路径受阻，便可引起脑积水和颅内压升高。

脑脊液充满与脑和脊髓周围的蛛网膜下腔中，形成水垫，故有保护脑和脊髓免受外力震荡的作用。此外，脑脊液因通连脑细胞间隙而与脑细胞接触，所以，脑脊液可供应脑细胞以营养物质和运走其代谢产物。

## 五、思考与反馈

1. 试述脑脊液的产生及其循环途径。
2. 硬脑膜形成的特殊结构有哪些？
3. 大脑动脉环的组成包括哪些动脉？请在实验报告书写页绘制大脑动脉环示意图，并标注出周围血管组成。

（**肖文烨　赵玉芳**）

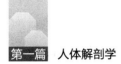

## 实验报告书写页

# 实验二十九  内分泌系统

## 一、理论要点

人体内分泌器官的位置、形态和结构。

## 二、实验目的

1. 掌握  内分泌腺的概念及其与外分泌腺的区别。内分泌器官或组织,垂体、松果体、甲状腺、甲状旁腺、肾上腺、胰岛、性腺的位置形态结构和功能。

2. 了解  内分泌系统的定义、分类、功能及与神经系统的关系。

## 三、实验教具

1. 展示全身内分泌腺器官的标本或挂图。
2. 游离内分泌器官标本。
3. 垂体模型和切片标本。
4. 肾上腺模型及切片标本。
5. 胰岛模型及切片标本。

## 四、实验内容

### (一)垂体

位于颅中窝蝶骨体的垂体窝内,借漏斗连于下丘脑。垂体呈椭圆形,灰红色,长约 1cm,宽 1～1.5cm,高约 0.5cm,重 0.6～0.7g,表面包有结缔组织被膜。垂体由腺垂体和神经垂体两部分组成。腺垂体包括远侧部、结节部、和中间部,神经垂体包括神经部和漏斗部。其中远侧部和结节部称前叶,中间部和神经部称后叶。

### (二)甲状腺

位于喉下部、气管上部的两侧和前面,舌骨下肌群的深面。略呈"H"形,由左、右两个侧叶和中间的甲状腺峡组成。甲状腺侧叶呈锥体形,贴于喉和气管上段的侧面,上端可达甲状腺骨中部,下端可达第 5 或第 6 气管软骨高度。甲状腺峡连接两侧叶,位于第 2～4 气管软骨的前面,临床急救进行气管切开时,要尽量避开甲状腺峡。约有 2/3 的人由峡向上伸出一个锥状叶,长短不一。成人甲状腺平均重 20～40g,呈棕红色。外面有甲状腺被囊,是由薄层结缔组织形成的纤维囊,囊外包有颈筋膜中层形成的腺鞘,又称被囊,将甲状腺固定在喉和气管壁上,因此吞咽时甲状腺可随喉上下移动。

### （三）甲状旁腺

呈扁椭圆形，棕黄色，大如黄豆，每个重 30～50mg，位于甲状腺侧叶背面的甲状腺被囊之外，上下各 1 对。少数人的甲状旁腺埋在甲状腺内，上对甲状旁腺位于甲状腺侧叶后缘中部附近处，位置比较恒定；下对甲状旁腺则在甲状腺下动脉的附近，位置变异较大。

### （四）肾上腺

位于腹膜后隙内，附于肾上端的内上方，左、右各 1 个，左肾上腺呈半月形，右肾上腺呈三角形，左侧比右侧略大。肾上腺大小和重量随年龄和功能状态不同而变化，平均每个重约 7g，呈灰黄色。肾上腺实质可分为皮质和髓质两部分。肾上腺和肾一起包在肾筋膜内，但其有独立的纤维囊和脂肪囊，故不会随下垂的肾下降。

### （五）松果体

位于间脑上丘脑缰连合的后上方。为一红褐色椭圆形的豆状小体。

### （六）胰岛

应用胰岛组织切片观察，胰岛是胰腺的内分泌部分，是许多大小不等和形状不定的细胞团，散布在胰的各处，可控制碳水化合物的代谢。如胰岛素分泌不足则患糖尿病。

### （七）胸腺

应用儿童标本，观察胸腺位于胸腔上纵隔的前部。分左右两叶，不对称，借结缔组织相连。胚胎后期及初生时，人胸腺重 10～15g，随年龄增长，胸腺继续发育，到青春期 30～40g。此后，胸腺逐渐退化，淋巴细胞减少，脂肪组织增多，至老年仅 15g。

## 五、思考与反馈

1. 何为内分泌腺？在标本上寻找内分泌腺器官和组织。
2. 请在实验报告页绘制甲状腺（能体现位置和形态）。

（肖文烨　赵玉芳）

**实验报告书写页**

# 第二篇
# 正常组织胚胎学与病理学

## 实验一 显微镜的结构与使用

### 一、理论要点

1. 显微镜的原理。
2. 显微镜的构成。
3. 显微镜的使用。

### 二、实验目的

1. 通过实验过程中的操作和观察来验证和巩固理论知识，加深学生对理论课内容的理解。

2. 通过对各种组织切片的观察，逐步培养学生学会观察、比较、分析和综合各种现象的科学方法，培养学生独立思考和独立工作的能力。

3. 进行本学科的基本技能训练，使学生能够熟练使用光学显微镜，了解组织和器官切片的一般制作过程，学会在光镜下正确绘图和描述观察到组织或器官的形态结构特点。

### 三、实验内容

#### （一）显微镜的构造

普通光学显微镜的构造可以分为机械和光学系统两大部分。（图2-1-1）

1. 机械系统：

（1）镜座：在显微镜的底部，呈马蹄形、长方形、三角形等。

（2）镜臂：连接镜座和镜筒之间的部分，呈圆弧形，作为移动显微镜时的握持部分。

（3）镜筒：位于镜臂上端的空心圆筒，是光线的通道。镜筒的上端可插入接目镜，下面可与转换器相连接。镜筒的长度一般为160mm。显微镜

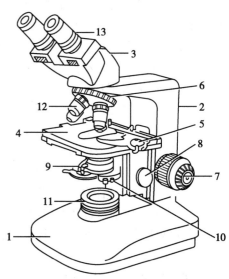

1. 镜座；2. 镜臂；3. 镜筒；4. 载物台；5. 标本片移动钮；6. 旋转器；7. 调焦旋钮；8. 聚光镜调节钮；9. 聚光镜；10. 遮光板；11. 镜臂；12. 物镜；13. 目镜。

图2-1-1 显微镜构造

分为直筒式和斜筒式；有单筒式的，也有双筒式的。

（4）旋转器：位于镜筒下端，是一个可以旋转的圆盘。有 3～4 个孔，用于安装不同放大倍数的接物镜。

（5）载物台：是支持被检标本的平台，呈方形或圆形。中央有孔可透过光线，台上有用来固定标本的夹子和标本移动器。

（6）调焦旋钮：包括粗调焦钮和细调焦钮，是调节载物台或镜筒上下移动的装置。

2．光学系统

（1）物镜：是显微镜中最重要的部分，由许多块透镜组成。其作用是将标本上的待检物进行放大，形成一个倒立的实像，一般显微镜有 3～4 和物镜，根据使用方法的差异可分为干燥系和油浸系两组。干燥系物镜包括低倍物镜（4～10×）和高倍物镜（40～45×），使用时物镜与标本之间的介质是空气；油浸系物镜（90～100×）在使用时，物镜与标本之间加有一种折射率与玻璃折射率几乎相等的油类物质（香柏油）作为介质。

（2）目镜：一般由 2～3 块透镜组成。其作用将由物镜所形成的实像进一步放大，并形成虚像。一般显微镜的标准目镜是 10×。

（3）聚光镜：位于载物台的下方，由两个或几个透镜组成，其作用是将由光源来的光线聚成一个锥形光柱。聚光镜可以通过位于载物台下方的聚光镜调节旋钮进行上下调节，以求得最适光度。聚光器还俯有虹彩光圈，此调节锥形光柱的角度和大小，以控制进入物镜的光的量。

（4）反光镜：显微镜可见光源。反光镜是一个双面镜，一面是平面，另一面是凹面，起着把外来光线变成平行光线进入聚光镜的作用。使用内光源的显微镜就无需反光镜。

## （二）显微镜的成像原理

显微镜的放大作用是由物镜和目镜共同完成的。标本经物镜放大后，在目镜的焦平面上形成一个倒立实像，再经目镜进一步放大形成一个虚像，被人眼所观察到。在油镜系中，载玻片与镜头之间多用香柏油作介质。因香柏油的折射率（$n=1.51$）与玻璃的折射率（$n=1.52$）几乎相等，故透过载玻片的光线通过香柏油后，直接进入物镜，而不发生折射。

## （三）显微镜的性能

1．分辨率和数值口径　衡量显微镜性能好坏的指标主要是显微镜的分辨率，显微镜的分辨率是指显微镜将样品上相互接近的两点清晰分辨出来的能力。它主要取决于物镜的分辨能力，物镜的分辨力是所用光的波长和物镜数值口径的函数。分辨率用镜头所能分辨出的两点间的最小距离表示，距离越小，分辨能力越好。

2．放大倍数、焦距和工作距离　显微镜的放大倍数是物镜和目镜放大倍数的乘积。放大倍数一样时，由于目镜和物镜搭配不同，其分辨率也不同。一般来说，增加放大倍数应该是尽量用放大倍数高的物镜。物镜的放大倍数越大，焦距越短，物镜和样品之间的距离（工作距离）便越短。

## （四）显微镜的使用指南

1．观察前的准备　显微镜的安置：取放显微镜时应一手握住镜臂、一手托住底座，使显微镜保持直立、平稳。置显微镜于平整的实验台上，镜座距实验台边缘 3～4cm。镜检时姿势要端正。

接通电源，根据所用物镜的放大倍数，调节光亮度调节钮、调节虹彩光圈的大小，使视野内的光线均匀、亮度适宜。

2．显微观察

（1）接通电源，采用白炽灯为光源时，应在聚光镜下加一蓝色的滤色片，除去黄光。一般情况下，对于初学者，进行显微观察时应遵从低倍镜到高倍镜再到油浸镜的观察程序，因为低倍镜视野较大，易发现目标及确定检查的位置。

（2）低倍镜观察，将做好的酵母标本片固定在载物台上，用标本夹夹住，移动推进器使观察对象处在物镜的正下方。旋转旋转器，将10×物镜调至光路中央。旋转粗调焦钮将载物台升起，从侧面注视小心调节物镜接近标本片，然后用目镜观察，慢慢降载物台，使标本在视野中初步聚焦，再使用细调节钮调节图像清晰。通过玻片夹推进器慢慢移动玻片，认真观察标本个部位，找到合适的目的物，仔细观察并记录所观察的结果。调焦时只应降载物台，以免一时的误操作而损坏镜头。注意无论使用单筒显微镜或双筒显微镜均应双眼同时睁开观察，以减少眼睛的疲劳，也便于边观察边绘图记录。

（3）高倍镜观察，在低倍镜下找到合适的观察目标并将其移至视野中心，轻轻转动物镜转换器将高倍镜移至工作位置。对聚光镜光圈及视野亮度进行适当调节后微调细调节钮使物像清晰，仔细观察并记录。如果，高倍镜和低倍镜不同焦，则按照低倍镜的调焦方法重新调节焦距。

（4）油浸镜观察，在高倍镜或低倍镜下找到要观察的样品区域，用粗调焦钮先降载物台，然后将油镜转到工作位置。在待观察的样品区域加一滴香柏油，从侧面注视，用粗调节钮将载物台小心地上升，使油浸镜浸在香柏油并几乎与标本片相接。将聚光镜升至最高位置并开足光圈。慢慢地降载物台至视野中出现清晰图像为止。

## 四、观察组织切片和绘图的要求

1．观察　组织胚胎学实验课主要内容为观察组织和器官的切片。在老师指导下，集中注意力，独立地、有顺序地观察组织切片。先用肉眼观察切片的一般轮廓、形态和染色的情况。再用低倍镜，后用高倍镜。应重视低倍镜下的观察，它可以了解组织切片的全貌、层次、部位关系。而高倍镜下观察只是局部的放大，切勿放置切片后，立即用高倍镜观察。

2．绘图　在组织胚胎学实验过程中，绘图是一项重要的基本技能训练，通过绘图能加深对所学知识的理解和记忆，并训练绘图技巧。绘图必须实事求是，看到什么内容就绘什么内容，要注意各种结构之间的大小比例，位置及颜色，正确地反映镜下所见，不能凭记忆或照图谱摹画。

## 五、思考与反馈

1．如何取放光学显微镜？

2．怎样使用低倍镜和高倍镜观察组织切片？

3．显微镜的基本结构包括哪些？

（郭莹叶）

## 实验二　上皮组织、结缔组织

## 一、理论要点

1. 被覆上皮的特点及分类。
2. 固有结缔组织的特点及分类。
3. 骨与软骨组织的结构特点。
4. 血液中血细胞的结构特点。

## 二、实验目的

1. 掌握各种被覆上皮的结构特点，了解其分布上的意义。
2. 掌握疏松结缔组织在组织切片上的形态结构特点。
3. 熟悉软骨组织及骨组织的形态结构特点。
4. 掌握血液中的各种有形成分的正常值与功能。

## 三、实验内容

### （一）单层柱状上皮

取材：人的空肠。

染色：HE。

【病变特点】　切片呈长条状。有凹凸不平突起的一面是腔面，突起称皱襞。皱襞表面有一层蓝色结构，即为单层柱状上皮。

【低倍镜】　在绒毛表面找到单层柱状上皮。上皮有两个面：游离面即为空肠腔面，没有任何组织相连接，其对应的另一面是基底面，与结缔组织相连接。移动切片，选择蓝色椭圆形或杆状细胞核排列整齐的部位转高倍镜观察。

【高倍镜】　上皮细胞呈柱状，胞质着浅红色，胞核呈椭圆形或长杆状，着紫蓝色，排列于细胞基底部。

### （二）单层立方上皮

取材：动物甲状腺

染色：HE

【肉眼观】　切片形状不规则，着色较红。

【低倍镜】　表面有结缔组织被膜，腺实质内有许多大小不等的圆形或方块状结构称滤泡。每个滤泡中央充满粉红色均质块状物为胶状质，其周围可见一层紫蓝色圆形细胞核,即单层立方上皮。找到圆形细胞核排列整齐的滤泡,转高倍镜观察单层立方上皮的特点。

【高倍镜】　单层立方上皮由一层正方形细胞紧密排列形成,但细胞分界不明显,胞质着粉红色;胞核圆,着紫蓝色,位细胞中央。请识别上皮细胞的游离面和基底面。

### (三)假复层纤毛柱状上皮

取材:动物气管。

染色:HE 染色。

【肉眼观】　切片是气管横切面,呈圆形或半弧形(有的切片呈长条片状)。在管腔面或半弧形切片的凹面(或长条切片的一侧)可见一细条色深的结构,即为所要观察的假复层纤毛柱状上皮。

【低倍镜】　上皮较厚,可见几层细胞核,呈蓝紫色;上皮游离面有纤毛,基底面可见一细条粉红色结构,即为基底膜。

【高倍镜】　上皮细胞的形态在切片上分辨不清,但可根据细胞核的位置及形态区别几种细胞。细胞核大致可分三层:紧贴基膜的一层细胞核小,着色深,是锥体形细胞的核;中间层细胞核呈卵圆形,是梭形细胞的核;近游离面的细胞核为椭圆形,是柱状细胞的核。柱状细胞的游离面有纤毛,在柱状上皮细胞之间夹有杯状细胞,因杯状细胞分泌的黏液被溶解,呈空泡状,底部狭窄,胞核位于狭窄处之上。

### (四)复层扁平上皮

取材:动物食管。

染色:HE 染色。

【病变特点】　切片是食管横切面,管腔面收缩形成许多皱襞,使管腔变小而不规则。沿管腔表面有一层紫蓝色结构,即为复层扁平上皮。

【低倍镜】　在管腔面找到复层扁平上皮,其细胞层数约为数十层,基底面呈波浪状以结缔组织连接。结缔组织形成乳头(色较浅)突到基底层的凹面。从基底面到游离面,细胞分界不清,但可从细胞核的形态变化观察其特点。(图 2-2-1)

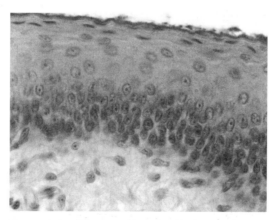

图 2-2-1　复层扁平上皮

【高倍镜】　从基底面到游离面观察各层上皮细胞形态特点,基底层细胞矮柱状(一层),核呈卵圆形,着色深,排列紧密,胞质很少(有些部位基底层细胞核可见 2～3 层,是因为切斜了；有些部位在上皮内可见圆形或不规则形的浅色结构，是因上皮切斜，切到了深处突入基底层凹面的结缔组织乳头，乳头周围染色较深部分即为上皮基底层细胞）。中间部有几层多边形细胞，分界清楚（细胞间的分界线实为细胞间质），胞质着色浅，胞核圆，位细胞中央。近游离面有数层扁平细胞，胞核椭圆形，其长轴与表面平行。

### （五）变移上皮

取材：动物膀胱。

染色：HE 染色。

【肉眼观】　玻片上有两条厚薄不一组织，其中较厚的一条是收缩状态的膀胱壁，它有一个面可见波浪状突起，即为管腔面，其表面呈紫蓝色的结构即为变移上皮。另一条较薄的组织是扩张状态的膀胱壁。

### （六）疏松结缔组织铺片

取材：小鼠肠系膜铺片。

染色：混合染色。

为显示疏松结缔组织中巨噬细胞的形态特点，在活体小鼠皮下注射台盼蓝染料，存活数日后处死，取其肠系膜，用分离针分离平铺于玻片上，经固定、脱水和复合染色后即可在镜下观察。这种铺片在光镜下可见有两种纤维（胶原纤维、弹性纤维）和两种细胞（肥大细胞、巨噬细胞）。有时可见成纤维细胞。

【病变特点】　铺片呈紫红色不规则组织块。

【低倍镜】　选择薄而较透明的部位观察。较粗的粉红色纤维是胶原纤维。混杂在胶原纤维之间的细如发丝的紫色纤维即为弹性纤维。弹性纤维常为单条直行，有分支，交织成网，断端常卷曲。网状纤维用浸银法方可显示，故此片看不到。上述纤维之间有肥大细胞和巨噬细胞。胞质中可见紫蓝色颗粒的是肥大细胞。

【高倍镜】　选择纤维较分散、细胞较多的部位观察，可见下列细胞：

①成纤维细胞：只见浅蓝色椭圆形细胞核，胞核中有 1～2 个核仁。细胞质染色很浅，隐约可见淡紫色的细胞轮廓，有的细胞质模糊不清。此种细胞量最多。

②巨噬细胞：细胞轮廓清楚，形态多样，呈卵圆形或不规则形；细胞核小着色深（注意与成纤维细胞比较），胞质中可见吞噬的紫蓝色台盼蓝染料颗粒。

③肥大细胞：细胞三五成群分布，胞体呈圆形或卵圆形，胞质中充满着色深粗大的具有异染性的嗜碱性颗粒（因颗粒太密集而不能分辨）。

### （七）透明软骨

取材：肋软骨。

染色：HE 染色。

【低倍镜】　从软骨表面向中心的顺序观察。

①软骨膜：位于透明软骨表面（注意是在整个软骨组织的周围），染成粉红色。由致密结缔组织构成。外层纤维多，细胞少；内层则相反。

②软骨组织：基质着色深浅不一，从外到内的颜色变化是由浅粉红色变成蓝色或紫蓝色。软骨细胞周围的基质呈强嗜碱性。软骨细胞形态不一致，靠近软骨膜的细胞较小，呈扁圆形，单个分布，与软骨膜平行排列；渐进中央，细胞逐渐增大，呈圆形或椭圆形，常见 2～8 个软骨细胞成群分布（即同源细胞群）。

**【高倍镜】**

①软骨囊：为软骨细胞周围的基质，嗜碱性强，染色较深。

②软骨细胞：软骨细胞位于软骨陷窝内，细胞圆形或椭圆形，胞质少，细胞核小而圆，核仁明显。由于在制片过程中，经固定和脱水后，细胞收缩。因此，细胞与软骨囊之间出现透亮的空隙，此为陷窝的一部分。在活体上软骨细胞占据整个软骨陷窝。

（八）骨磨片

取材：人长骨骨干。

染色：大力紫浸染染色。

**【肉眼观】** 大力紫浸染的骨磨片呈紫蓝色。

**【低倍镜】** 镜下可见许多同心圆排列的结构，即为哈弗斯系统（骨单位）。每个哈弗斯系统的中央有一管腔即为中央管，管腔内沉积着紫色的染料。哈弗斯骨板围绕中央管呈同心圆排列。一些中央管之间相连的管道为穿通管。哈弗斯系统之间可见一些不规则的骨板即间骨板。（图 2-2-2）

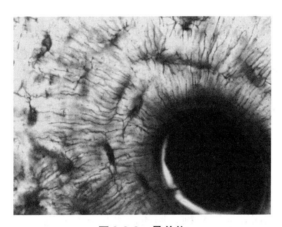

图 2-2-2 骨单位

**【高倍镜】** 选择一个结构清晰的哈弗斯系统观察：以中央管为中心，数层哈弗斯骨板呈同心圆排列。骨板内或骨板间有许多椭圆形的骨陷窝（因骨陷窝内有染料而呈紫蓝色）。骨陷窝向四周伸出许多细线样的骨小管。相邻骨陷窝之间的骨小管彼此相通。在每个哈弗斯系统表面，有折光性较强的粘合线，骨小管在此终止。

（九）血涂片

取材：人外周血液涂片。

染色：Wright 染色。

**【肉眼观】** 经染色后的血涂片为淡橘红色，因制作方法不同于切片，其外观也有别于切片材料，涂片标本一般较细腻、平整，稍加注意即可辨认。

**【低倍镜】** 数量众多的红细胞分散或成群附着于玻片上，在红细胞群之间可看到细胞核染色成紫蓝色的白细胞。挑选白细胞较集中的区域，转高倍镜对各类血细胞逐一仔细观察（图 2-2-3）。

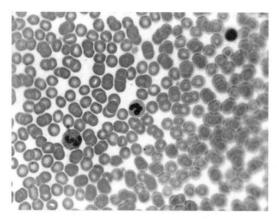

图 2-2-3 人外周血液涂片

【高倍镜】

（1）红细胞：为镜下主要细胞，体积大小较接近，细胞无核，多数细胞周边着色较深、中央着色浅。

（2）白细胞：观察时应根据细胞大小、胞质内特殊颗粒的类型、胞质染色特征和细胞核形态及分叶特征，区分出五种不同类型的白细胞。中性粒细胞、嗜酸性粒细胞、嗜碱性粒细胞、淋巴细胞和单核细胞。

①中性粒细胞：数量最多，细胞核呈弯曲杆状或分叶，分叶 2～5 叶，叶间有染色质丝相连，胞质浅红色，胞质内隐约可见数量较多、细小均匀染成淡紫红色的颗粒。

②嗜酸粒细胞：标本上较难找到。胞体较大，数量少于中性粒细胞，核形态较饱满，以 2 叶多见，核染色较中性粒细胞浅，且核外形较丰满。胞质内充满粗大、均匀、橘红色颗粒。

③嗜碱性粒细胞：数量少，故标本上及难找到。细胞大小与中性粒细胞相近。细胞核着色浅，呈 S 型或不规则形，轮廓模糊。胞质内可见分布不均、形态不规则、大小不等的染成紫蓝色颗粒，常覆盖核。

④淋巴细胞：可以观察到中、小淋巴细胞两种。小淋巴细胞数量较多，小淋巴细胞圆形，一侧常可见到凹痕，体积大小与红细胞相近，核大圆形，核因异染色质多聚集成块而染成深蓝色，少量天蓝色胞质环绕胞核。中淋巴细胞体积较大，以卵圆形多见，核染色质略稀疏，染色较浅，胞质较小淋巴细胞多，胞质内可见少量嗜天青颗粒。大型淋巴细胞在血涂片中不易看到。

⑤单核细胞：体积较大，细胞形态卵圆、椭圆多见，细胞核呈肾形或马蹄形，但核内异染色质量较少，染色较浅，呈网格状。胞质较丰富，染色灰蓝，胞质内可见少量嗜天青颗粒。

（3）血小板：体积较小，形态多样，在制作血涂片时，常发生凝集，造成分布上的不均等和成群现象，观察时应注意。

## 四、实验报告

绘出血液中各种血细胞的形态。

## 五、思考与反馈

1. 在组织切片上如何区分上皮组织和结缔组织？

2. 结缔组织中三种纤维，如何区别？

3. 软骨为何分成三种类型？在显微镜下如何鉴别这三种软骨？

4. 随年龄的增加，骨质中的化学成分有何变化？

5. 红细胞在显微镜下，其形态结构如何？网织红细胞与完全成熟的红细胞在形态上有什么差异？

6. 白细胞依据什么分类？结构如何？在显微镜下怎么区分它们？

7. 血小板是完整的细胞吗？形态结构怎样？有什么功能？

（郭莹叶）

## 实验报告书写页

# 实验三 肌组织、神经组织

## 一、理论要点

1. 肌组织的分类及光镜结构特点。
2. 神经元的结构与功能。
3. 神经纤维和神经末梢。

## 二、实验目的

1. 掌握骨骼肌、心肌、平滑肌光镜结构。
2. 掌握神经元的形态结构特点。
3. 掌握有髓神经纤维的结构特点。

## 三、实验内容

### （一）骨骼肌

取材：兔骨骼肌。

染色：HE 染色。

【肉眼观】

切片上有两块标本，长条形的为纵切面，椭圆形的为横切面。

【低倍镜】 骨骼肌纤维呈长带状，相互平行排列。肌纤维之间有少量结缔组织、成纤维细胞核及毛细血管。

【高倍镜】 每条肌纤维有许多椭圆形的核，位于肌纤维的周边。注意与周围结缔组织细胞核相区别，骨骼肌纤维的核位于肌膜内侧。肌浆丰富。每条肌纤维上可见明暗相间的横纹。色深的是暗带（A 带），暗带中间有色浅的 H 带。明带（I 带）色浅，其中央有一条细线为 Z 线。

### （二）心肌

取材：动物心脏。

染色：HE 染色。

【肉眼观】 标本为心脏壁的一部分，绝大部分着色较红为心肌。

【低倍镜】

由于心肌纤维排列方向不一致，有纵、横、斜等切面，故要全面观察标本，熟悉各种切面的部位。肌纤维之间有结缔组织和毛细血管。

【高倍镜】 注意与骨骼肌相区别。

纵切面：心肌纤维较骨骼肌纤维细而短，有分支，相互吻合成网。细胞核卵圆形，位于肌纤维的中央。有时可见双核。细胞核周围肌浆丰富，故着色浅。由暗带和明带构成的横纹，但不如骨骼肌明显。相邻肌纤维的连接处深暗的线条即闰盘。

横切面：心肌纤维呈圆形或不规则，大小不等。肌原纤维呈点状，着红色，分布在肌纤维的周边。细胞核位于肌纤维中央，呈圆形，有的未见核。肌浆着色甚浅，由于肌浆在核的周围较多，故在未切到核的细胞中央往往可见浅染区。

（三）平滑肌

取材：动物空肠。

染色：HE 染色。

【肉眼观】 小肠壁光滑面一侧，染成红色的是平滑肌。

【低倍镜】

平滑肌分两层。纵切面平滑肌纤维呈长梭形，横切面平滑肌纤维呈大小不一圆点形。

【高倍镜】

纵切面：平滑肌呈梭形，相邻的肌纤维彼此交错相互嵌合，肌浆染色红呈均质性；核位于细胞的中央，呈杆状，由于细胞收缩使核变形而呈螺旋形或边缘为锯齿形，染色质较少，故核着色较浅。

横切面：平滑肌纤维呈大小不等的圆形，有的切面中央有圆形的核，有的切面不见核。

（四）多极神经元

取材：猫的脊髓。

染色：HE 染色。

【肉眼观】

脊髓横切面为椭圆形。周围浅红色的是白质。灰质居中，着色较红，呈蝴蝶形，两个较短粗的突起为前角，两个较细长的突起为后角。

【低倍镜】 光镜辨认灰质和白质及灰质的前角和后角。前角中有许多体积很大的细胞，着紫蓝色，为前角的神经元的胞体。后角的神经元较小。神经元之间可见许多小而圆的细胞核是神经胶质细胞的核。选择一个切面结构完整的神经元置于高倍镜下观察。

【高倍镜】 前角多极神经元属于运动神经元。

①胞体：大，呈多角形，伸出数个突起。核位于细胞中央，大而圆；常染色质多，染色浅，呈空泡状；核仁明显，圆而大，着红色。胞质中含许多蓝紫色块状或颗粒状的尼氏体。

②树突：可观察到一个或数个树突的根部，树突从胞体发出时较粗大，逐渐变细，内含尼氏体。

③轴突：只有一个（不易切到）。轴突自胞体发出处的胞质呈圆锥形，为轴丘。轴丘、轴突均不含尼氏体。

## 四、实验报告

1. 绘出骨骼肌的镜下结构简图。

2. 绘出神经元镜下结构简图。

## 五、思考与反馈

1. 比较骨骼肌、心肌、平滑肌在纵横切面上的结构特点。
2. 神经元的一般结构如何？

（郭莹叶）

# 实验报告书写页

## 实验四 人胚发生和早期发育

### 一、理论要点

1. 受精的时间、地点、过程及意义。
2. 卵裂、胚泡的形成和结构。
3. 胎盘的结构及功能。

### 二、实验目的

1. 掌握卵裂、胚泡的形成和结构。
2. 掌握内细胞群的演变和胚盘的形成。
3. 掌握三胚层胚盘及相关结构的形成。
4. 掌握胎盘的结构及功能。

### 三、实验内容

（一）卵裂、胚泡的形成和植入

1. 卵裂　受精卵进行有丝分裂的过程。卵裂产生的子细胞为卵裂球，由 12～16 个卵裂球组成的实心胚为桑椹胚。

挂图：排卵、受精与卵裂过程。

观察模型：受精卵、卵裂球、桑椹胚。（卵裂模型）

2. 胚泡（胚泡模型）　模型呈半球状，胚泡壁由单层扁平细胞组成，称滋养层。胚泡内的腔，称为胚泡腔。在胚泡腔的一侧有一群细胞，即内细胞群。

3. 植入（植入模型）　内细胞群外侧滋养层向子宫内膜植入，滋养层分裂增生形成合体滋养层，植入的子宫内膜呈蜕膜化改变，改称蜕膜。胚泡继续植入，合体滋养层进一步增生，其中出现许多间隙。植入缺口处的子宫蜕膜逐渐愈合，蜕膜分为基蜕膜、包蜕膜、壁蜕膜三部分。

（二）二胚层胚盘形成（第 1 周末至第 3 周初模型）

胚泡不断长大，内细胞群与细胞滋养层之间出现裂隙，即为羊膜腔。羊膜腔的底为上胚层，靠近胚泡腔一侧为下胚层上胚层与下胚层形成圆盘状的胚盘。下胚层周边细胞生长，形成卵黄囊，滋养层形成完整的两层，即细胞滋养层与合体滋养层，并与细胞滋养层隆起的细胞索共同构成初级干绒毛，细胞滋养层向胚泡腔增生分化形成胚外中胚层。胚外中胚层出现间隙，逐渐融合并扩大形成较大腔隙，即胚外体腔。胚外中胚层随之分成两部分，一部分覆盖卵黄囊与羊膜的外表面,另一部分衬附于细胞滋养层的内表面,并伸入绒毛中轴,至此滋养层改名为绒毛膜,绒毛发育为次级绒毛干,羊膜与细胞滋养层之间的胚外中胚层称体蒂。

### (三)三胚层胚盘及脊索形成(三胚层模型)

胚盘逐渐呈椭圆形,在上胚层一端(尾端)中轴线上有一条细胞索,即原条,原条头端的细胞迅速增生膨大形成原结,其中央背侧有一凹陷,称原窝。原条背侧中线表面的浅沟称原沟,原条细胞向上下胚层之间增殖,一部分细胞分化出一层新的细胞层,即中胚层;一部分部细胞置换下胚层形成内胚层。上胚层改名为外胚层,此时胚盘由内、中、外三个胚层组成。原窝的细胞向胚盘头端内、外胚层之间增生,形成一条细胞索,称脊索。在脊索的诱导下,其背侧的外胚层增厚,并形成神经板。在脊索的前端和原条位置的尾端各有一个没有中胚层的区域,内、外胚层紧密相贴,分别称为口咽膜和泄殖腔膜。此时的胚盘增大呈梨形,头大尾小。

### (四)三胚层分化和胚体外形的建立(三胚层分化和胚体外形模型)

1. 外胚层分化 胚盘迅速增大呈梨形,外胚层、中胚层、内胚层。神经板外侧高起称为神经褶,中间凹陷称为神经沟。原条缩小,逐渐退至尾端,胚盘中轴的细胞索为脊索。神经褶开始闭合并和背侧表面外胚层分离,逐渐形成神经管,并向头尾两端不断闭合。神经褶大部分闭合成神经管,仅头尾两端暂时各存留一孔,分别称为前神经孔和后神经孔,并于第4周闭合形成神经管,神经管是中枢神经系统的原基,将分化为脑、脊髓、松果体、神经垂体、视网膜等。

2. 中胚层分化

(1)轴旁中胚层:神经管两侧的中胚层呈分节状隆起,称体节。体节主要分化为皮肤的真皮、骨骼肌、脊柱。脊索大部分退化消失,仅在椎间盘内残留为髓核。

(2)间介中胚层。

(3)侧中胚层:侧中胚层的一部分紧贴外胚层的内面,称体壁中胚层;另一部分覆盖在内胚层的外面,称脏壁中胚层。脏壁中胚层与体壁中胚层之间的腔为胚内体腔。

3. 内胚层分化 卵黄囊顶部的内胚层,随着胚体发生头褶、尾褶和侧褶,形成管状的原肠,位于头端的部分称为前肠,尾端部分称为后肠,与卵黄囊相连的中段称为中肠。前肠的头端腹面有口咽膜、后肠的末端腹面有泄殖腔膜将原肠封闭。

4. 胚体外形建立 由于神经管的纵向生长,尤其是头端脑泡迅速膨大和体节的迅速生长,以致产生头褶、尾褶和侧褶,其结果使平盘胚演变为圆柱胚,同时使肠管与卵黄囊相连处变窄。

### (五)胎膜(胚胎及胎膜与子宫关系模型)

在模型上指出下列结构:羊膜、平滑绒毛膜、包蜕膜、壁蜕膜、羊膜腔、胚外体腔和子宫腔。

1. 绒毛膜 滋养层和衬于其内的胚外中胚层发育而成。绒毛膜包在胚胎和其他附属结构的最外边,直接与子宫蜕膜接触,与包蜕膜相邻接的绒毛逐渐退化,称为平滑绒毛膜,与底蜕膜相邻接的绒毛则生长茂密,称为丛密绒毛膜。

2. 羊膜 由羊膜上皮与胚外中胚层组成。羊膜在胚胎的腹侧包裹体蒂,形成原始脐带。

3. 卵黄囊　位于原始消化管腹侧,被包入脐带内。

4. 尿囊　它是卵黄囊尾侧向体蒂长出的一条盲管。

5. 脐带　外被覆羊膜,内含结缔组织,结缔组织内有闭锁的卵黄囊、脐尿管、两条脐动脉,一条脐静脉。

### (六)胎盘

胎儿的丛密绒毛膜与母体的底蜕膜共同组成。对照模型弄清绒毛主干、绒毛、胎盘隔、绒毛间隙的位置和相互关系。

**胎盘标本**　足月胎盘为圆盘状,直径为 15～20cm,中央厚,周边薄,平均厚度约 2.5cm,母体面粗糙,呈暗红色,凹凸不平,分 15～20 个胎盘小叶。胎儿面呈灰白色,表面光滑有羊膜覆盖。近中央有脐带附着,脐带内含一对脐动脉和一条脐静脉。

## 四、思考与反馈

1. 何谓胚?何谓胎?

2. 干扰受精的因素有哪些?影响植入的因素有哪些?人类利用上述哪些因素而达到计划生育的目的?

3. 胎盘是如何形成的?胎盘有哪些功能?

4. 胎儿的血液循环有什么特点?出生后发生哪些变化?

(郭莹叶)

## 实验报告书写页

# 实验五 主要脏器观察

## 一、大体标本观察方法

主要运用肉眼或辅助工具(量尺、秤),对大体标本及其病变性状(外形、大小、重量、色泽、质地、表面及切面形态、病变特征等)观察和检测。这对临床医生十分重要,因在手术台上有的疾病通过大体观察即可识别;有的虽不能确定诊断但能识别出病变所在部位,可取材作进一步组织学观察。

观察大体标本一般遵循下列原则和顺序。

1. 先确定标本是何脏器的哪个部位,然后由外及内、从上到下观察脏器的体积(有无增大或缩小)、重量、颜色。

2. 观察器官的形状:注意是否变形。

3. 观察脏器表面及切面的变化:颜色、光滑度、湿润度、透明度、光泽度、硬度(硬、软、韧、脆)。

4. 管腔器官要注意内腔是否扩张、狭窄或阻塞,腔壁是否增厚或变薄,腔内是否有内容物及内容物的性状、颜色。

5. 发现病灶时,注意观察病灶的部位、分布、数目、大小、形状、颜色(红色表示病灶内含血液,黄色表示含有脂肪或类脂,绿色或黄绿色表示含胆汁)、与周围组织的关系(有无包膜,分界是否清楚,有无压迫或破坏周围组织)。有无继发改变。

## 二、各主要器官的肉眼观察

### (一)心脏

1. 观察心脏位置、外形、结构、构筑、心传导系统、血管的分布情况。

2. 心外膜的色泽及光滑度(如纤维渗出形成绒毛心);心内膜是否光滑,有无心内膜出血或附壁血栓。

3. 心腔有无扩张(扩张性心肌病),肉柱和乳头肌是否改变。

4. 室壁的厚度(如高血压引起的心肌肥大),心肌有无出血、坏死及瘢痕形态(如心肌梗死形成瘢痕)。

5. 观察瓣膜厚度,有无变形(如心瓣狭窄、心瓣关闭不全)、有无赘生物(风湿性、细菌性心内膜炎)赘生物大小,数量,形态、分布、颜色。瓣膜有无破损。

6. 房、室间隔有无缺损。

（二）肺

1．观察肺的位置、颜色、重量、形态、结构。

2．表面脏层胸膜是否光滑，有无渗出物，出血及增厚，肺组织弹性、硬度、体积的变化。

3．切面的颜色，有无实变病灶（大叶性肺炎）和新生物，支气管分布、管腔是否扩张（支气管扩张），腔内有无渗出物（小叶性肺炎）和新生物，管壁是否增厚，其周围肺组织有何改变。

4．肺门淋巴结的变化（淋巴结肿大）。

（三）肝

1．观察肝脏的位置、体积大小、形态、重量、颜色的变化，表面是否光滑，被膜有无增厚，质地变软或变硬（肝硬化）。

2．切面颜色，有无出血、坏死、脓肿、有无结节形成，结节的颜色、大小、分布情况（局灶性或弥漫性），边界、弥漫性结节间纤维间隔大小。

（四）脾

1．观察脾的位置、体积大小、重量、颜色的变化。

2．观察被膜是否光滑，有无出血；切面的颜色有无梗死灶。

（五）肾

1．观察肾脏的位置、形状、体积大小、重量、颜色。

2．观察被膜是否光滑，有无出血点，脓肿变化，皮质髓质分界清楚。

3．肾实质有无破坏（形成空洞）肿瘤等病变。

4．肾盂的形态变化情况。

（六）消化道

1．确定消化道的部位（食管、胃、肠），观察其外形及浆膜的情况，有无渗出物、粘连、和色泽变化。

2．管腔黏膜表面有无渗出物、出血、糜烂、溃疡及肿块，观察病变的形态变化。

（七）脑

1．首先观察表面血管有无扩张充血，蛛网膜下腔有无出血或渗出物。

2．脑回有无增宽或狭窄，脑沟有无变浅或加深。

3．颅底动脉有无动脉粥样硬化，小脑和海马回有无压痕，脑组织内有无出血，软化灶形成，及占位性病变。

4．脑室是否扩张、出血。

（曹　柳）

**细胞和组织的适应、损伤与修复**

## 一、理论要点

1. 细胞和组织适应的类型及特点。
2. 常见各种变性的病理变化。
3. 坏死的基本病变、类型及病理变化。
4. 肉芽组织的概念、组成及功能。
5. 一期愈合和二期愈合的概念及特点。

## 二、实验目的

1. 掌握细胞水肿、脂肪变性的大体和镜下特征。
2. 掌握各种类型坏死的大体形态。
3. 掌握肉芽组织的镜下结构。
4. 熟悉萎缩、肥大的病变特征。

## 三、实验内容

### （一）大体标本观察

1. 肾盂积水

【病变特点】 肾脏体积增大，切面见肾盂肾盏极度扩张，呈互相沟通的多房性囊腔。肾实质萎缩变薄，皮髓质分界不清。

2. 脑萎缩

【病变特点】 大脑体积缩小，脑回变窄，脑沟增宽、变深。

3. 心脏肥大

【病变特点】 心脏体积明显大于正常心脏，重量增加，各房室均扩大，心肌肥厚，尤以左心室增厚最为显著，腱索与乳头肌均增粗。

4. 脾梗死

【病变特点】 脾脏切面可见锥形或楔形病灶，尖端指向脾门，底部位于脾外缘，靠近被膜；病灶呈灰白色、无光泽、干燥、质实，坏死边缘有褐色充血出血带。

5. 肾水样变性

【病变特点】 肾脏体积增大，包膜紧张，切面外翻，皮质稍增厚，色混浊。

6. 肝脂肪变性

【病变特点】 肝脏体积增大、肿胀，包膜紧张，肝切缘外翻，色浅黄（图2-6-1）。

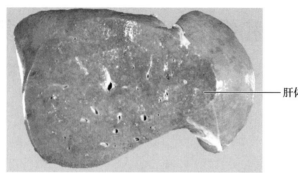
肝体积增大，颜色淡黄

肉眼观

图 2-6-1 肝脂肪变性（肉眼观）

7. 脑脓肿

【病变特点】 切面可见境界较清楚的病灶，其中脑组织结构完全消失液化，形成一充满脓汁的腔。

8. 足干性坏疽

【病变特点】 病变足背呈黑褐色、干涸皱缩，与正常组织之间有明显的分界线。

9. 肺结核空洞形成

【病变特点】 肺尖部可见一形状尚规则、境界清楚的组织缺损，即空洞；洞壁可见干酪样坏死物附着，周围有纤维结缔组织包绕。

（二）组织切片观察

1. 肾水样变性

【低倍镜】 为肾组织，肾基本结构单位——肾单位可辨认，肾小球周围之肾近曲小管管径较前明显增粗，管腔高度狭窄。

【高倍镜】 肾近曲小管上皮细胞明显肿胀、淡染，刷状缘不清，细胞质疏松，呈网络状，并见许多大小不等的不规则空泡及少量粉染颗粒，管腔高度狭窄，间质血管充血，其余肾组织病变不明显。

【诊断要点】 上皮细胞明显肿胀，细胞质疏松，呈网络状。

2. 肝脂肪变性

【低倍镜】 为肝组织，肝基本结构——肝小叶可认。

【高倍镜】 肝小叶内几乎所有肝细胞细胞质内可见脂肪滴溶解后形成的圆形透亮空泡，空泡大小不一，空泡大者可将肝细胞核挤向一侧，空泡数量不等，中央静脉、肝窦及汇管区显示血管扩张充血，汇管区可见少量淋巴细胞、单核细胞浸润（图2-6-2）。

【诊断要点】 细胞质内见圆形空泡，系脂滴溶解所致。细胞核受挤压偏向一侧，细胞质减少。

3. 脾细动脉玻璃样变性

【低倍镜】 系脾脏组织，脾被膜明显增厚，脾小梁数目增多且增宽。呈轻度粉染均质结构。脾小结体积变小，脾白髓中央动脉管壁显著增厚红染，均质玻璃样。

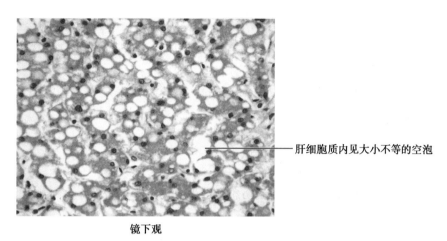

镜下观

图 2-6-2 肝脂肪变性(镜下观)

肝细胞质内见大小不等的空泡

【高倍镜】 脾中央动脉壁内皮细胞下出现均质红染无结构物质(即玻璃样物质)。血管内皮细胞及平滑肌细胞不同程度减少。脾中央动脉腔狭窄。除细动脉外,其他血管也有类似改变。

【诊断要点】 内皮细胞下出现玻璃样物质。

4.肾贫血性梗死

【低倍镜】 淡粉染三角形区域即为梗死区,其内肾组织轮廓尚存,梗死区外,肾组织正常结构存在。

【高倍镜】 梗死区原有组织细胞细胞质呈红染无结构颗粒状,细胞核已溶解消失,梗死区与正常肾组织交界处肾间质血管扩张、充血,部分区域有灶性出血,并见多数中性粒细胞浸润,即炎性充血、出血带,梗死区肾被膜面肾组织尚正常。

【诊断要点】 与正常区域对比,可以明显地看到梗死区细胞核的变化。

5.肉芽组织

【低倍镜】 镜下可见肉芽组织由大量新生毛细血管及成纤维细胞组成,并散在多少不等的炎性细胞。

【高倍镜】 ①新生毛细血管:内皮细胞肥大,呈椭圆形或梭形,成对排列,中间形成裂隙,多垂直于创面生长;②成纤维细胞:细胞境界清楚,椭圆形、梭形、多突形,胞浆丰富略嗜碱性,核椭圆形,染色质稀疏,可见核仁;③炎性细胞:有中性粒细胞、淋巴细胞、浆细胞、单核细胞等(图2-6-3)。

【诊断要点】 肉芽组织中可见大量新生毛细血管及不同分化程度的成纤维细胞,并可见散在分布的炎性细胞。

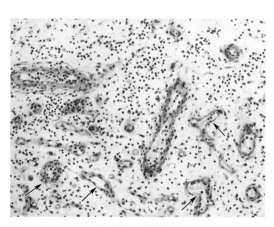

图 2-6-3 肉芽组织

## 四、实验报告

1. 绘出肝脂肪变性的镜下结构简图。
2. 绘出肉芽组织的镜下结构简图。

## 五、思考与反馈

1. 常见变性有哪些？各有何病变特点？
2. 判断组织坏死的病理学标准是什么？
3. 什么叫肉芽组织？肉芽组织在创伤愈合过程中有何作用？

（李　萱）

**实验报告书写页**

# 实验七 局部血液循环障碍

## 一、理论要点

1. 充血、出血、血栓形成、栓塞和梗死的概念。
2. 淤血的原因、病理变化和后果。
3. 血栓形成的条件、类型、形态、后果和对机体的影响。
4. 栓子的运行途径及其栓塞部位、栓塞的类型和后果。
5. 梗死的原因、类型和结局。

## 二、实验目的

1. 掌握肝淤血和肺淤血病理变化特点。
2. 掌握栓塞和梗死的形态特点、发生发展和可能产生的后果。
3. 了解血栓形成、栓塞和梗死的相互关系。
4. 通过复制家兔空气栓塞的动物模型，熟悉空气栓塞对机体的影响和临床意义。

## 三、实验内容

### （一）大体标本观察

1. 慢性肝淤血（槟榔肝）

【病变特点】 肝体积增大，包膜灰白增厚，切面见棕褐色与黄色条纹相间，状如槟榔切面的花纹，故称"槟榔肝"（图2-7-1）。

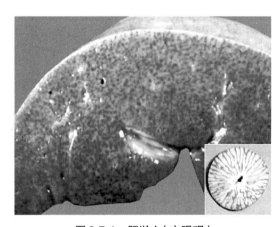

图2-7-1 肝淤血（肉眼观）

2．慢性肺淤血

【病变特点】 肺脏。肺膜增厚、灰白色，切面呈淡棕黄色，质地较实。

3．脑出血

【病变特点】 脑组织。脑组织冠状切面，一侧大脑半球内囊处出血，并破入脑室，致使脑室附近脑组织成为黑褐色血凝块，该侧大脑半球膨大，对侧脑室受挤压变窄。

4．静脉混合血栓

【病变特点】 剖开一段静脉，腔内可见圆形质块，表面粗糙、干枯、无光泽，中段区域呈黄白色与棕红色（或黑褐色）相间的条纹，两端呈暗红色，部分血管内膜与质块紧密连接。

5．肺栓塞

【病变特点】 肺门区肺动脉腔内有条索状质块堵塞，质块暗红褐色，内有层状灰白色条纹，表面干燥。结构致密，其一端稍尖，指向下一级动脉分支（图2-7-2）。

6．脾贫血性梗死

【病变特点】 部分脾脏。切面可见灰红色或灰白色不规则三角形梗死灶。底部朝向

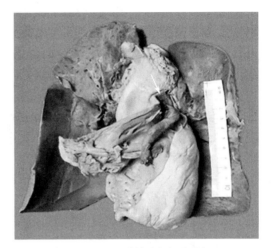

图2-7-2 肺栓塞（肉眼观）

脾包膜，略隆起（或凹陷），尖部朝向脾门，边界清楚，周围有暗褐色窄带环绕（图2-7-3）。

7．肠出血性梗死

【病变特点】 病变肠管明显肿胀，呈黑褐色，浆膜面少量纤维素渗出物覆盖，与正常肠段分界清楚（图2-7-4）。

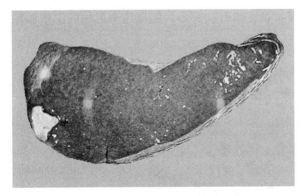

图2-7-3 脾贫血性梗死（肉眼观）

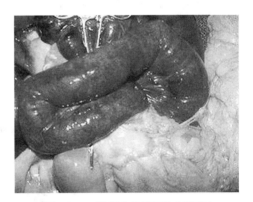

图2-7-4 肠出血性梗死（肉眼观）

8．急性风湿性心内膜炎

【病变特点】 心脏标本。暴露左心房及二尖瓣，在二尖瓣闭锁缘上可见一排灰白色，表面光滑、粟粒大小的疣状突起物，这就是白色血栓。

（二）组织切片观察

1．慢性肝淤血

【低倍镜】 系肝组织，被膜轻度增厚，肝基本结构（肝小叶）尚存，肝小叶中央静脉及其

周围肝窦明显扩张,充满大量红细胞,小叶中央肝细胞索变窄,甚至消失,充血区由小叶中央向周边发展可与邻近充血区相互连接(图2-7-5)。

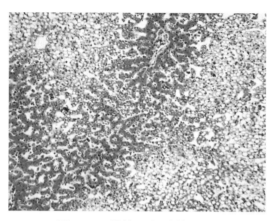

图2-7-5 慢性肝淤血(镜下观)

【高倍镜】 小叶中央区肝细胞体积变小,数量减少,部分肝细胞内出现圆形空泡(脂肪变性),部分区域可见淤胆现象,汇管区可见少量单核细胞、淋巴细胞浸润。

【诊断要点】 肝小叶中央静脉及其周围肝窦明显扩张,充血区由小叶中央向周边发展可与邻近充血区相互连接,部分区域可见淤胆现象。

2. 慢性肺淤血

【低倍镜】 系肺组织,肺膜轻度增厚,肺泡隔增宽,肺泡腔内见多少不等的细胞和液体成分。

【高倍镜】 肺泡隔毛细血管高度扩张、充满红细胞,肺泡腔内可见均质粉染的浆液、红细胞吞噬棕黄色含铁血黄素颗粒的巨噬细胞(心衰细胞),部分巨噬细胞有黑色的尘埃颗粒(图2-7-6)。

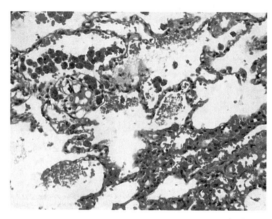

图2-7-6 慢性肺淤血(镜下观)

【诊断要点】 肺泡隔毛细血管高度扩张,肺泡腔内可见均质粉染的浆液、红细胞及心衰细胞。

3．静脉混合血栓

**【低倍镜】** 静脉腔中可见一偏位粉染质块。

**【高倍镜】** 质块近血管壁处，可见由粉红淡染、细颗粒状物质构成的团块或条索，并呈分支状排列，此即由血小板形成的血小板梁，在其边缘附着多少不等的白细胞，血小板梁间，为粉红色纤维蛋白网及多量血细胞。

**【诊断要点】** 静脉混合血栓的基本结构：血小板梁、纤维蛋白网、白细胞、红细胞。

4．肾贫血性梗死

**【低倍镜】** 系肾组织，大部分区域组织结构正常，三角区内呈一片粉染，细胞核消失，但肾组织轮廓尚存。

**【高倍镜】** 三角区内的肾小球、肾小管轮廓尚可认，但胞核已溶解消失，细胞质粉染呈细颗粒状。该区周围肾组织中小血管明显扩张充血，间质内散在红细胞（构成充血、出血带），并有单核细胞，中性白细胞浸润。

**【诊断要点】** 病变区的肾小球、肾小管轮廓尚可辨认，但胞核已溶解消失，细胞质粉染呈细颗粒状。

5．肺出血性梗死

**【低倍镜】** 系肺组织，梗死区肺泡隔模糊不清，或仅见轮廓，肺泡腔内充满大量红细胞。

**【高倍镜】** 梗死区周围肺组织肺泡隔增厚，纤维组织增生，毛细血管扩张、充血，肺泡腔内有红细胞、白细胞、巨噬细胞及浆液。

**【诊断要点】** 梗死区肺泡隔纤维组织增生，毛细血管充血，肺泡腔内红细胞、白细胞、巨噬细胞及浆液。

（三）动物实验（空气栓塞）

1．目的要求

（1）了解空气栓塞对机体的影响。

（2）掌握兔耳缘静脉穿刺技术。

（3）初步掌握实验家兔的解剖方法。

2．实验动物和器材：健康家兔 1 只，手术器械一套，5ml 注射器、针头各 1 支。

3．方法

（1）观察并记录正常家兔的一般情况、活动状态、呼吸频率与深度、心率、角膜反射及瞳孔大小等。

（2）用注射器经耳缘静脉迅速注入空气 1.5～2ml/kg 体重，记录时间，然后观察家兔情况，并做好记录。

（3）待家兔死后，观察呼吸、心率、角膜反射及瞳孔大小等。

（4）将家兔仰卧于实验台上，剖开胸腔，剪开心包壁层，通过扩张的右心耳薄壁，观察心腔内的气泡。同时，注意观察上腔静脉、下腔静脉和肺动脉内有无气泡。随后将心脏周围的大血管全部结扎，剪断，取出心脏，观察并记录心脏各部位的体积和色泽，再依次剪开左心房、左心室和右心房、右心室，注意观察有什么现象出现。

（5）请记录观察结果，写出实验报告，分析死因。

4．注意事项

（1）取家兔时，运用正确的手法，避免被家兔抓伤、咬伤，如有损伤即涂以碘酊消毒。

（2）正确使用各种手术器械,严格按照实验步骤进行实验操作。

（3）明确相关解剖部位,严格遵守解剖规程,解剖过程中切忌划破血管、心脏。

（4）实验结束后将动物尸体及其他杂物放入指定位置,清洗并清点手术器械。

## 四、实验报告

1．绘出慢性肝淤血的镜下结构简图。

2．绘出慢性肺淤血的镜下结构简图。

3．写出空气栓塞实验报告,主要阐明家兔死亡原因。

## 五、思考与反馈

1．以肝淤血、肺淤血为例说明淤血的病变及淤血的后果。

2．试述肺动脉血栓栓塞在肺部会出现哪些病理变化？栓子可能从何处来？给机体会带来哪些影响？

（李　萱）

# 实验报告书写页

## 一、理论要点

1. 炎症的概念。
2. 炎症的基本病理变化。
3. 炎症的全身表现及局部反应。
4. 炎症的类型及各类型的病变特点。
5. 炎症的结局及转归。

## 二、实验目的

1. 掌握化脓性炎、纤维素性炎、炎性息肉的大体变化。
2. 熟悉变质性炎、出血性炎的病变特征。
3. 认识炎细胞和脓细胞。

## 三、实验内容

### (一)大体标本观察

1. 急性化脓性阑尾炎

【病变特点】 阑尾肿胀变粗,浆膜表面失去光泽,血管扩张充血,表面覆有灰白色或灰黄色脓性渗出物。

2. 绒毛心(纤维素性心包炎)

【病变特点】 心脏标本,心包已剖开。心外膜(心包脏层)表面粗糙,覆以大量灰黄色纤维素性渗出物,呈绒毛状(图2-8-1)。

3. 肾脓肿

【病变特点】 肾切面下极见一直径约1cm、圆形、灰黄色、边界清楚的脓肿。

4. 化脓性脑膜炎

【病变特点】 脑膜血管高度扩张充血,脑膜表面覆盖灰白色脓性分泌物,以大脑额、顶叶表面最明显。病变严重区脑沟、脑回被脓液掩盖,结构模糊不清。

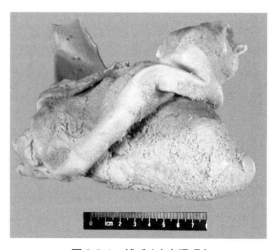

图 2-8-1 绒毛心(肉眼观)

5. 脑脓肿

【病变特点】 在脑的冠状切面上见多个大小不一,形状不一的脓肿,脓肿腔内残留有黄白色或咖啡色(伴出血)脓性渗出液,脓肿壁内面粗糙,边界清楚。

6. 阿米巴肝脓肿

【病变特点】 肝右叶见一较大脓肿,脓肿壁灰白,较厚,边缘不整齐,腔内坏死物已流出。内壁不光滑,呈破絮状(图 2-8-2)。

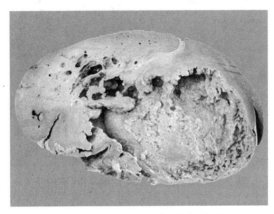

图 2-8-2 阿米巴肝脓肿(肉眼观)

7. 肠息肉

【病变特点】 肠黏膜面可见突出其表面的两个带蒂的肿物,突入肠腔,其蒂部与肠壁相连。

(二)组织切片观察:

1. 急性蜂窝织炎性阑尾炎

【病变特点】 圆形管腔结构,腔内充满红染物质。

【低倍镜】 阑尾壁肿胀增厚。阑尾各层内有弥漫的炎细胞浸润,腔内有炎性渗出物及坏死脱落的黏膜上皮,浆膜面附有炎性渗出物,血管显著扩张充血(图 2-8-3)。

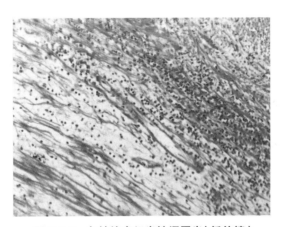

图 2-8-3 急性蜂窝织炎性阑尾炎(低倍镜)

【高倍镜】 腔内充满多量浆液、中性粒细胞、红细胞,部分黏膜坏死脱落。阑尾壁各层血管高度扩张充血,可见白细胞靠边现象;组织间隙疏松可见浆液、大量中性粒细胞、嗜酸性粒细胞浸润(嗜酸性粒细胞细胞质红染颗粒状,胞核深染呈八字形或圆形)。浆膜面渗出物由中性粒细胞和纤维素组成(图 2-8-4)。

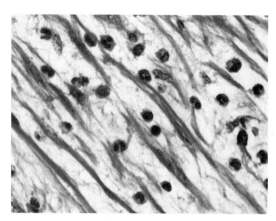

图 2-8-4　急性蜂窝织炎性阑尾炎(高倍镜)

【诊断要点】 尾壁各层由大量的中性粒细胞浸润。

2．异物肉芽肿

【病变特点】 斜行条状组织块,中心可见一椭圆形蓝染结节。

【低倍镜】 主要由多核巨细胞、单核巨噬细胞等成分构成,为境界清楚的结节状病变。

【高倍镜】 在异物的周围有多少不等的巨噬细胞、异物巨细胞(细胞核多个,数目多少不等,分布不规则)和成纤维细胞等包绕。

【诊断要点】 以异物多核巨细胞、单核巨噬细胞为主形成的结节状病变;病变区可见异物,病变边缘纤维结缔组织增生。

3．宫颈息肉

【病变特点】 类圆形组织块,肉眼未见特殊。

【低倍镜】 息肉表面被覆单层柱状上皮,上皮下可见增生毛细血管、腺体、纤维组织及较多的炎细胞。

【高倍镜】 浸润的炎细胞有淋巴细胞(体积较小,圆形,核深染),浆细胞(体积中等大小,椭圆形,核圆形偏位于细胞一端,核染色质呈车辐状,细胞质丰富嗜碱性,核周可见月牙状空晕),嗜酸性粒细胞(体积中等大小,圆形,核分成两叶呈"八"字状,细胞质内可见粗大的嗜酸性颗粒)。

【诊断要点】 被覆上皮、腺体、间质增生,慢性炎细胞浸润。

## 四、实验报告

1．绘出急性蜂窝织炎性阑尾炎的镜下结构简图。

2．绘出异物肉芽肿的镜下结构简图。

## 五、思考与反馈

1. 病理形态学上如何确诊炎症？
2. 渗出性炎包括哪几类？各有何特点？
3. 试比较脓肿与蜂窝织炎的异同。

**（李　萱）**

# 实验报告书写页

# 实验九 肿 瘤

## 一、理论要点

1. 肿瘤的概念、一般形态与组织结构，肿瘤的分化和异型性，肿瘤的生长方式与扩散，肿瘤对机体的影响。

2. 良、恶性肿瘤的区别，癌与肉瘤的区别。

3. 肿瘤的命名原则及分类。

4. 癌前病变、原位癌及早期浸润癌。

## 二、实验目的

1. 掌握常见肿瘤的形态特点，肿瘤的异型性。

2. 掌握常见上皮及间叶组织来源的良、恶性肿瘤的特点。

3. 熟悉不同肿瘤的肉眼描述。

## 三、实验内容

### （一）大体标本观察

1. 皮肤乳头状瘤

【病变特点】 肿瘤向皮肤表面呈外生性生长，表面有许多乳头状小突起，切面呈灰白色，以较细的蒂与正常组织相连，底部未见肿瘤浸润。

2. 脂肪瘤

【病变特点】 肿瘤呈球形或分叶状，质软，较油腻，表面光滑，边界清楚，有完整包膜。切面呈淡黄色，可见少许灰白色纤维束将肿瘤分成大小不等的小叶状。

3. 纤维瘤

【病变特点】 肿瘤呈卵圆形，质较坚韧，表面光滑，有完整包膜。切面呈灰白色，由灰白色纵横交错的纤维束构成。

4. 多发性子宫平滑肌瘤

【病变特点】 子宫体积增大，黏膜下、浆膜下和肌壁间有数个大小不等的球形肿块，边界清楚，可见包膜，切面呈灰白色编织状或漩涡状。

5. 胃腺癌

【病变特点】 在胃窦部见一肿块，中央组织坏死脱落形成溃疡，溃疡形状不规则，较浅，边缘隆起，溃疡及周围隆起处的胃黏膜皱襞消失。

6. 结肠腺癌

【病变特点】 结肠一段，黏膜面可见溃疡形肿块，溃疡形状不规则，边缘隆起，底部高低不平，并见坏死组织。

7. 子宫颈癌

【病变特点】 靠近子宫颈管处，肿瘤组织菜花状，黄色，伴溃疡形成，由于癌组织呈浸润性生长，致子宫轻度肥厚。

8. 卵巢畸胎瘤

【病变特点】 肿瘤呈卵圆形，表面光滑，灰白色。切面呈囊性，单房，壁薄，内壁光滑，囊内可见皮脂、毛发、牙齿等多种成分。

（二）组织切片观察：

1. 皮肤乳头状瘤

【低倍镜】 标本系瘤组织，呈乳头状突起，根部狭窄，与底部皮肤组织相连。实质为增生的鳞状上皮，间质为血管及纤维组织，并有少量的炎细胞浸润。

【高倍镜】 瘤细胞分化成熟，排列似正常鳞状上皮，细胞层数增多，可见角化，基底膜完整。

【诊断要点】 被覆鳞状上皮增生，形成乳头状或手指状突起，乳头中心为间质；细胞形态、排列层数、极向与正常组织相似。

2. 子宫平滑肌瘤

【低倍镜】 子宫平滑肌组织，肌壁间有一圆形瘤组织，包膜不明显，但与周围组织分界清楚；瘤细胞呈束状或漩涡状排列，瘤细胞之间有少量纤维结缔组织间质。

【高倍镜】 瘤细胞呈长梭形，细胞质丰富，粉红染色，边界清楚，胞核长梭形，两端饨，核膜清楚，染色质颗粒较细，分布均匀。

【诊断要点】 周围组织分界清楚，瘤细胞分化较好。

3. 宫颈鳞癌

【低倍镜】 宫颈表面的鳞状上皮异常增生，突破基底膜，形成条索状或片块状瘤细胞团，即癌巢；癌巢中心可见层状红染角化物，即癌珠（图2-9-1）。

【高倍镜】 癌细胞异型性明显，可见病理性核分裂象。

【诊断要点】 细胞具有异型性、排列成巢，高分化者可见细胞间桥和角化珠。

4. 胃腺癌

【低倍镜】 胃组织。一端为正常胃结构，层次清楚，腺体大小及排列方向一致。

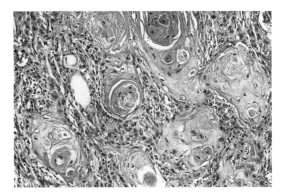

图2-9-1 鳞状细胞癌（镜下观）

另一端为腺癌组织，由多量形状不一、大小不等、排列不规则的腺体构成，组成腺体之癌细胞呈单层或多层不规则排列。部分区域癌组织已浸润肌层（图2-9-2）。

【高倍镜】 癌细胞呈现不同程度的异型性，细胞大小不一，形态各异，排列紊乱，核大染色较深，病理性核分裂象多见。

【诊断要点】 肿瘤由大小不等、形态不一的腺体组成，呈浸润性生长；细胞有异型性，病理性核分裂象多见。

5. 纤维肉瘤

【低倍镜】 瘤细胞弥散分布、排列紊乱，有些呈束状排列。间质极少，仅见血管。

【高倍镜】 瘤细胞一般体积较大，多呈梭形，但形态大小不一致，核/浆比例增大，有巨核、双核和奇异形核，核膜不规则增厚。染色质分布不均，可见病理性核分裂象。

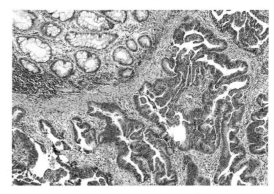

图 2-9-2　胃腺癌（镜下观）

【诊断要点】 瘤细胞呈多形性，异型性明显，大小不一，核分裂象多见。

6. 骨肉瘤

【低倍镜】 肿瘤组织由异型性明显的瘤细胞及残乱的骨小梁及骨样组织构成，细胞与间质混杂、弥漫排列；另外有蓝染的肿瘤性骨小梁和均质粉染的骨样组织，形态不规则，大小不一，排列零乱。瘤细胞可直接形成肿瘤性骨样组织和骨组织是诊断骨肉瘤的组织学依据。

【高倍镜】 瘤细胞高度异型性，大小不一，形态多样，呈梭形、圆形、三角形，并见较多瘤巨细胞及病理性核分裂象。

【诊断要点】 瘤细胞可直接形成肿瘤性骨样组织和骨组织。

## 四、实验报告

1. 绘出胃腺癌的镜下结构简图。
2. 绘出鳞状细胞癌的镜下结构简图。

## 五、思考与反馈

1. 简述肿瘤异型性的概念及表现形式。
2. 如何区别良性肿瘤与恶性肿瘤？

（李　萱）

# 实验报告书写页

## 实验十 心脏及动、静脉组织结构

### 一、理论要点

1. 心壁分层及各层次的组织结构。
2. 区别动静脉的组织结构。

### 二、实验目的

1. 掌握心壁、中动脉的光镜结构。
2. 了解中静脉的光镜结构。

### 三、实验内容

（一）心

取材：狗左心室壁。

染色：HE染色。

【肉眼观】 标本中壁薄部位心房，壁厚部为心室，两者交界处可见心瓣膜，染成浅颜色的条状结构。有瓣膜一侧为心腔面，另一面为外膜。

【低倍镜】 从内向外区分心壁的三层结构：心内膜、心肌膜、心外膜。

（1）心内膜：靠近心腔，最薄，淡红色。从内向外分为二层结构：表面为内皮；其下方为内皮下层，薄层结缔组织；内皮下层又分为内层与心内膜下层，在心室壁心内膜下层较厚，含有浅染的浦肯野纤维（图2-10-1）。

（2）心肌膜：由心肌组成，心室壁厚于心房壁，可见各种切面的心肌纤维束，其间有少量的结缔组织及丰富的毛细血管。

（3）心外膜：浆膜，由疏松结缔组织及间皮组成，其中可见小血管、神经和脂肪组织。

心瓣膜为心内膜向心腔内折叠并突出的部分，结构与心内膜相似，表面为内皮，中间为致密结缔组织。

【高倍镜】

（1）心内膜：分两层，即内皮及内皮下层。

①内皮：为单层扁平上皮，胞核呈扁圆形。

②内皮下层：结缔组织，内层为细密的

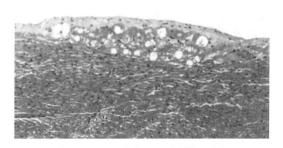

图2-10-1 狗左心室壁（镜下观）

结缔组织，外层也称为心内膜下层，亦为疏松结缔组织，心室的心内膜下层含有浦肯野纤维，属于特殊的心肌细胞，直径较普通心肌纤维略粗，胞质丰富，呈粉红色，染色较浅，胞核1～2个，居中，横纹不明显。

（2）心肌膜：由心肌构成，心肌纤维呈螺旋状排列，其间有少量的结缔组织和丰富的毛细血管。

（3）心外膜：即为心包脏层，属于浆膜，由间皮及输送结缔组织构成，内含血管、神经及脂肪组织。

### （二）中动脉和中静脉

取材：人中动脉与中静脉。

染色：HE 染色。

【肉眼观】 切片中有两个较大的血管横切面，其中管比较厚、管腔较大而圆的是中动脉；管壁较薄、管腔较大而不规则的是中静脉。

【低倍镜】

（1）中动脉：从内向外将管壁分为三层结构

①内膜：很薄，最外层为内弹性膜，与中膜相分界。

②中膜：最厚，主要由平滑肌组成。

③外膜：厚度与中膜近似，着色浅，主要由结缔组织构成。外膜与中膜交界处有外弹性膜。

（2）中静脉

①内膜：较薄，内弹性膜不明显，与中膜分界不清。

②中膜：较薄，主要有系数的环形平滑肌组成，肌束间有结缔组织。

③外膜：较中膜厚，有结缔组织组成，无外弹性膜，有少量平滑肌及小血管。

## 四、实验报告

绘出中动脉的镜下结构简图。

## 五、思考与反馈

1. 心脏的组织结构如何区别心内膜与心外膜？

2. 心的传导系统组成如何？浦肯野氏纤维与一般心肌纤维有什么不同？

3. 以中等动静脉为例，试述静脉管壁结构。

（郭莹叶）

## 实验报告书写页

# 实验十一 淋巴组织结构

## 一、理论要点

1. 淋巴结的分区及各区的组织结构。
2. 脾的分区及各区的组织结构。

## 二、实验目的

1. 掌握淋巴结的光镜结构。
2. 熟悉脾脏的组织结构。

## 三、实验内容

### （一）淋巴结

取材：狗淋巴结。

染色：HE染色。

【肉眼观】 淋巴结为实质性器官，纵切面呈椭圆形，表面染色较深的为被膜，被膜深层为皮质，着深蓝色；中央部分着色浅，为髓质。

【低倍镜】

（1）被膜和小梁：被膜为薄层致密结缔组织，深入实质形成小梁，着红色，内有血管（图2-11-1）。

（2）皮质：位于实质表层，分三个部分。

①浅层皮质：位于被膜内侧，由圆形或椭圆形的淋巴小结构成。小结的周围部着色较深，中央部着色较浅，称为生发中心。

②副皮质区：位于皮质深层成片的弥散淋巴组织，边界不清。

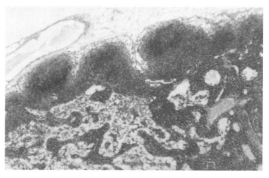

图2-11-1 狗淋巴结（镜下观）

③皮质淋巴窦：位于被膜与淋巴组织之间、小梁与淋巴组织之间。窦较窄小，结构疏松，着色浅。

（3）髓质：皮质深层，与皮质分界不清。

①髓索：由相互连接成索状的淋巴组织构成，粗细不等。

②髓窦：位于髓索之间、髓索与小梁之间。染色较浅，窦腔较大。

【高倍镜】

（1）被膜：由致密结缔组织所构成，凸侧被膜可见输入淋巴管；淋巴结门处可见输出淋巴管。

（2）皮质

①淋巴小结：顶部周围为小淋巴细胞，胞核较小，染色较深，称为小结帽。生发中心分为明区和暗区。明区位于小结帽内侧，染色淡主要由网状细胞、巨噬细胞和中淋巴细胞等组成，暗区位于明区内侧，染色较深，由大淋巴细胞组成。

②副皮质区：主要由小淋巴细胞组成。

（3）髓质：髓窦的窦壁由扁平的细胞围成，核扁，胞质较少，窦内的星状细胞有较多突起并相互连接；巨噬细胞较大，呈卵圆形或不规则形。

（二）脾脏

取材：猴脾脏。

染色：HE 染色。

【肉眼观】 红髓呈粉红色，占大部分，白髓分散于其中，呈条索状结构和圆形结构，着色为深蓝色。

【低倍镜】

（1）被膜和小梁：为较厚的致密结缔组织，被膜深入实质形成小梁（图2-11-2）。

（2）白髓：深蓝色，有密集的淋巴组织构成，散在分布，呈圆形或椭圆形。

（3）红髓：分布于白髓之间，包括脾索和脾窦。脾索着红色，呈条索状，脾索之间为脾窦，是有内皮组成的狭窄腔隙。

（4）边缘区：白髓和红髓交界处，淋巴细胞较为稀疏。

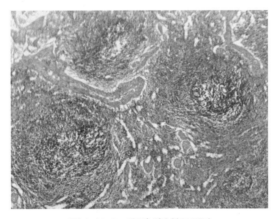

图2-11-2 猴脾脏（镜下观）

【高倍镜】

（1）被膜和小梁：被膜为较厚的致密结缔组织，内含弹性纤维和平滑肌纤维。实质中有小梁的各种断面。

（2）白髓

①动脉周围淋巴鞘：是围绕中央动脉周围的弥散淋巴组织，中央动脉管壁的内膜有内皮和内弹性膜。中膜有 1-2 层平滑肌环绕。淋巴组织以小淋巴细胞为主。

②脾小结：为脾内淋巴小结，位于动脉周围淋巴鞘的一侧，常有生发中心。

（3）红髓

①脾窦：为不规则的腔隙，窦壁内皮细胞附于脾索，呈长杆状，可见其各种断面，窦腔内有血细胞。

②脾索：位于脾窦之间，呈不规则条索状。主要由索状淋巴组织构成，内含各种血细胞、巨噬细胞等。

## 四、实验报告

绘出淋巴小结的镜下结构简图。

## 五、思考与反馈

比较淋巴结和脾的微细结构。

（郭莹叶）

**实验报告书写页**

# 实验十二 心血管系统病理

## 一、理论要点

1. 动脉粥样硬化症的基本病变，冠状动脉粥样硬化性心脏病的病变特点及后果。
2. 风湿病的基本病变及其发生发展过程，风湿性心脏病的形态特征及后果。
3. 高血压病的基本病变及各器官病变的特点及后果。

## 二、实验目的

1. 掌握风湿性心肌炎风湿小体及风湿细胞的形态特点。
2. 掌握主动脉粥样硬化肉眼观及镜下病变特点。

## 三、实验内容

### （一）大体标本观察

1. 主动脉粥样硬化症

【病变特点】 主动脉内膜不光滑，可见多个大小不等、形状不整、凸凹不平，隆起于内膜的黄白色、灰白色或蜡滴样斑块，此斑块在肋间动脉开口处更为明显。有的斑块破溃形成溃疡，有的斑块钙化呈灰白色，较硬（图2-12-1）。

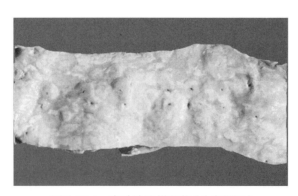

图2-12-1 主动脉粥样硬化症（肉眼观）

2. 风湿性心内膜炎

【病变特点】 在二尖瓣闭锁缘上，可见单行排列、粟粒大小、灰白色，与瓣膜粘连紧密的赘生物。瓣膜无异常改变（图2-12-2）。

3. 高血压病

【病变特点】 心脏体积明显增大,重量增加。左心室心肌明显增厚,腱索、乳头肌及肉柱明显增粗,但左室腔不扩张.故称向心性肥大。到晚期心脏代偿失调时,心脏出现肥厚性扩张,称为离心性肥大(图 2-12-3)。

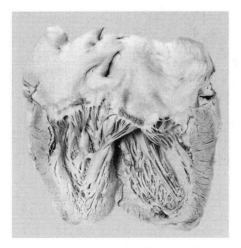
图 2-12-2 风湿性心内膜炎(肉眼观)

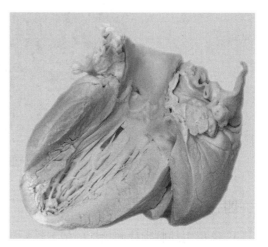
图 2-12-3 高血压病左心室肥大(肉眼观)

(二)组织切片观察

1. 主动脉粥样硬化症

【诊断要点】 斑块表有一层纤维帽,可发生玻璃样变性。斑块深层可见无定形的坏死崩解物质,内有胆固醇结晶(针状空隙)、少量纤维蛋白、钙化。底部和边缘可有肉芽组织形成,外周可见泡沫细胞和淋巴细胞浸润(图 2-12-4)。

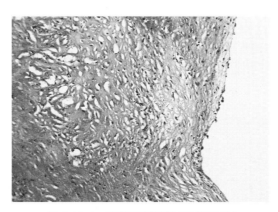
图 2-12-4 动脉粥样硬化症(镜下观)

2. 风湿性心肌炎

【诊断要点】 在心肌间质内尤其在血管周围,有一些梭形细胞团,此即风湿小体(也称为 Aschoff body)其中心部为纤维蛋白样坏死灶,周围有各种细胞成分。

(1)Aschoff 细胞:胞浆丰富,核大,呈卵圆形、空泡状。核膜增厚深染,染色质集中于核的中央,核的横切面貌以枭眼:纵切面,染色质状如毛虫。

（2）Aschoff 巨细胞：含有 1～4 个泡状核，与 Aschoff 细胞相似，胞浆嗜碱。

（3）少量的组织细胞、淋巴细胞、浆细胞和个别的中性粒细胞（图 2-12-5）。

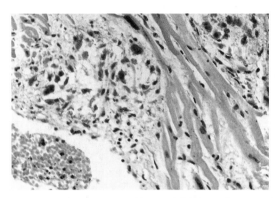

图 2-12-5　风湿性心肌炎（镜下观）

## 四、实验报告

1. 绘出主动脉粥样硬化症的镜下结构简图。

2. 绘出风湿性心肌炎的镜下结构简图。

## 五、思考与反馈

1. 简述动脉粥样硬化症的基本病变及冠状动脉粥样硬化性心脏病的病变特点及后果。

2. 简述风湿病的基本病变及其发生发展过程，风湿性心脏病的形态特征及后果。

3. 简述高血压病的基本病变及各器官病变的特点及后果。

（于海胜）

# 实验报告书写页

# 实验十三　呼吸系统组织结构

## 一、理论要点

1. 气管的分层及各层次的组织结构。
2. 肺内的支气管树分支及肺泡的微细结构。

## 二、实验目的

1. 掌握肺的微细结构。
2. 熟悉气管的微细结构。

## 三、实验内容

### (一) 气管

取材：人气管。

染色：HE 染色。

【肉眼观】　标本缺口侧为管壁内侧，表面紫蓝色为上皮，外面 C 形染成蓝色的为透明软骨环。

【低倍镜】　从管腔内向外分辨管壁的三层结构。

(1) 黏膜层：由上皮和固有层组成。

①上皮：为假复层纤毛柱状上皮，柱状细胞之间有少量杯状细胞（图 2-13-1）。

②固有层：疏松结缔组织，内含较多的淋巴细胞，弹性纤维较多，内有腺体导管及血管断面。

(2) 黏膜下层：与固有层相连，无明显界限，疏松结缔组织，内含混合性腺体。

(3) 外膜：为 C 字形透明软骨环，缺口处为致密结缔组织与平滑肌纤维，腺体可伸至此处。

【高倍镜】

(1) 上皮：假复层纤毛柱状上皮，柱状细胞之间可见较多的杯状细胞，在基底部可见基底细胞与梭形细胞，组成上皮的细胞高矮不一，因此细胞核不在一个平面上，

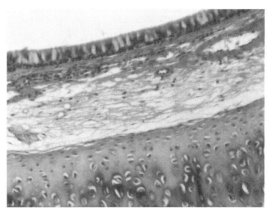

图 2-13-1　人气管（镜下观）

看似多层。

（2）黏膜下层：为疏松结缔组织，内有较多的血管、淋巴管和气管腺，腺体为混合性，其中染色较深的为浆液性腺，染色较浅为黏液腺。

（3）透明软骨环：软骨呈 C 形，着蓝色。软骨周边部的细胞体积较小，呈扁圆形，散在分布；中央部细胞体积较大，成群分布，形成同原细胞群。

## （二）肺

取材：猫肺。

染色：HE 染色。

**【肉眼观】** 组织标本呈海绵状，可见大小不等的管腔断面，为肺内支气管各级分支和肺动脉、肺静脉的断面。小泡状结构为肺呼吸部（图 2-13-2）。

**【低倍镜】** 分辨导气部和呼吸部，注意支气管分支与血管的区别。

**导气部：** 包括小支气管、细支气管和终末细支气管。

（1）小支气管：管径粗，管壁厚，三层分界不明显。

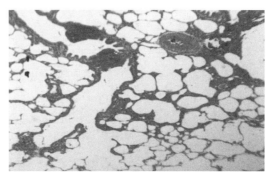

图 2-13-2　肺组织（镜下观）

①黏膜层：上皮为腔表面深色部分，为假复层纤毛柱状上皮，有杯状细胞，但当管腔变细时，杯状细胞会逐渐变少。固有层较薄，为结缔组织。

②黏膜下层：疏松结缔组织，含有混合性。

③外膜：由透明软骨片和结缔组织构成，内含小血管。在小支气管一侧有伴行的肺动脉分支断面，管壁薄，管腔大。

（2）细支气管：管径较小，管壁较薄，上皮为假复层或单层纤毛柱状，环形平滑肌增多，杯状细胞、混合性腺及软骨片很少或消失。

（3）终末细支气管：管径细，黏膜形成明显皱襞，上皮为单层柱状上皮，无杯状细胞、混合腺及软骨片，平滑肌形成完整的环形。

**【高倍镜】** 重点观察呼吸部。

**呼吸部：** 包括呼吸性细支气管，肺泡管、肺泡囊和肺泡，其中前三者管壁上均有肺泡的开口，可进行气体交换。

（1）呼吸性细支气管：管壁不完整，肺泡直接开口于管壁上，上皮为单层立方，肺泡开口处为单层扁平上皮，上皮下有少量结缔组织与平滑肌。

（2）肺泡管：管壁有许多肺泡开口，相邻肺泡间的肺泡管处呈结节状膨大，表面上皮为单层立方，其外有少量平滑肌。

（3）肺泡囊：许多肺泡共同围成的囊腔，在相邻肺泡开口处无平滑肌，只有少量结缔组织，切片中不见结节状膨大。

（4）肺泡：形态不规则的空泡状结构。肺泡上皮由单层扁平上皮和立方上皮构成，相邻肺泡之间的薄层结缔组织为肺泡隔，内有毛细血管。肺泡腔与肺泡隔内有肺巨噬细胞，胞质嗜酸性，吞噬灰尘后成为尘细胞。

## 四、实验报告

绘出肺泡的镜下结构简图。

## 五、思考与反馈

1. 肺的呼吸部包括哪些结构？肺泡壁结构如何？
2. 什么是气血屏障？

（郭莹叶）

## 实验报告书写页

# 实验十四 呼吸系统病理

## 一、理论要点

大叶性肺炎、小叶性肺炎、肺气肿、肺心病和肺癌的病理形态学改变。

## 二、实验目的

1. 掌握大叶性肺炎的肉眼观及镜下观表现。
2. 掌握小叶性肺炎的肉眼观及镜下观表现。

## 三、实验内容

### （一）大体标本观察

1. 大叶性肺炎

【病变特点】 红色肝样变期：肺体积增大饱满，部分肺叶变实，表面及切面为红褐色，略呈颗粒状，病变均匀一致，质实如肝。

灰色肝样变期：肺大叶呈弥漫性变实，切面呈灰白色，略呈颗粒状。胸膜表面有纤维蛋白渗出（图 2-14-1）。

2. 小叶性肺炎

【病变特点】 肺的切面上，双肺各叶有多数散在的小片状变实病灶，呈灰白或灰黄色，边界不清，尤以下叶明显（图 2-14-2）。

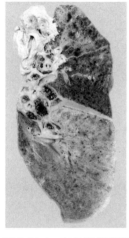

图 2-14-1　灰色肝样变期

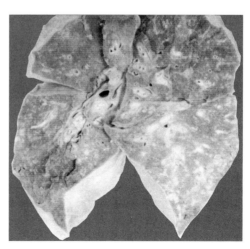

图 2-14-2　小叶性肺炎

3. 硅肺

【病变特点】 肺切面可见多数散在的灰白色粟粒及米粒大小的结节,此即硅结节。其中多数境界清楚,有的融合成较大的硅结节。在结节周围及结节之间有灰白色质地致密的纤维组织。有的标本中,肺门淋巴结内亦可见大小不等的灰白色硅结节(图2-14-3)。

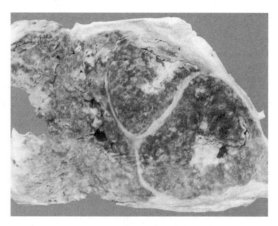

图2-14-3 硅肺

(二)组织切片观察

1. 大叶性肺炎

【诊断要点】 红色肝样变期:病变均匀一致,肺泡腔内充满大量的纤维蛋白,交织成网,网眼中有较多的红细胞和一定数量的中性白细胞及少量的肺泡巨噬细胞,肺泡间孔可见纤维蛋白通过。肺泡壁增厚,毛细血管扩张充血。胸膜表面也可见纤维蛋白渗出。

灰色肝样变期:病变均匀一致,肺泡腔内充满大量的纤维蛋白和中性白细胞,肺泡间孔可见纤维蛋白通过。有的肺泡腔内白细胞已变性坏死,纤维蛋白减少(图2-14-4)。

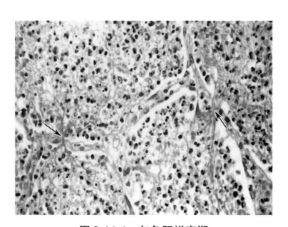

图2-14-4 灰色肝样变期

2. 小叶性肺炎

【诊断要点】 镜下可见实变区内细支气管上皮局部坏死脱落,管腔内有炎性渗出物,主要是中性粒细胞。支气管壁内血管扩张、充血,有中性白细胞浸润。支气管周围的肺泡腔内也有较多中性粒细胞渗出。炎症灶周围的肺泡腔变圆,轻度扩张,呈代偿性肺气肿改变。

3. 间质性肺炎

【诊断要点】 主要累及肺间质。见肺泡壁明显增厚,有大量淋巴细胞和浆细胞浸润。肺泡腔内可见脱落的上皮细胞或巨噬细胞。有时尚可见到肺泡腔内表面有透明膜形成。支气管壁充血、水肿,有巨噬细胞和淋巴细胞浸润,支气管黏膜上皮多坏死脱落,腔内可见巨噬细胞和中性白细胞。

4. 硅肺

【诊断要点】 肉眼可见切片上有多个粉红色的小圆点,镜下可见肺组织内有数个散在结节,大小不等,此即为硅结节。粉染的硅结节由同心圆状的纤维构成,纤维组织多透明变性。结节内可见黑色带黄绿色闪光的粉尘颗粒。有的结节中心有钙盐沉着。结节周围有纤维母细胞,并有吞噬炭末的巨噬细胞(图2-14-5)。

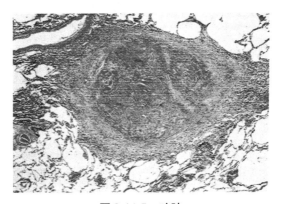

图2-14-5 硅肺

## 四、实验报告

1. 绘出大叶性肺炎的镜下结构简图。
2. 绘出小叶性肺炎的镜下结构简图。

## 五、思考与反馈

1. 列表说明大叶性肺炎和小叶性肺炎的不同点。
2. 肺源性心脏病的发病机理是什么?

(于海胜)

**实验报告书写页**

# 实验十五 消化系统组织结构

## 一、理论要点

1. 食管壁，胃壁，小肠和大肠的管壁分层。
2. 肝脏和胰腺的组织结构。

## 二、实验目的

1. 掌握胃、十二指肠、肝、肺的微细结构。
2. 熟悉食管、气管的微细结构。
3. 了解大肠，胰腺的组织结构。

## 三、实验内容

### (一) 食管

取材：人食管横切面。

染色：HE 染色。

【肉眼观】 管腔不规则，可见几个纵行皱襞突入管腔，腔面紫蓝色区为黏膜上皮。

【低倍镜】 分辨食管壁，由内向外分四层结构，即黏膜层、黏膜下层、肌层、外膜（图 2-15-1）。

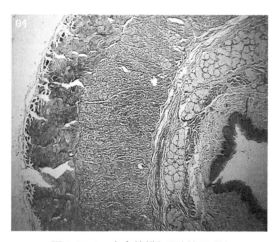

图 2-15-1 人食管横切面（镜下观）

**【高倍镜】**

(1)黏膜:分三部分,表面为未角化的分层扁平上皮,其外层为细密结缔组织的固有层,其内可见血管及食管腺导管的断面。黏膜肌层为纵行平滑肌束,是黏膜与黏膜下层的分界。

(2)黏膜下层:疏松结缔组织,含小血管和食管腺,腺泡染色浅,腺腔很小,腺细胞呈椎体形,胞质着浅蓝色,核染色深,腺导管小,由单层立方或矮柱状细胞围成。

(3)肌膜:两层肌组织构成,大致分为内环外纵,两层之间可见肌间神经丛。

(4)外膜:纤维膜,由结缔组织构成,富含血管和神经。

**(二)胃壁**

取材:狗胃底。

染色:HE 染色。

**【肉眼观】**

长条形的组织,紫蓝色一面为黏膜,红色的一面为肌层,两者之间染色浅的部分为黏膜下层,可见黏膜和黏膜下层突出形成的皱襞。

**【低倍镜】** 分清胃壁的四层结构。

(1)黏膜层:表面为单层柱状上皮,可见上皮凹陷形成的胃小凹。上皮外层为固有层,含大量胃底腺,腺体之间有少量的结缔组织,固有层外为黏膜肌层,有内环外纵两层平滑肌组成(图2-15-2)。

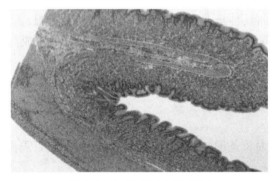

图 2-15-2 狗胃底(镜下观)

(2)黏膜下层:位于黏膜肌层外面,含有血管、淋巴管及黏膜下神经丛。

(3)肌层:较厚,平滑肌组成,大致分为内斜中环外纵三层,肌层之间可见肌间神经丛。

(4)浆膜:由疏松结缔组织和间皮构成。(有的间皮在制片过程中可脱落)

**【高倍镜】** 重点观察黏膜结构。

(1)上皮:单层柱状上皮,由表面黏液细胞组成,细胞核位于基底部,顶部胞质充满黏原颗粒,呈透明区。

(2)胃底腺:位于固有层内。选择开口于胃小凹的胃底腺的纵切面观察,主要观察三种细胞:

①主细胞,又称胃酶细胞,数量最多,主要分布于胃底腺的下半部。细胞呈矮柱状,核圆,位于基部,基部胞质呈嗜碱性,染成蓝色,顶部胞质充满空泡状结构。

②壁细胞,又称泌酸细胞,分布于上半部,胞体较大,多呈圆锥形,核圆而深染,居中,

可有双核,胞质嗜酸性,着深红色。

③颈黏液细胞,数量少,分布于胃底腺的颈部,胞核偏扁,呈半月状。

### (三)十二指肠

取材:猫的十二指肠。

染色:HE 染色。

【肉眼观】 小肠纵断面,凹凸不平一侧为肠腔面,可见有数个较高的突起,是小肠环形皱襞,在皱襞表面可见有许多细小的突起,外为肠绒毛。

【低倍镜】 分辨管壁四层结构(注意与胃底区别)重点观察肠绒毛和小肠腺。

(1)黏膜层:表面有许多伸向肠腔的突起,为小肠绒毛,其纵切面呈指状,横切面为卵圆形。固有层内含有不同断面的小肠腺。黏膜肌层由内环外纵两层平滑肌组成,染成粉色。

(2)黏膜下层:疏松结缔组织,含有十二指肠腺,为黏液腺,内含小血管和淋巴等。

(3)肌层:内环外纵两层平滑肌,期间可见肌间神经丛。

(4)浆膜:结缔组织和间皮组成。

【高倍镜】 重点观察小肠绒毛和小肠腺。

(1)小肠绒毛:为指状突向管腔,表面为单层柱状上皮,上皮游离面为染色较红的纹状缘,上皮主要由柱状的吸收细胞组成,期间有杯状细胞。绒毛中轴是固有结缔组织,其中央有 1~2 条纵行的中央乳糜管,还可见毛细血管、散在的纵行平滑肌纤维及较多的淋巴细胞。

(2)小肠腺:位于固有层内,是黏膜上皮下陷形成的单管腺,开口与相邻绒毛之间。细胞主要为吸收细胞,期间有少量杯状细胞。在肠腺底部有三五成群的锥体细胞,细胞胞质顶部含有嗜酸性颗粒,此细胞为潘氏细胞,为小肠腺专有细胞。

### (四)结肠

取材:狗结肠。

染色:HE 染色。

【病变特点】 标本为长条形,是结肠的横断面,一侧隆起且表面不整,染成紫蓝色的为黏膜,依次分辨四层。

【低倍镜】 分辨四层结构,注意与小肠区别。

(1)腔面平整无绒毛。

(2)上皮内有大量的杯状细胞。

(3)固有层内充满长而直的结肠腺。

【高倍镜】 着重观察黏膜。

(1)黏膜上皮:单层柱状上皮,纹状缘不明显,上皮内有大量的杯状细胞。

(2)结肠腺:主要由柱状细胞和大量杯状细胞组成。

### (五)肝

取材:人肝。

染色:HE 染色。

【病变特点】 标本被分成许多小区域,即为肝小叶。

【低倍镜】 肝表面有被膜,实质为肝小叶组成。肝小叶中央的管腔为中央静脉,其周围放射状排列的条索状结构为肝索。肝索之间为肝血窦,与中央静脉相通。相邻的肝小叶之间为肝门管区,为结缔组织,内含三种管道。人肝的结缔组织较少,肝小叶分界不清(图 2-15-3)。

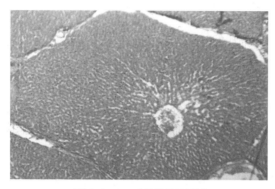

图 2-15-3　人肝(镜下观)

【高倍镜】

(1)肝板:由肝细胞单行排列组成的凹凸不平的板状结构,围绕中央静脉呈放射状排列,并相互交织成网状。肝细胞体积较大,多边形,内含 1~2 个核,位于中央,核仁明显,胞质嗜酸性。

(2)肝血窦:肝细胞索之间的间隙,窦壁由内皮细胞祖成。窦腔不规则,腔内可见肝巨噬细胞。

(3)中央静脉:位于肝小叶中央,壁薄而不完整,由内皮和少量结缔组织构成,有空与血窦相连。

(4)肝门管区:内有小叶间动脉、小叶间静脉及小叶间胆管通过。

(六)胰

取材:人胰腺。

染色:HE 染色。

【肉眼观】　标本中形态不规则、大小不等的区域为小叶。

【低倍镜】　表面有被膜,实质为小叶,界线不明显(图 2-15-4)。

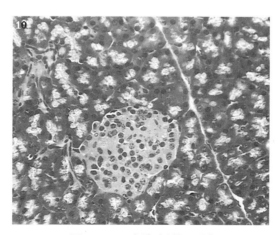

图 2-15-4　人胰腺(镜下观)

（1）外分泌部：有许多紫红色的腺泡及导管的各种断面。

（2）内分泌部：胰岛，散在分布于外分泌部之间的细胞团，着色较浅。

（3）小叶间的结缔组织中有小叶间导管。

【高倍镜】

（1）腺泡：浆液性，腺细胞呈锥形，细胞顶部含有嗜酸性的酶原颗粒，基部为嗜碱性颗粒。胞核为圆形，位于基部，腺腔内可见泡心细胞，呈扁平或立方形，胞质不明显，胞核染色淡，呈圆形或椭圆形。

（2）闰管：管径较小，单层扁平上皮，纵断面可见闰管与泡心细胞相连。

（3）胰岛：周围有少量结缔组织，细胞数目不定，染色浅，细胞排列不规则，相互连接呈索或团状。

（4）小叶间导管：由单层立方上皮或矮柱状上皮构成。

## 四、实验报告

绘出肝小叶的镜下结构简图。

## 五、思考与反馈

1. 简述消化管的一半结构。

2. 肝脏的血液循环有何特点？胆汁的排放途径如何？

3. 何谓胰岛？胰岛内有哪些细胞类型？各分泌什么激素？其功能各怎样？

（郭莹叶）

# 实验报告书写页

## 实验十六 消化系统病理

## 一、理论要点

1. 胃炎的病因、类型及病变,溃疡病的病因、发病机制,病变、结局。
2. 胃癌的病因、主要类型、病变特点及转移途径。
3. 病毒炎肝炎的病因、发病机制、类型及病变、临床病理联系及结局。
4. 肝硬化的概念,主要类型及病变特点、临床病理联系。
5. 原发性肝癌的类型及病变特点。

## 二、实验目的

1. 掌握溃疡病的病变特点。
2. 掌握肝硬化的病变特点。
3. 掌握病毒性肝炎的病变特点。

## 三、实验内容

### (一) 大体标本观察:

1. 慢性胃溃疡

【病变特点】 此为胃大部分切除标本,小弯近幽门处有椭圆形溃疡,直径 1.3cm,溃疡边缘整齐.溃疡底较平坦,溃疡周围黏膜呈放射状(图 2-16-1)。

2. 急性重型肝炎

【病变特点】 肝体积明显缩小,重量减轻、质地柔软,肝表面被膜皱缩。切面呈黄色,或者红褐色。部分呈不规律的红黄相同的斑纹状,肝结构模糊不清(图 2-16-2)。

3. 门脉性肝硬化

【病变特点】 肝脏体积缩小,重量减轻、质地变硬.表面凸凹不平,可见多数突出表面大小

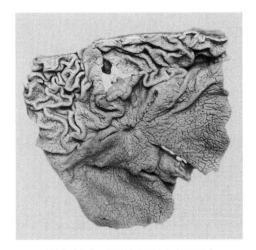

图 2-16-1　慢性胃溃疡(肉眼观)

不等的半球形结节或颗粒(最大者直径不越过 1cm),切面亦可见多数散在圆形,椭圆形黄色小结节,大小不等,小结节即肝细胞成分,结节之间为增生的结缔组织(图 2-16-3)。

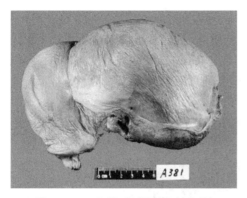

图 2-16-2　急性重型肝炎（肉眼观）

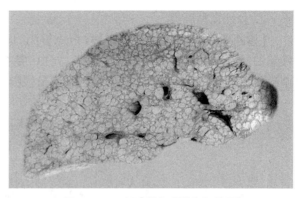

图 2-16-3　门脉性肝硬化（肉眼观）

4．肝癌

【病变特点】　巨块型肝癌肝：切面可见巨大实体肿块。儿头大小，圆形，占据整个肝右叶，瘤块质地较软，切面呈灰白色或黄褐色，中心部常有出血坏死。周边常有散在卫星状瘤结节。周围肝组织无硬化（图 2-16-4）。

结节性肝癌：伴肝硬化改变，瘤结节散在、椭圆形、大小不等、直径由数毫米至数厘米，可融合，形成较大的瘤结节。

（二）组织切片观察：

1．慢性胃溃疡

【诊断要点】

（1）上层由少量炎性渗出物（白细胞和纤维蛋白等）。

（2）其下为坏死层，粉染的纤维蛋白及坏死物质。

（3）再下方为肉芽组织层，由新生的毛细血管、纤维母细胞、以及炎细胞构成。

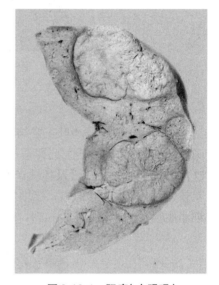

图 2-16-4　肝癌（肉眼观）

（4）最下方为瘢痕层，内结缔组织构成。有的动脉内膜增厚管腔狭窄。溃疡两侧列的胃壁组织尚完整，在黏膜固有层及其余各层均有淋巴细胞浸润（图 2-16-5）。

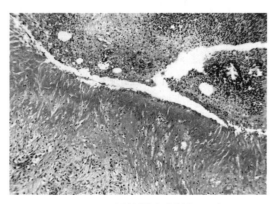

图 2-16-5　慢性胃溃疡（镜下观）

2. 急性重型肝炎

【诊断要点】 肝正常结构破坏，肝索解离、肝细胞崩解，形成弥漫性大片坏死。亦可见残留的网状纤维支架。肝窦明显扩张、充血、甚至出血。Kupffer 细胞增生肥大，并吞噬细胞碎屑及色素。小叶内和汇管区淋巴细胞及巨噬细胞浸润（图 2-16-6）。

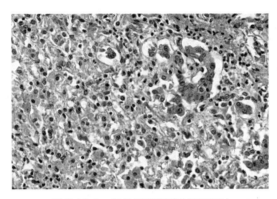

图 2-16-6 急性重型肝炎（镜下观）

3. 门脉性肝硬化

【诊断要点】 肝小叶正常结构被破坏，由广泛增生的纤维组将肝小叶分割成大小不等，圆形或椭圆形肝细胞团，此即假小叶。假小叶内中央静脉多偏大，或缺如，或有多个。假小叶内肝细胞有脂肪变性及坏死。有的肝细胞体积较大，胞浆深粉色、核大、受色较深，可有双核，此即再生的肝细胞。在增生的纤维组织中有淋巴细胞和单核细胞浸润。尚可见新生细小胆管及假胆管（图 2-16-7）。

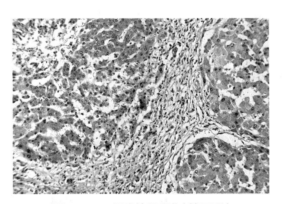

图 2-16-7 门脉性肝硬化（镜下观）

## 四、实验报告

1. 绘出胃溃疡的镜下四层结构简图。
2. 绘出门脉性肝硬化的镜下结构简图。
3. 绘出病毒性肝炎的镜下结构简图。

## 五、思考与反馈

1. 简述溃疡病的病因、发病机制，病变、结局。
2. 简述病毒炎肝炎的病因、发病机制、类型及病变、临床病理联系及结局。
3. 简述肝硬化的概念，主要类型及病变特点、临床病理联系。
4. 原发性肝癌的类型及病变特点。

（于海胜）

# 实验报告书写页

# 实验十七 泌尿器官组织结构

## 一、理论要点

1. 肾脏内部各段泌尿小管的结构特点。
2. 肾小体的结构和功能。

## 二、实验目的

1. 掌握肾的形态结构。
2. 了解膀胱的形态结构。

## 三、实验内容

### （一）肾

取材：兔肾脏。

染色：HE染色。

【肉眼观】 标本呈扇形，周边为皮质，呈深红色，中央染色较浅，为髓质。

【低倍镜】

（1）被膜：薄层致密结缔组织，位于肾脏表面。

（2）皮质：包括皮质迷路和髓放线两部分。

①皮质迷路：由肾小球和肾小管曲部构成，可见断面呈圆形、弧形的肾小管。

②髓放线：位于皮质迷路之间，由呈束的纵切面或斜切的小官构成。

（3）髓质：主要由大小不等的泌尿小管组成，包括肾小管直行部分和集合管，其中可见小血管。皮髓交界处有弓形动脉与静脉，髓放线之间有小叶间动脉，髓质内为直小动脉、静脉（图2-17-1）。

【高倍镜】

（1）皮质

①肾小体：包括血管球与肾小囊。肾小囊分为壁层与脏层，壁层为单层扁平上皮，脏层紧贴血管表面与毛细血管内皮分界不清，两层之间的腔隙为肾小囊腔。

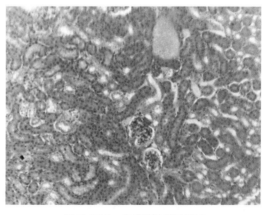

图2-17-1 兔肾脏（镜下观）

②近曲小管：管壁厚，管腔小而不规则，上皮细胞为单层立方，细胞游离面有刷状缘，细胞界限不清；核圆，位于近基底部，胞质呈强嗜酸性染成深红色。

③远曲小管：断面较近曲小管数量少，管径较小，管壁较薄，腔大而规则，上皮细胞为立方形，界限较为清楚，胞质嗜酸性弱，细胞游离面无刷状缘，细胞核位于中央或偏顶部，核间距较小。

（2）髓质

①细段：在髓放线及髓质中的细管，由单层扁平上皮构成，管腔小，管壁薄，略比毛细血管厚，腔内无血细胞。

②集合小管：由立方上皮构成，胞质染色明亮，核圆，着色深，细胞界限清楚。

③乳头管：由高柱状上皮构成，细胞界限清楚。

球旁细胞：在血管极处，肾小球入球微动脉与出球微动脉出入的部位，可见入球微动脉平滑肌细胞变为立方上皮样，即为球旁细胞。细胞核较大，卵圆形，染色浅，细胞轮廓不清。

## 四、实验报告

绘出肾小体的镜下结构简图。

## 五、思考与反馈

1. 肾单位包括哪些结构？
2. 如何在显微镜下鉴别近端小管、细段、远端小管？

（郭莹叶）

## 实验报告书写页

# 实验十八 泌尿系统疾病

## 一、理论要点

1. 肾小球肾炎的概念。
2. 各型肾小球肾炎的光镜、电镜、临床病理联系和预后。
3. 肾盂肾炎的概念、病因及发病机制、分型。
4. 急慢性肾盂肾炎病因、病变特点、临床病理联系及转归结局。

## 二、实验目的要求

1. 掌握急性弥漫性增生性肾小球肾炎、慢性肾小球肾炎的病变特点和临床病理联系；熟悉其他各型肾小球肾炎的病变特点及临床病理联系。
2. 掌握慢性肾盂肾炎的病变特点，了解其临床病理联系。

## 三、实验内容

### （一）大体标本观察

1. 急性弥漫性增生性肾小球肾炎（毛细血管内增生性肾炎）

【病变特点】

（1）表面：肾体积轻、中度增大，包膜紧张，表面光滑，灰白或淡红色（新鲜时应呈红色）（图2-18-1）。

（2）切面：皮质增厚，皮髓分界清楚，表面或切面可见粟米大出血点。

2. 慢性肾小球肾炎

【病变特点】

（1）肾体积对称性明显缩小，重量减轻，质地变硬、颜色变深，表面有弥漫性细颗粒状突起（图2-18-2）。

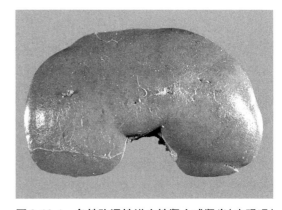

图 2-18-1　急性弥漫性增生性肾小球肾炎（肉眼观）

（2）切面：皮质变薄，边缘变锐，皮髓分界不清；小动脉管壁增厚、变硬，血管断面呈哆开状，肾盂周围组织增多。

3. 急性肾盂肾炎

【病变特点】　肾脏体积肿胀，肾表面和切面见散在大小不等黄白色脓肿，周围充血带，肾盂表面有脓性渗出物。

4. 慢性肾盂肾炎

**【病变特点】**

（1）肾表面变形：肾脏表面有粗大而不规则的凹陷性疤痕；肾脏体积变小，质地变硬，重量减轻，包膜不易剥离（图2-18-3）。

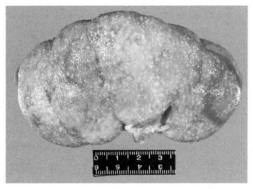

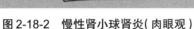

**图2-18-2　慢性肾小球肾炎（肉眼观）**

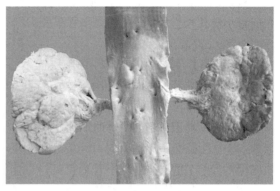

**图2-18-3　慢性肾盂肾炎（肉眼观）**

（2）切面：肾盂肾盏高度变形，肾乳头萎缩，肾盂黏膜增厚，粗糙，肾盂周围脂肪组织增生。

**（二）组织切片观察**

1. 急性弥漫性增生性肾小球肾炎

又称为毛细血管内增生性肾炎。

**【低倍镜】**　病变弥漫累及几乎所有肾小球，肾小球体积增大，肾小球内细胞数目增多，肾间质充血、灶性出血和炎细胞浸润。

**【高倍镜】**　肾小球内血管内皮细胞和系膜细胞增生肿胀伴少量中性粒细胞及单核细胞浸润，毛细血管腔狭小甚至闭塞，很少见到红细胞，肾小球呈贫血状态，并见不等量中性粒细胞浸润，部分肾小球内血管发生节段性纤维素样坏死，形成红染无结构的模糊小灶；肾小球内可见红细胞或少量蛋白性液体渗出，部分上皮细胞轻度肿胀；肾小管尤其近曲小管上皮细胞肿胀，管腔内有脱落的上皮细胞、红细胞、白细胞及不定型粉染蛋白性物质，有的腔内充有均质粉染团块状蛋白管型；肾间质毛细血管扩张充血及炎细胞浸润（图2-18-4）。

**【诊断要点】**

①肾小球内系膜细胞和内皮细胞增生及中性粒细胞浸润。

②间质水肿及炎细胞浸润。

2. 慢性肾小球肾炎

**【低倍镜】**　肾组织大部分肾小球完全或不完全的纤维化，玻璃样变，并互相靠近，呈集中趋势，所属小管萎缩消失及纤维化；肾间质纤维组织广泛增生，大量淋巴细胞、少量浆细胞浸润，小动脉壁增厚，管腔不同程度狭窄；残存肾单位代偿性肥大，肾小球

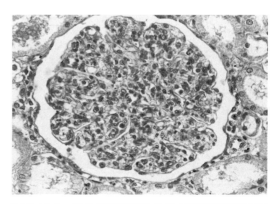

**图2-18-4　急性弥漫性增生性肾小球肾炎（镜下观）**

体积增大，肾小管扩张，有的肾小管上皮细胞呈柱状、部分肾小管囊状扩大，上皮细胞平状，肾小管内可见管型（图2-18-5）。

【诊断要点】 ①大量肾小球纤维化、玻璃样变，与之相连肾小管萎缩消失。②肾间质纤维组织增生，大量淋巴细胞浸润。③残存的肾小球代偿性肥大，残存肾小管扩张。

3. 慢性肾盂肾炎

【低倍镜】 肾盂黏膜增厚，细胞层次增多，黏膜下水肿及慢性炎症细胞浸润；肾间质慢性化脓性炎症，间质明显纤维化，有多量的浆细胞、淋巴细胞浸，有时有淋巴滤泡

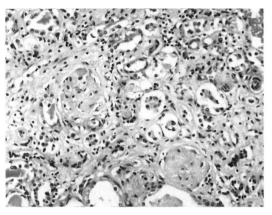

图2-18-5 慢性肾小球肾炎（镜下观）

形成；嗜中性粒细胞浸润有时并可有小脓肿形成；肾小管坏死、萎缩，少数肾小管扩张有均质红染的胶样管型，部分肾小管内可见白细胞管型；晚期病变波及肾小球，表现为肾球囊周围纤维化，最终包绕肾小球使其纤维化玻璃样变。

## 四、实验报告

1. 绘制慢性肾小球肾炎低倍镜图。
2. 试比较慢性肾小球肾炎与慢性肾盂肾炎的异同点。

## 五、思考与反馈

弥漫性硬化性肾小球肾炎的肾脏缩小及表面颗粒是怎样形成的？它与哪些疾病引起的肾硬变相似？

（陈燕枝）

## 实验报告书写页

# 实验十九　生殖系统组织结构

## 一、理论要点

1. 睾丸的组织结构。
2. 卵巢的一般结构及生长卵泡的形态结构,并能在切片中辨认。
3. 子宫内膜的结构特点,在光镜下辨认子宫内膜增生期和分泌期的结构。

## 二、实验目的

1. 掌握睾丸、卵巢的形态结构。
2. 熟悉子宫的光镜结构。
3. 了解输卵管的形态结构。

## 三、实验内容

### （一）睾丸

取材:狗睾丸。

染色:HE 染色。

【低倍镜】

（1）被膜:表面覆盖有单层扁平上皮的鞘膜,深面为白膜,白膜深入实质,将其分成许多小叶。

（2）实质:在睾丸小叶中,可见许多大小不等、形状不一、管壁厚薄各异的生精小管断面,结缔组织之间有睾丸间质。

（3）间质:疏松结缔组织(图 2-19-1)。

【高倍镜】

（1）精原细胞:在生精小管管壁最外面,附着于基膜上。细胞为圆形或卵圆形,体积中等,胞核着色较深。

（2）初级精母细胞:位于精原细胞的近腔侧,细胞有 2～3 层,体积较大而圆。

（3）次级精母细胞:位于初级精母细胞的近腔侧,细胞体积大小与精原细胞相似,存在时间短。

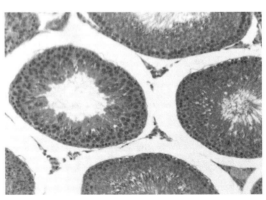

图 2-19-1　狗睾丸( 镜下观 )

（4）精子细胞：靠近管腔面，细胞体积较小，胞质少，胞核圆形，染色质细密。

（5）精子：位于管腔面，头部扁圆形，染色较深，尾部较长，淡红色。

（6）支持细胞：高椎体形，细胞基底部附着于基膜上，细胞顶端达腔面，细胞核较大，呈椭圆形或三角形，核仁明显。

（7）间质：疏松结缔组织，内有睾丸间质细胞，常成群分布。间质细胞呈圆形或多边形，体积较大，胞核圆形，居中；胞质嗜酸性，常染成红色。

（二）卵巢

取材：兔卵巢。

染色：HE 染色。

【肉眼观】　标本为卵圆形，周围部较厚，为皮质，内有大小不等的空泡，中央着色浅为髓质。

【低倍镜】　卵巢表面为单层立方或单层扁平状上皮，深层为致密结缔组织构成的白膜。实质中，皮质位于外周，内有致密结缔组织基质、不同发育阶段的卵泡、黄体和白体。髓质位于中央，由疏松结缔组织构成，内含血管。

黄体为圆形的淡红色的细胞团，内有粒黄体细胞，着色较浅，胞核圆形，染色较深，膜黄体细胞位于周边。两种黄体细胞在切片中呈空泡状。

【高倍镜】

（1）原始卵泡：数量多，排列成群，位于皮质浅层。体积小，由初级卵母细胞和卵泡细胞组成，卵泡细胞为一层扁平的细胞。

（2）初级卵泡：位于原始卵泡深层，由原始卵泡发育而来，卵泡体积增大，初级卵母细胞增大，周围出现透明带，着红色。卵泡细胞变为立方和柱状，双层至多层，卵泡细胞之间出现卵泡液。

（3）次级卵泡：由初级卵泡继续发育增大而成，卵泡中出现卵泡腔，内有卵泡液。卵泡细胞分成两部分，围绕着卵泡腔的部分称为颗粒层，而初级卵母细胞、透明带、放射冠及凸向卵泡腔的卵泡细胞称为卵丘（图 2-19-2）。

（4）近成熟卵泡：体积更大，接近卵巢表面，卵泡腔增大，颗粒层变薄，放射冠与周围的卵泡细胞间出现裂隙。

（5）闭锁卵泡：形态差异大，卵母细胞核固缩或消失，透明带皱缩或不规则并与周围卵泡细胞分离，卵泡壁的卵泡细胞凋亡。

（三）子宫

取材：人子宫。

染色：HE 染色。

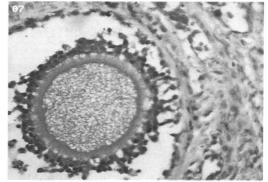

图 2-19-2　卵泡（镜下观）

1. 子宫增生期

【病变特点】　染成紫色的部分为内膜，红色部分为肌层。

【低倍镜】　由内到外观察子宫壁结构，可区别出内膜、肌层和外膜三层结构。

（1）内膜：包括上皮与固有层。上皮为单层柱状上皮，固有层为疏松结缔组织，其内有很多长短不等的子宫腺和小血管。

（2）肌层：较厚，有平滑肌组成。

（3）外膜：浆膜。

**【高倍镜】**

（1）子宫腺：较直，断面少，腺腔较小，无分泌物，腺上皮与内膜上皮相同。

（2）基质细胞：数量多，呈梭形或星形，细胞界限不清，核大为卵圆形（图 2-19-3）。

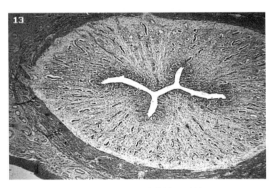

图 2-19-3　子宫（镜下观）

2. 子宫分泌期

**【高倍镜】** 子宫内膜更厚，子宫腺数量多、增长、弯曲、腔隙变大。腔内有分泌物。螺旋动脉数量较多，成群分布，腔大。基质细胞分裂增殖，胞质含有脂滴，固有层水肿，可见结缔组织空隙增大。

## 四、实验报告

绘出次级卵泡的镜下结构简图。

## 五、思考与反馈

1. 曲精小管的组织结构怎样？睾丸间质细胞位置、功能怎样？

2. 卵泡的发育过程如何？如何分辨各级卵泡？

（郭莹叶）

## 实验报告书写页

# 实验二十　女性生殖系统疾病

## 一、理论要点

1. 慢性宫颈炎的病因、病理变化及类型。
2. 子宫颈癌病变变化特点及扩散途径。
3. 乳腺癌病变特点、主要类型、扩散途径及临床病理联系。
4. 葡萄胎、恶性葡萄胎及癌的病理变化的异同。

## 二、实验目的

1. 掌握子宫颈上皮内瘤变的概念、子宫颈癌病理特点、扩散途径和临床病理联系。
2. 掌握乳腺癌的常见组织学类型及病变特点。
3. 掌握滋养层细胞疾病的病理形态特点和临床病理联系。

## 三、实验内容

### （一）大体标本观察

1. 慢性子宫颈炎

【病变特点】 ①宫颈黏膜充血、水肿，呈鲜红色颗粒状或糜烂。宫颈黏膜表面覆盖乳白或黄白色分泌物。②增生显著，呈鸭梨状膨隆，形成宫颈息肉。

2. 子宫颈鳞癌

【病变特点】 ①溃疡型：癌组织表面有大块组织坏死脱落，形成溃疡。切面见灰白色癌组织向深部浸润。②内生浸润型：子宫颈切面见灰白色癌组织向子宫颈深部浸润生长（图2-20-1）。

3. 葡萄胎

【病变特点】 切片呈囊泡状，囊泡边缘深染，囊腔内粉染（图2-20-2）。

4. 乳腺浸润性导管癌

【病变特点】 部分乳腺组织，表面皮肤橘皮样外观，乳头下陷，切面瘤组织灰白色，不

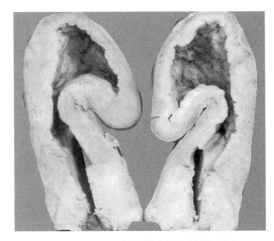

图 2-20-1　子宫颈鳞癌（内生浸润型）

规则形,蟹足样侵入周围脂肪组织中,附近见一些大小不等的囊腔。

**（二）组织切片观察**

1. 慢性子宫颈炎

【低倍镜】 宫颈黏膜下血管扩张充血、水肿,有大量淋巴细胞,浆细胞和单核细胞浸润。

【高倍镜】 被覆上皮细胞脱落、增生或鳞化,宫颈腺体鳞化。

2. 子宫颈鳞状细胞癌

【低倍镜】 癌细胞排列不规则、呈团块状或条索状。癌巢中央可见同心层排列的粉红色角化珠。间质内有大量淋巴细胞浸润。

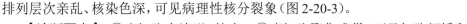

图 2-20-2 葡萄胎（肉眼观）

【高倍镜】 癌细胞异型性明显,大小不等,排列层次亲乱、核染色深,可见病理性核分裂象（图 2-20-3）。

【诊断要点】 ①癌细胞多边形,核大。②癌细胞聚集成巢,可见细胞间桥和角化珠。

3. 葡萄胎

【低倍镜】 绒毛高度水肿增大,疏松淡染。被覆绒毛表面的两种滋养层细胞不同程度的增生。绒毛间质内的血管消失。

【高倍镜】 细胞滋养层细胞呈圆形或多角形,胞质丰富,疏松,淡染,细胞界限清楚,核空泡状,核膜清楚,可见核仁。合体细胞体积大,形状不规则。胞质红染,多含空泡,多核,核大深染（图 2-20-4）。

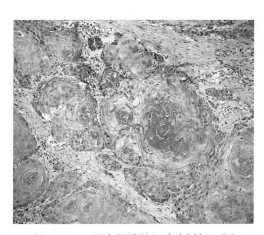

图 2-20-3 子宫颈鳞状细胞癌（镜下观）

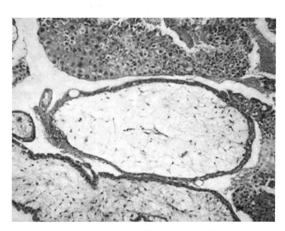

图 2-20-4 葡萄胎（镜下观）

【诊断要点】 ①线毛间质高度水肿。②滋养层细胞增生。③线毛间质血管减少或消失。

4. 乳腺浸润性导管癌

【低倍镜】 乳腺组织,周边部见一些正常小叶,腺泡及小导管小而一致,细胞亦小,大小均匀,其余大部分区域为癌组织,表现为导管扩张,大小不一,导管内充满体积大、异型性较明显的癌细胞。多数管腔中癌细胞大片坏死，呈红染无结构状，仅周围残留不等量的癌细胞（图 2-20-5）。

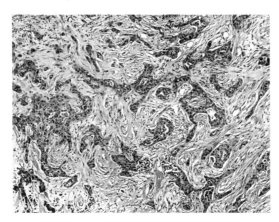

图 2-20-5 乳腺浸润性导管癌（镜下观）

## 四、实验报告

1. 绘制宫颈息肉的低倍镜图，并描述其形态。
2. 绘制葡萄胎的低倍镜图。

## 五、思考与反馈

1. 慢性子宫颈炎有哪些病理类型？如何区分？
2. 子宫颈癌有哪些病理学类型？如何蔓延和转移？会引起哪些后果？
3. 试从病理学角度比较葡萄胎、侵袭性葡萄胎及绒毛膜癌的异同点。

（陈燕枝）

## 实验报告书写页

## 一、理论要点

1. 甲状腺的组织结构。
2. 肾上腺的组织结构。

## 二、实验目的

1. 掌握甲状腺的形态结构。
2. 熟悉肾上腺、垂体远侧部各种细胞及神经部的光镜结构。

## 三、实验内容

### （一）甲状腺

取材：狗甲状腺。

染色：HE 染色。

【肉眼观】 甲状腺染成粉红色。

【低倍镜】

被膜：薄层粉红色结缔组织，包在腺体的表面。

实质：有许多大小不同的滤泡。滤泡壁为单层上皮细胞，腔内充满红色均状胶质。滤泡之间有少量结缔组织和丰富的毛细血管（图2-21-1）。

【高倍镜】

（1）滤泡：由单层立方或柱状上皮围成，细胞的高低随功能状况不同而异。核圆，胞质着色较浅。滤泡腔内充满红色的胶质，是一种碘化的甲状腺球蛋白。其周边可见圆形或半圆形空泡。

（2）滤泡旁细胞：位于滤泡壁上皮之间或滤泡之间。体积较大，呈圆形，胞质染色浅。

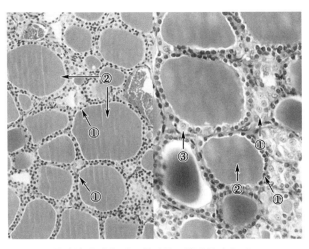

①滤泡上皮细胞；②滤泡；③滤泡旁细胞。

**图2-21-1　甲状腺（镜下观）**

（二）肾上腺

取材：狗肾上腺。

染色：HE 染色。

【肉眼观】　肾上腺切面呈三角形或半月形，周围着色深的部分为皮质，中央着色浅的部分为髓质。

【低倍镜】　辨认皮质的三个带。

（1）被膜：位于表面，由结缔组织组成。染浅红色。

（2）皮质：由于细胞排列不同，由外向内分为三带。三带之间无明显界限。

球状带：位于被膜下，较薄，腺细胞排列成团，着色深。

束状带：位于球状带的下方，最厚，腺细胞排列成单行或双行的条索状，着色浅。胞质呈泡沫状。

网状带：位于束状带下方，着色较深，腺细胞排列成条索状且相互吻合成网。

（3）髓质：位于中央，较薄，与网状带分界常不整齐。髓质细胞被染成黄褐色，故又称嗜铬细胞。细胞排列成索或团状，并相互连接成网，还有管腔较大的中央静脉或其属支。偶尔可见胞体较大的交感神经节细胞。

【高倍镜】

（1）皮质

①球状带：细胞较小，呈锥形，胞质染色较深，核小，染色深。细胞团间有血窦。

②束状带：细胞较大，为多边形，胞质内含较多脂滴，脂滴在制片时溶解，故呈泡沫状，核染色较浅。细胞索间有血窦。

③网状带：细胞小，呈不规则形，染色较深，细胞索吻合成网，网孔内有血窦。有些细胞核固缩，染色深。

（2）髓质

①嗜铬细胞：较大，成多边形，内含有黄褐色的嗜铬颗粒，核圆，染色浅，细胞索或团之间有血窦。

②交感神经节细胞：有的切片可见胞体大，核圆，核仁明显的多极神经元，数量少，单个或 2～3 个成群散在于髓质。

③中央静脉：管腔大，不规则，管壁厚薄不匀。

（三）脑垂体

取材：人脑垂体。

染色：HE 染色。

【肉眼观】　标本为椭圆形，染色区域为远侧部，占脑垂体的大部分；染色浅的为神经部。两者之间有狭窄部分为中间部。此标本上结节部和漏斗部看不见。

【低倍镜】　外有薄层结缔组织被膜，分辨远侧部、神经部和中间部的位置。

远侧部：腺细胞密集排列成团索状，其间有丰富的血窦和少量的结缔组织，细胞的形态和染色不同。

神经部：染色浅的部分，细胞成分较少。主要是无髓神经纤维。

中间部：位于远侧部与神经部交界区域。特点是腺细胞排列成大小不同的滤泡，滤泡腔内含有红色或蓝色胶质。

## 【高倍镜】

（1）远侧部：根据胞质的染色，分为三种腺细胞。

①嗜酸性细胞：数量较多，多分布于后外侧部。胞体较大，呈圆形或多边形，细胞界限明显，胞质呈嗜酸性。核圆染浅紫色。

②嗜碱性细胞：数量较少，多分布在中心或头侧，细胞较大，呈圆形或多边形，细胞界限不清楚，胞质呈嗜碱性。核源染色浅。

③嫌色细胞：数量最多，细胞最小，呈圆形或多边形，由于胞质少且染色很浅，故细胞界限不明显。

（2）神经部：主要是有大量浅紫色的无髓神经纤维（思考：是什么神经元的轴突）；其间神经胶质细胞（垂体细胞）散在，胞浆不易看见，一般只见卵圆形的核；有的胞质内含黄色或棕黄色的色素颗粒；还可见大小不一、圆形或椭圆形浅红色的均质状小块，即赫令氏体（思考：赫令氏体的实质是什么）；有丰富的血窦。

（3）中间部：由单层立方形细胞围城滤泡，腔内有红色或灰蓝色的胶质。滤泡周围有嫌色细胞和嗜碱性细胞。

## 四、实验报告：

绘出甲状腺滤泡的镜下结构简图。

## 五、思考与反馈

1. 甲状腺腺上皮主要由哪几种细胞组成？各自功能如何？

2. 肾上腺皮质的组织结构分为哪几带？各带的细胞主要功能如何？

（郭莹叶）

## 实验报告书写页

# 实验二十二　传染病与寄生虫病

## 一、理论要点

1. 传染病的概念及病变本质。

2. 结核病的基本病理变化及类型。

3. 伤寒、细菌性痢疾及常见性传播疾病的病变特点。

## 二、实验目的

1. 掌握结核病的基本病理变化，了解其发生发展规律。

2. 掌握原发性肺结核病与继发性肺结核病及主要肺外结核病的形态特点。

3. 了解肺外结核病的形态学特点及其对机体的影响，了解肺外结核病同原发性和继发性肺结核病的关系。

4. 熟悉伤寒、细菌性痢疾的病变特点。

5. 熟悉常见性传播疾病的病变特点。

## 三、实验内容

### （一）病理大体标本观察

1. 原发性肺结核

**【病变特点】**　右肺上叶中部可见圆形、灰黄色结核性坏死灶（原发性感染灶），边界较清。同侧肺门淋巴结及支气管旁淋巴结明显肿大，有干酪样坏死。原发灶，引流淋巴管炎同肺门淋巴结结核构成的"哑铃状"病变，称肺原发综合征，系原发性肺结核病典型的病理变化。有的标本可见肺内散在的灰白色结核灶。如变质严重，结核病灶内可见灰黄色干酪样坏死（图2-22-1）。

2. 肺粟粒性结核病

**【病变特点】**　部分肺脏。胸膜下及切面弥漫散在多量粟粒样结核灶，灰黄色，边界不清，大小不甚一致，部分结节中可见灰黄色干酪样坏死。部分结节稍隆起，灰白色，边界清楚。

### （二）组织切片观察

1. 肺粟粒性结核病

**【低倍镜】**　肺组织内广泛弥漫散在的实变病灶，即结核结节。结节大小不一，仅少数为单一结核结节，绝大多数由几个或多个结节融合而成。结节中央可见粉染无结构的干酪

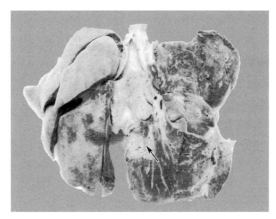

图 2-22-1  肺原发性肺结核( 肉眼观 )

样坏死, 坏死周围可见环状或放射状排列的类上皮细胞, 并可见多少不等的朗罕氏巨细胞, 结节周围见不等量纤维组织包绕、淋巴细胞浸润。结节周围肺组织显示慢性炎。

【高倍镜】  上皮样细胞梭形或不规则形, 界限不清, 细胞质较丰富染淡伊红色; 核圆形或卵圆形, 染色质少, 着色淡, 可见一个或两个核仁。结节内多有一个或多个郎罕氏巨细胞, 细胞体积甚大, 形态不规则, 细胞质深伊红染色, 内见多个核, 呈花环状或马蹄铁状排列。部分结节中央可见粉染无结构的坏死物(图 2-22-2)。

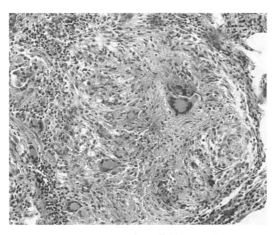

图 2-22-2  结核结节( 镜下观 )

【诊断要点】  典型结核结节, 并干酪样坏死。

2. 细菌性痢疾

【低倍镜】  结肠组织黏膜充血, 表层黏膜坏死, 大量粉染的纤维素渗出。坏死组织及渗出的纤维素、中性粒细胞、红细胞及细菌等成分, 覆盖在结肠黏膜表面, 形成细菌性痢疾特征性病变—假膜。部分区假膜脱落形成溃疡。结肠壁全层组织水肿, 血管扩张充血、出血伴以中性粒细胞为主的炎细胞浸润。

【诊断要点】  纤维素性炎; 假膜形成。

## 四、实验报告

绘制结核结节的低倍镜图。

## 五、思考与反馈

1. 试述结核病的基本病理变化及其发展与转归。
2. 简述继发性肺结核的分类及其主要病变特点。

（陈燕枝）

**实验报告书写页**

# 第三篇
# 病原生物与免疫学

## 实验一　凝集反应

### 一、理论要点

1. 大分子颗粒性抗原（如细菌、红细胞等）与其相应的抗体相结合，在适量的电解质存在及一定的温度下，经过一定的时间可出现肉眼可见的凝集团块，称为凝集反应。

2. 常用的试验方法有玻片凝集法和试管凝集法。

### 二、实验目的

1. 掌握玻片凝集实验、试管凝集实验的方法和结果分析。

2. 了解凝集反应的原理，知道凝集反应的基本类型及其临床意义。

### 三、实验内容

**（一）玻片凝集试验**

1. 实验材料　大肠杆菌斜面培养物，大肠杆菌诊断血清，葡萄球菌斜面培养物，生理盐水，接种环，洁净载玻片，酒精灯，记号笔，火柴。

2. 实验方法

（1）取洁净载玻片两张，用记号笔画分两格并做好标记。

（2）取痢疾杆菌诊断血清及生理盐水各一滴，分别滴加于载玻片所画出的两个格内。

（3）用接种环各取一个葡萄球菌菌落与大肠杆菌诊断血清及生理盐水充分混匀。注意每混匀一格必须烧灼接种环才能混匀另一格，否则将会出现交叉凝集，影响实验结果。

（4）用接种环各取一个大肠杆菌菌落与另一张玻片上的大肠杆菌诊断血清及生理盐水充分混匀。注意每混匀一格必须烧灼接种环才能混匀另一格，否则将会出现交叉凝集，影响实验结果。

（5）混匀后轻轻摇动玻片 1～2min，观察并记录结果。

玻片 1：

生理盐水

＋

葡萄球菌

大肠杆菌诊断血清

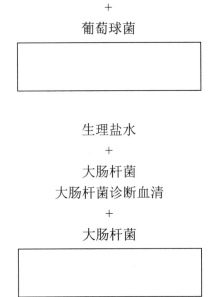

\+

葡萄球菌

玻片2:

生理盐水

\+

大肠杆菌

大肠杆菌诊断血清

\+

大肠杆菌

3.结果观察 将载玻片置于黑色背景上进行观察,在诊断血清中,混悬液由混浊变澄清并出凝集物,则为阳性结果;混悬液仍为匀混浊的乳状液,则为阴性结果。

**(二)试管凝集实验(肥达试验)**

1.实验材料 伤寒沙门菌免疫血清,生理盐水,伤寒沙门菌诊断菌液($7×10^8$/ml),试管,吸管,恒温水浴箱。

2.实验方法

(1)取8支洁净试管,依次编号并做好标记。

(2)在每支试管中各加入生理盐水0.5ml。

(3)取1:10稀释的待测血清0.5ml加入到第1管,混匀后吸取0.5ml加入到第2管,如此连续稀释至第7管,混匀后吸取0.5ml弃去;第8管不加血清作为阴性对照。

(4)每管加伤寒沙门菌H或O诊断菌液0.5ml,此时各管血清最终稀释度依次为1:40、1:80、1:160、1:320、1:640、1:1 280、1:2 560。

(5)摇匀后37℃水浴2~4h,取出观察结果或放室温过夜,次日观察结果(实验表1)。

实验表1 试管凝集反应

| 试管号 | 1 | 2 | 3 | 4 | 5 | 6 | 7 | 8 |
|---|---|---|---|---|---|---|---|---|
| 生理盐水(ml) | 0.5 | 0.5 | 0.5 | 0.5 | 0.5 | 0.5 | 0.5 | 0.5 |
| 1:10待检血清 | 0.5 | 0.5 | 0.5 | 0.5 | 0.5 | 0.5 | 0.5 | 弃去0.5 |
| 诊断菌液(ml) | 0.5 | 0.5 | 0.5 | 0.5 | 0.5 | 0.5 | 0.5 | 0.5 |
| 血清终稀释度 | 1:40 | 1:80 | 1:160 | 1:320 | 1:640 | 1:1 280 | 1:2 560 | 对照 |

3.结果观察 将试管置于有良好光源和黑色背景下,观察管底凝集物的范围和上清液的浊度,记录凝集程度,判断凝集效价用++++、+++、++、+、-等符号记录凝集效价。

对照管:应无凝集现象

试验管:"++++":上清液澄清,细菌全部凝集,凝集块全部沉于管底

"+++"：上清液稍混浊，细菌大部分凝集并沉于管底

"++"：上清液较混浊，约 50% 的细菌凝集并沉于管底

"+"：上清液混浊，仅少量细菌凝集

"−"：不凝集，液体浊度与对照管相同

血清抗体效价：试验管出现"++"以上的凝集现象即可判断为阳性；以出现"++"凝集的最高血清稀释度为该待测血清的抗体效价。

## 四、实验报告

1. 记录玻片凝集实验的材料、方法、结果。

2. 记录试管凝集实验的材料、方法、结果及测定效价。

## 五、思考与反馈

玻片凝集试验与试管凝集试验有何区别？

（马　嫚）

# 实验报告书写页

## 一、理论要点

1. 可溶性抗原与相应的抗体相结合，当两者比例合适并有电解质存在及一定的温度条件下，经一定的时间，形成肉眼可见的沉淀物，称为沉淀反应。

2. 常用的试验方法有双向免疫扩散试验和单向免疫扩散试验等。

## 二、实验目的

1. 掌握琼脂单向扩散、双向扩散的基本原理、方法、结果分析及临床用途。

2. 了解沉淀反应的原理，基本类型及其临床意义。

## 三、实验内容

### （一）双向免疫扩散试验

1. 实验材料

健康人血清，用生理盐水做 1:5～1:40 系列倍比稀释、羊抗人 IgG 抗血清、10～15g/L 琼脂糖或琼脂粉、载玻片、微量加样器、打孔器、5ml 吸管、吸球、湿盒、水浴箱、温箱。

2. 实验方法

（1）用生理盐水配制 10～15g/L 琼脂，隔水加热煮沸后放 56℃ 水浴箱中平衡温度备用。

（2）取载玻片置于水平桌面上，用吸管吸取 4～4.5ml 融化的琼脂倾注于玻片上，使琼脂盖满整张玻片，不要溢出并避免产生气泡。

（3）待琼脂凝固后，将梅花型打孔模板置于琼脂板下，用直径 3mm 的打孔器打孔，使其孔径为 3mm，孔距为 4mm，孔要求圆整光滑，孔缘不能破裂，底部勿与载玻片脱离。

（4）用微量加样器分别取抗原、抗体各 10μL 加入孔中。中心孔加入抗体，周围孔分别加入不同稀释度的抗原，并做好记录。加样时注意每加一样品均需更换加样器吸头，防止出现交叉现象影响实验结果。

（5）将加好样后的琼脂凝胶板平放于湿盒中，37℃ 温箱温育 24h，观察沉淀线。

3. 结果观察　以出现沉淀线的正常人血清最高稀释度为人血清 IgG 的扩散效价。

### （二）单向免疫扩散试验

1. 实验材料　干净载玻片，打孔器、微量加样器、琼脂糖或琼脂粉、生理盐水、正常人血清 IgG、羊抗人 IgG、水浴箱、温箱、NaN$_3$。

2. 实验方法

（1）在生理盐水中加入 2% 琼脂，其中再加 0.01%（0.1g/L）$NaN_3$。加热煮沸后放 56℃ 水浴中备用。

（2）将标准抗人 IgG 抗体按其效价用 pH7.2 PBS 做成 1 倍稀释，将已稀释的抗人 IgG 抗体于 56℃ 水浴中预热约半分钟，再与已配置好的琼脂混合均匀，迅速倾注于玻片上，待其凝固后备用。

（3）待琼脂凝固后，用打孔器打孔，孔径 3mm，孔距 10～12mm。要求孔打得圆整光滑，孔缘不能破裂，底部勿与玻片分离。

（4）稀释人免疫球蛋白工作标准品：取冻干人免疫球蛋白工作标准品 1 支加蒸馏水 0.5ml，待完全溶解后，用生理盐水稀释成不同的稀释度。其稀释范围为 1∶5、1∶10、1∶20、1∶40，IgG 相应含量为 2 020、1 010、505、252mg/L。将待检血清用生理盐水做 1∶40 稀释。

（5）用微量加样器分别吸取各稀释度的人免疫球蛋白工作标准品 10μL 加入到标准抗原孔，制备标准曲线。再用同样的方法吸取已稀释好的待检血清 10μL 加入到待检血清孔。

（6）将加好样的琼脂凝胶板置于湿盒中，放 37℃ 温箱，24h 后观察结果。

3. 结果观察　测量各份标本的沉淀环直径并记录结果，然后用标准曲线测出每份标本所含 IgG 的单位 /ml，换算为 mg/ml。待测标本中所含抗原量根据标本孔的沉淀环直径查标准曲线，将查得的 Ig 含量乘以标本的稀释倍数，即待检标本血清中 Ig 的实际含量。

## 四、实验报告

1. 记录双向免疫扩散试验的材料、方法、结果。
2. 记录单向免疫扩散试验的材料、方法、结果及测定含量。

## 五、思考与反馈

1. 琼脂单向扩散、双向扩散试验各有何优缺点，试验影响因素有哪些？
2. 琼脂单向扩散、双向扩散试验结果如何解读？

（马　嫚）

**实验报告书写页**

实验三 免疫标记技术

## 一、理论要点

1. 免疫标记技术是指用荧光素、酶、放射性同位素等标记抗体或抗原进行的抗原抗体反应，借助于荧光显微镜、酶标检测仪等仪器，对实验结果直接镜检观察或进行自动化测定，能对待测物进行定性或定量检测，而且结合以显微镜或电镜技术，还能进行精确的定位检测。免疫标记技术具有快速、定性或定量甚至定位的特点，是目前应用最广泛的免疫学检测技术。

2. 根据标记物的种类和检测方法不同，免疫标记技术可分为酶免疫的技术（以酶联免疫吸附试验最为常用）、免疫荧光技术、放射免疫技术、发光免疫测定技术等。

3. 酶联免疫吸附试验（ELISA）是将抗体（抗原）包被在固相表面后，按不同的步骤加入待测抗原（抗体）和酶标抗体（抗原），充分反应后用洗涤的方法，使固相上形成的抗原抗体复合物与其他物质分离，洗去游离的酶标抗体（抗原），最后加入底物，根据酶对底物催化的显色反应程度，而对标本中的抗原（抗体）进行定性或定量。

## 二、实验目的

1. 掌握双抗体夹心酶联免疫法的基本原理和临床意义。
2. 掌握酶联免疫试剂盒的基本组成。
3. 熟悉酶联免疫操作方法。
4. 了解斑点免疫层析试验原理。

## 三、实验内容

### （一）酶联免疫吸附试验（ELISA）

1. 实验材料　乙型肝炎病毒表面抗原（HBsAg）检测试剂盒（预包被抗体酶标反应板，系列标准品抗原，酶标抗体（抗 HBsAg-HRPO），质控血清，显色底物，终止液，浓缩洗液）。

2. 实验方法

（1）加样：加标准品或待测样本 50μL，37℃温浴 30min。

（2）洗板：用稀释好的洗液洗涤 5 次，甩干。

（3）加酶标记抗体 50μL，37℃温浴 30min。

（4）洗板：用稀释好的洗液洗涤 5 次，甩干。

（5）加显色液 A 和显色液 B，37℃温浴 15min。

（6）再加入终止液，终止反应。

3．结果观察

（1）目测法：阳性孔呈黄色，阴性孔无色。

（2）比色法：用酶标仪测 A450nm，绘制标准曲线，计算出待测样本含量。

## （二）斑点免疫层析试验（以双抗体夹心法测定尿 HCG 为例）

1．实验材料　孕妇尿，早早孕妊娠诊断试剂条片，尿液收集杯。

2．实验方法　将试剂条下端标志部位插入尿液中 10s 左右，取出后放平，置室温下 3min，目测观察结果。

3．结果观察　若出现两条紫红色线为 HCG 阳性（妊娠），若只出现质控参照线显示紫红色为阴性（未妊娠）。

## 四、实验报告

1．记录双抗体夹心酶联免疫法的实验原理、材料、方法、结果及结果分析。

2．记录早早孕妊娠诊断结果并进行结果分析。

## 五、思考与反馈

1．HBsAg 定量分析的临床意义？

2．酶联免疫吸附试验的注意事项？

3．如果要检测抗 -HBsAg 应选用何种方法？

（马　嫚）

实验报告书写页

## 实验四 细胞免疫测定（E 花环实验、淋巴细胞转化实验）

### 一、理论要点

1. 细胞免疫测定是检测参与免疫应答的各种细胞（即免疫细胞）的数量和功能的方法。由于免疫系统或其他系统的疾病，或由于免疫接种或某些临床治疗措施及某些外界环境因素的影响，免疫细胞的数量或功能均可发生变化。因此，进行细胞免疫检测，对于某些疾病的诊断和发病机理研究、免疫治疗或预防接种的效果评估及环境因素对机体免疫功能的影响，都具有重要的意义。

2. 细胞免疫测定包括免疫细胞的数量检测，免疫细胞的功能检测及细胞免疫功能体内测定技术等。

### 二、实验目的

1. 掌握 E 玫瑰花形成实验的意义。
2. 掌握淋巴细胞转换试验的原理和方法。
3. 熟悉淋巴细胞的形态特征。

### 三、实验内容

#### （一）E 玫瑰花环实验

1. 实验材料　肝素抗凝人外周血，淋巴细胞分层液，Hanks 液，绵羊红细胞悬液，血球计数板，毛细滴管，载玻片，微量加样器，光镜，0.8% 戊二醛，姬姆萨 - 瑞氏染液等。

2. 实验方法

（1）无菌抽取患者静脉血 1ml，加入事先有 0.05ml 肝素液的试管内，混匀抗凝。

（2）加 Hanks' 液 1ml 于上述试管稀释血液，然后缓慢加入盛有 1ml 淋巴细胞分层液的试管中，注意不要打乱交界液面。

（3）离心 2 000rpm，20min，用毛细滴管吸取血浆与分层液界面处富含淋巴细胞的悬液置于另一洁净试管中。

（4）用 Hanks 液以 1 000rpm，离心 10min 洗细胞 2 次，末次弃上清后再加入 Hanks 液 1ml，混匀，配制成 $1 \sim 2 \times 10^6$/ml 细胞悬液。

（5）将爱氏液保存的绵羊红细胞用 Hanks' 液洗涤三次，弃上清，将压积红细胞用 Hanks' 液配成 1% 细胞悬液。

（6）Et 试验：将淋巴细胞悬液 0.1ml 和绵羊红细胞 0.1ml 混匀（细胞数合适比例为

1：100），37℃ 水浴 10min，低速离心 500rpm，5min，再置 4℃1～2h 或过夜。取出后弃去大部分上清，轻轻摇匀，加 0.8% 戊二醛 2 滴固定数分钟后涂片，自然干燥后用姬姆萨 - 瑞氏染液染 10min，水洗，干燥后，高倍镜或油镜下观察。凡淋巴细胞周围吸附 3 个或以上绵羊红细胞者为阳性花结细胞（图 3-4-1）。

（7）Ea 试验：将淋巴细胞悬液 0.1ml 和绵羊红细胞 0.02ml 混匀（两者比例为 1：20），低速离心 500rpm，5min，弃去大部分上清，轻轻摇匀，加 0.8% 戊二醛 2 滴固定数分钟后涂片，其余程序同 Et 试验。

3. 结果观察

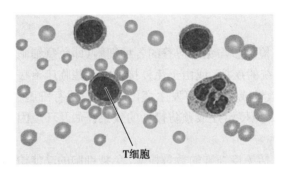

T细胞

图 3-4-1　显微镜下 T 淋巴细胞与羊红细胞形成的 E 花环

计数 200 个淋巴细胞，记录其中形成花结的和未形成花结的淋巴细胞数，然后根据下列公式计算 E 花结形成百分率：E 花结形成百分率 = 形成花结细胞数 /（花结细胞数 + 未形成花结细胞数）×100%，一般正常值 Et 为 50%～80%，Ea 正常值为 25%～35%。

（二）淋巴细胞转化实验

1. 实验材料　Wright-Giemsa 染液，细胞培养液（多用 RPMI1640。按说明书配制后抽滤除菌，临用前加入 20% 无菌 NBS、PHA 50～200μg/ml、青霉素 100U/ml、链霉素 100U/ml），肝素（400U/ml，用 Hanks 液配制），2.5% 碘酊，75% 乙醇，载玻片，无菌棉签，无菌注射器，针头，试管毛细滴管，培养瓶，高压蒸汽灭菌器，恒温培养箱，离心机，无菌过滤器，吸管，超净台。

2. 实验方法

（1）将注射器及针头、吸管、培养瓶等高压蒸汽灭菌后备用。

（2）分装培养液于各培养瓶中，每瓶 2ml。

（3）抽取静脉血 0.2ml，无菌操作注入培养瓶内，立即摇匀，置 37℃、5% $CO_2$ 培养箱培养 72h，期间每天旋转摇匀 1 次，使细胞充分混匀。

（4）细胞培养结束后，摇匀细胞，倒入离心管内，1 000r/min 离心 10min。

（5）倒净上清后，残留与管壁的少量液体回流至管底后，用毛细滴管吹打将管内细胞打散，置 1 滴于玻片上，用毛细滴管前端刮片，均匀分布于全片，用 Wright-Giemsa 染液染色，按头、体、尾三段各 1～2 纵列（计数走向似城墙形）进行计数，以减少分布不均带来的误差，每片计数 100～200 个淋巴细胞（图 3-4-2）。记录转化和未转化的淋巴细胞数，求出转化率。淋巴细胞转化率 =（转化淋巴细胞 / 转化淋巴细胞 + 未转化淋巴细胞）*100%。

未转化细胞　　过渡型细胞　　淋巴母细胞

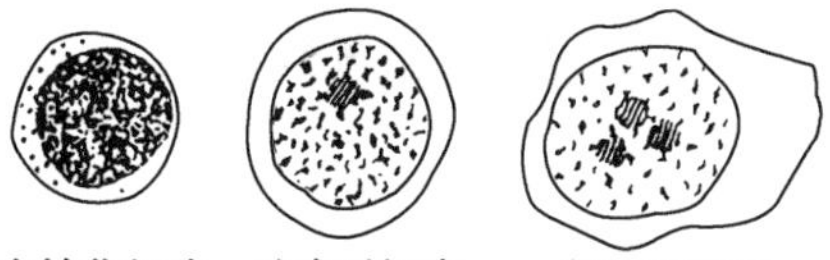

**图 3-4-2　淋巴细胞转化形态示意图**

3．结果观察　用形态学方法判断转化率，掌握淋巴细胞的形态学至关重要，应根据细胞的大小、核与浆的比例、胞浆的染色性、核结构和核仁的有无等特征进行判别。

（1）成熟的小淋巴细胞：6～8μm，核染色致密，无核仁，核与胞浆比例大，胞浆染色为轻度嗜碱性。

（2）过渡型淋巴细胞：比小淋巴细胞大，10～20μm，核染色致密，但出现核仁。

（3）淋巴母细胞：细胞体积增大，20～30μm，形态不整齐，常有小突起，核变大，核质染色疏散，有明显核仁 1～2 个，胞浆变宽，常出现胞浆空泡。

（4）其他细胞：如中性粒细胞在培养 72h 后，绝大部分衰变或死亡呈碎片。

$$淋巴细胞转化率 = \frac{转化淋巴细胞}{转化淋巴细胞 + 未转化淋巴细胞} \times 100\%$$

转化的淋巴细胞包括淋巴母细胞和过渡型淋巴细胞，未转化的淋巴细胞指的是成熟的小淋巴细胞，在正常情况下，PHA 淋巴细胞转化率为 60%～80%。

## 四、实验报告

1．观察 E 花环实验结果并绘图。

2．绘图并说明淋巴细胞转化前的形态特征。

## 五、思考与反馈

1．E 花环形成的原理是什么？

2．淋巴细胞转化试验的理论基础和实际意义是什么？

（马　嫚）

## 实验报告书写页

# 实验五 显微镜油镜的使用及保养

## 一、理论要点

1. 油镜是实验室常用的显微镜之一,清晰度略高于普通光学显微镜,可用于观察细菌,支原体,衣原体,螺旋体,细胞器等较细微的结构。使用油镜时,需在玻片上滴加香柏油。

2. 油镜的放大倍数高而透镜很小,自标本片透过的光线,因玻片和空气的折光率不同(玻璃 n=1.52,空气 n=1.0),部分光线经载玻片进入空气后发生折射,不能进入接物镜,致使射入光线较少,物象不清晰。若在油镜和载玻片之间加入和玻璃折光率相近的香柏油(n=1.515),则使进入油镜的光线增多,视野光亮度增强,物象清晰。

## 二、实验目的

1. 学会显微镜油镜的使用及保养。
2. 熟悉显微镜结构。

## 三、实验内容

### (一)光学显微镜的构造

光学显微镜是观察细菌形态最常用的一种仪器,其构造分为机械部分和光学部分。

1. 机械部分

镜座、镜柱:为显微镜的支柱。

载物台:中央有通光孔、上有移动器或固定夹,用以固定或移动标本。

转换器:用以固定及转换接物镜。

粗/细调节器:用以升降镜筒,调节焦点距离。

镜筒:为光线的通路。

2. 光学部分

反光镜:有平凹两面,将光线反射入镜筒内。

集光器及光圈:调节视野之明暗度。

接物镜:有低倍镜(10×)、高倍镜(40×)及油镜(100×)。

(1)低倍镜:镜头标志为 10× 或 10/0.25,镜头最短,其上常刻有黄色环圈。

(2)高倍镜:镜头标志为 40× 或 40/0.65,镜头较长,其上常刻有蓝色环圈。

(3)油镜:镜头标志为 100× 或 100/1.30,镜头最长,其上常刻有白色环圈,或"oil"字样。

接目镜: 有 5×、10×、15×。

（二）显微镜油镜的使用及保护法

1. 使用显微镜时, 必须端坐, 勿将镜台倾斜, 以免液体标本和镜油流出。

2. 以天然光为光源时, 反光镜用平面; 以灯光为光源时, 反光镜用凹面。

3. 玻片标本置载物台上, 用移动器或固定夹固定, 先用低倍镜对好光线, 然后使用油镜放大光圈和升高集光器。

4. 用油镜检查时, 先在标本上加一滴香柏油, 然后转动粗调节器, 使镜筒慢慢下降至油镜头浸入油内时, 同时从镜筒侧面注视油镜头勿与玻片相碰, 以免损坏镜头。然后一面用左眼看接目镜, 一面向上慢慢移动粗调节器, 当看到物象时, 再转动细调节器, 直至物象完全清晰为止。滴油的目的, 在于减少光线通过玻片与物镜台的空气时所引起的散光现象。如射入镜筒的光线过少, 物象即不清晰。若在玻片与物镜之间加入和玻片折光率相近似的香柏油, 就可避免上述缺点, 使物象清晰（图 3-5-1）。

5. 观察标本时, 宜两眼同时睁开, 减少眼睛疲劳, 最好用左眼看镜筒内, 右眼配合左眼绘图或记录。

6. 油镜用毕, 应以擦镜纸（切勿用手、布或其他纸类）拭去香柏油, 如油已干或透镜模糊不清时, 可以用擦镜纸蘸少许二甲苯搽净, 并用擦镜纸搽去二甲苯。然后将接物镜转成"八"字形, 下降镜筒和集光器。显微镜用布罩好放入镜箱内。

7. 显微镜使用时, 动作要稳准, 轻拿轻放, 平时置于干燥处保存, 也要避免阳光的曝晒。

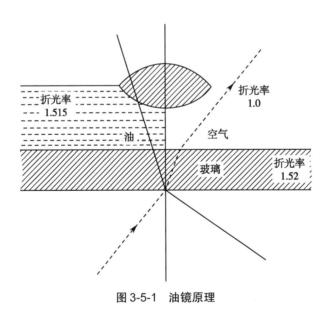

图 3-5-1　油镜原理

## 四、实验报告

1. 油镜的使用和保护应注意哪些事项?

2. 如何识别油镜头?

## 五、思考与反馈

1. 油镜与普通物镜在使用方法上有何不同？
2. 为何使用油镜要滴加香柏油？

（马　嫚）

# 实验报告书写页

## 实验六 细菌形态、结构检查

### 一、理论要点

1. 细菌的基本形态包括：球菌、杆菌和螺形菌。

2. 细菌的特殊结构包括：荚膜、芽胞、鞭毛、菌毛（其中菌毛必须用电子显微镜才能观测到）

### 二、实验目的

1. 掌握细菌基本形态和特殊结构的观察方法。

2. 熟悉细菌的大小、染色性和排列特点。

### 三、实验内容

#### （一）细菌的基本形态（各种球菌、杆菌、螺形菌等）

1. 球菌

（1）葡萄球菌：菌体呈球形或近似球形，直径多数为 0.8μm。细胞分裂无定向，子细胞呈葡萄状排列，经革兰染色法染色后呈紫色，$G^+$ 菌（图 3-6-1）。

（2）链球菌：菌体呈球形或卵圆形，直径 0.6～1.0μm，多数呈链状排列，短者 4～8 个细菌组成，长者由 20～30 个细菌组成。经革兰染色法染色后呈紫色，$G^+$ 菌（图 3-6-2）。

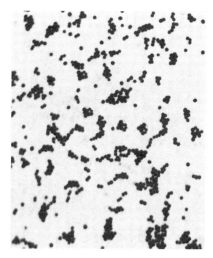

图 3-6-1　葡萄球菌菌落革兰染色镜检

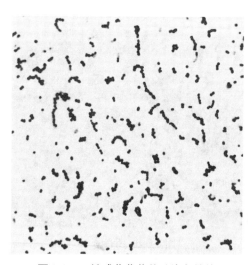

图 3-6-2　链球菌菌落革兰染色镜检

2. 杆菌（伤寒杆菌）：杆状，大小为 $(0.5{\sim}0.7)\times(2{\sim}3)\,\mu m$，散在排列。经革兰染色法染色后呈红色，$G^-$菌。

3. 螺形菌（霍乱弧菌）：菌体短小呈逗点状，经革兰染色法染色后呈红色，$G^-$菌。

**（二）特殊结构的观察（荚膜、芽胞、鞭毛）**

1. 荚膜　荚膜是包绕在某些细菌细胞壁外的一层透明胶状黏液层，与细菌的致病性和细菌的鉴别有关（图 3-6-3）。荚膜不易着色，可用特殊染色法将荚膜染成与菌体不同的颜色（图 3-6-4）。

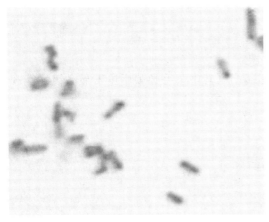

图 3-6-3　伤寒沙门菌

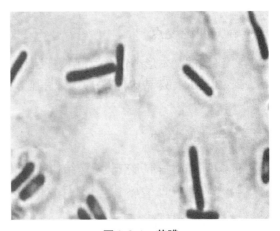

图 3-6-4　荚膜

2. 芽胞　在一定条件下，某些细菌能在菌体内形成一个折光性很强的不易着色小体，称为芽胞，用特殊染色法染色后可以用光学显微镜观察（图 3-6-5）。

3. 鞭毛　在某些菌体上附有细长并呈波状弯曲的丝状物，少则 1~2 根，多则可达数百根。这些丝状物称为鞭毛。经特殊染色法染色后可以用光学显微镜观察（图 3-6-6）。

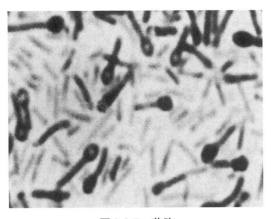

图 3-6-5　芽胞

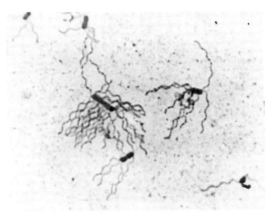

图 3-6-6　鞭毛

## 四、实验报告：

1. 观察细菌的基本形态（画图）

（1）球菌

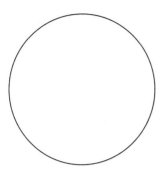

1. _____

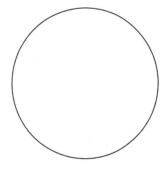

2. _____

（2）杆菌

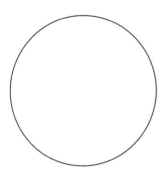

3. _____

（3）弧菌

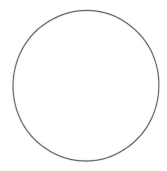

4. _____

2. 观察细菌的特殊结构（画图）

（1）芽胞

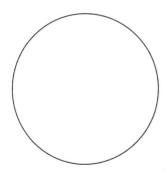

1. _____

（2）荚膜

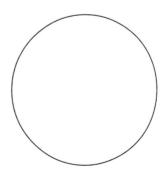

2. _____

（3）鞭毛

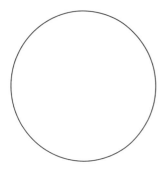

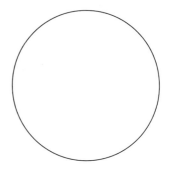

3. _____

4. _____

## 五、思考与反馈

细菌的特殊结构各有何功能,有哪些临床意义?

（马　嫚）

## 实验报告书写页

# 实验七 细菌标本制作及革兰染色法

## 一、理论要点

1. 革兰染色法是最常用最重要的染色方法。通过此法染色,可将细菌鉴别为革兰阳性菌和革兰阴性菌两大类。

2. 革兰阳性菌细胞壁结构较致密,肽聚糖层较厚,含脂质少,脱色时,乙醇不易进入,而且 95% 乙醇可使细胞壁脱水,细胞壁间隙缩小,通透性降低,阻碍结晶紫和碘复合物渗出。而革兰阴性菌细胞壁结构疏松,肽聚糖层较薄,含脂质多,易被乙醇溶解,致使细胞壁通透性增高,细胞内的结晶紫与碘复合物易被溶出而脱色。

## 二、实验目的

1. 掌握革兰染色的方法、原理、结果观察及意义。
2. 熟悉细菌涂片标本的制作。

## 三、实验内容

### (一)涂片标本的制作

1. 涂片　取清洁无油脂的载玻片一张,滴加两小滴生理盐水于玻片的两端,将接种环灭菌后,从葡萄球菌和大肠杆菌琼脂平板培养物,取少许菌苔,分别涂布于盐水中,涂成直径约 1cm 的菌膜。

2. 干燥　在空气中自然干燥。必要时,可将标本面向上,在火焰上方微微加热烘干,切勿紧靠火焰,以免标本烤焦。

3. 固定　干燥后的标本片在酒精灯火焰上来回通过 3 次(以钟摆的速度),冷却后染色。固定的目的是杀死细菌,使细菌粘附在玻片上,改变细菌对染料的通透性,便于染料的着色。

### (二)革兰染色法

1. 初染　加 R1 结晶紫一滴,30s 后水洗。
2. 媒染　用 R2 碘液一滴,30s 后水洗后。
3. 脱色　用 R3 丙酮乙醇脱色至无紫色脱落为止(约 10s),水洗。
4. 复染　用 R4 稀释复红复染 5~10s,不洗,待干,镜检。
5. 结果判断　在涂片上滴镜油一滴,油镜检查。

### (三)注意事项

1. 涂片应均匀,厚薄适度,如果涂片太厚有可能将革兰阴性菌染成紫色,涂片太薄则可能将革兰阳性菌染成红色。自然干燥后再加热固定。

2. 脱色时间长短要适宜,如果涂片较厚应相应的延长脱色时间,如涂片较薄则相应的缩短脱色时间,脱色时应不断旋转玻片摇匀,使其充分脱色,通常脱到乙醇中没有紫色流下即可。

3. 水洗时,水流不能过大,防止水流直接对准菌膜冲洗。

4. 复染时间不可过长,以免细菌均染成革兰氏阴性。

### (四)医学意义

通过革兰染色有助于细菌的初步鉴别,并可作为选择药物的参考,了解细菌的致病性。

## 四、实验报告

1. 记录革兰氏染色结果

(1)大肠杆菌染成_____色,革兰染色结果为_____性。

(2)葡萄球菌染成_____色,革兰染色结果为_____性。

2. 镜下标本绘图(形态、排列、染色特性)

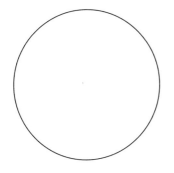 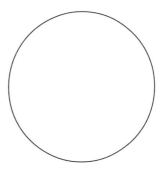

1._____　　　　　　　　2._____

3. 分析革兰氏染色过程应注意哪些事项?

4. 简述革兰氏染色在医学上的意义。

## 五、思考与反馈

革兰染色的结果正确与否与哪些影响因素有关,要保证染色结果的正确性要怎么做?

(马　嫚)

# 实验报告书写页

## 实验八 细菌的动力学检查

### 一、理论要点

鞭毛是细菌的运动"器官"，具有鞭毛，以及鞭毛着生的位置和数目是细菌的一项重要的形态特征。细菌的鞭毛直径通常为 $0.01\sim0.02\mu m$，为超显微结构，不能用光学显微镜直接观察，必须对鞭毛染色。

鞭毛染色的方法很多，但其基本原理相同，即在染色前先用媒染剂处理、让它沉积在鞭毛上，使鞭毛直径加粗，然后再进行染色。常用的媒染剂由丹宁酸和氯化高铁或钾明矾等配制而成。

### 二、实验目的

1. 掌握鞭毛染色法，观察细菌鞭毛的形态特征。
2. 熟悉压滴法和悬滴法的方法与结果观察。

### 三、实验内容

（一）实验步骤

1. 鞭毛染色法（改良 Ryu 法）

1）配制鞭毛染色工作液：使用前按试剂（A）Ryu 稀释液：试剂（B）Ryu 染色液 =10：1 混合，室温保存待用。

2）玻片的处理：把新的载玻片在 95% 乙醇中浸泡 24h 以上，用时从乙醇中取出，用干净的纱布擦干使用。若水滴向周围流散而不形成水珠表示玻片处理良好。

3）在玻片上加蒸馏水 1 滴，用接种针蘸取菌落少许，将细菌点在蒸馏水滴的顶部，使其自然流散成薄膜，不可搅动，以免鞭毛脱落。

4）室温自然干燥，不可在火焰上烘干。

5）滴加鞭毛染色工作液，染色 10～15min 后，将玻片微倾斜，用蒸馏水缓慢滴加在玻片顶端无菌膜处洗去染液，注意洗净染液表面的金属光泽液膜。

6）镜检（油镜）：玻片自然干燥后镜检，从细菌较少的地方寻找鞭毛。结果：鞭毛染成红色。

2. 不染色标本检查法

细菌未经过染色呈无色透明，在显微镜下为有折光性的小点，不能判断细菌的形态和结构特征。不染色标本检查法主要用于观察细菌的动力，常用的方法有压滴法和悬滴法。

（1）压滴法

a．制片：用接种环分别取菌液 2～3 环，置于洁净载玻片中央。用小镊子挟一盖玻片，先使盖玻片一边接触菌液，然后缓缓放下，覆盖于菌液上，避免菌液中产生气泡。

b．镜检：先用低倍镜找到观察部位，再换高倍镜观察细菌的运动。

（2）悬滴法

a．取一洁净凹玻片，在凹窝四周涂少许凡士林。取一环菌液于盖玻片中央，将凹玻片凹窝对准盖玻片上的菌液，迅速翻转载玻片，用小镊子轻压盖玻片，使之与凹玻片粘紧封闭。

b．镜检

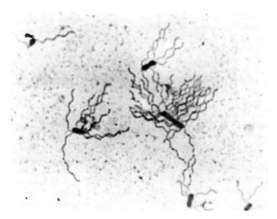

图 3-8-1　细菌鞭毛观察

## 四、实验报告

记录实验材料、方法及结果。

## 五、思考与反馈

用鞭毛染色法准确鉴定细菌是否具有鞭毛，要注意哪些环节？

（杨　林）

## 实验报告书写页

# 实验九 细菌培养基的制备

## 一、理论要点

培养基是将微生物生长繁殖所需要的各种营养物质，用人工方法配制而成的营养基质。培养基为微生物的生长提供营养物质和生存空间。它具有微生物正常生活所需的各种养料和适宜的环境条件：①适当组分和比例的营养物质；②适宜的 pH 值；③合适的渗透压；④保持无菌状态。

## 二、实验目的

1. 掌握培养基的配制过程。
2. 掌握干热灭菌法和高压蒸汽灭菌法的原理及其使用方法。
3. 了解培养基的配制原理和方法。

## 三、实验内容

### （一）培养基配制

1. 介绍培养基的分类和用途。

2. 介绍培养基制备的一般程序，即混合→矫正 pH 值→过滤澄清→分装和包扎→灭菌和鉴定。

3. 培养基配制的一般方法和步骤。

（1）称量：按照培养基配方，正确称取各种原料放于搪瓷杯中。

（2）溶化：在搪瓷杯中加入所需水量（根据实验需要加入蒸馏水或自来水），用玻棒搅匀，加热溶解。

（3）调 pH 值（调 pH 也可以在加琼脂后再调）：用 1N NaOH 或 1N HCl 调 pH，用 pH 试纸对照。

（4）过滤澄清：调节好 pH 值后，应继续煮一段时间使沉渣析出，然后用滤纸将沉渣滤除。滤过后的液体培养基如加入琼脂粉便可制成固体或半固体培养基。

（5）分装和标记：按使用要求将制好的培养基分装于不同大小的容器内，分装量一般为容器体积的 1/3 或 2/3，若装得过满，高压灭菌时液体会溢出。另外使用的瓶塞应透气，并在瓶塞上加裹牛皮纸包好，注上标记后灭菌。包扎成捆、挂上标签。培养基分装好后，塞上棉塞，用防水纸包扎成捆挂上所配培养基名称的标签。

（6）灭菌与鉴定：耐高温培养基可用高压蒸汽灭菌器进行常规灭菌。不耐高温的培养基如含有血清、尿素或某些糖类的培养基,可用灭菌滤器除菌。含牛奶和鸡蛋的培养基可用间歇灭菌法消毒。培养基经灭菌后,待冷却到40℃以下,放入37℃温箱中24h,如无菌生长,即可备用。

## (二)分离培养微生物常用器皿的准备

1. 清洗一些玻璃仪器:如三角瓶试管,培养皿、吸管等。

2. 棉塞的制作:装培养基和分离培养需用的部分玻璃器皿,加棉花塞的作用为过滤空气,使试管内外空气可以流通,但外界空气中杂菌不能进入,避免污染、试管、三角瓶都要做棉塞。吸管上部也要塞入棉花,在管口约1～2mm处,用解剖针塞入少许棉花,(1～1.5cm长)以防止细菌吸入口中,并避免将口中细菌吹入管内。棉花要塞得松紧适宜。吹时以能通气但不使棉花塞下滑为准。

教师示范做试管棉塞,同学每人做5支试管棉塞。棉塞要求不紧不松,两头光滑。试管棉塞的长度约3cm。塞入试管内部分约占2/3,头部稍大约占1/3左右。

3. 包装培养皿和吸管等。为了使培养皿、吸管、三角玻棒等洗净,干热灭菌后,不让表面暴露,以保证无菌状态,为此干热灭菌前先用旧报纸包装妥当,每组同学包培养皿6只(1包)。吸管的包装,将塞好棉花的吸管尖端,放在4～5cm宽的长纸条的一端,约成45°角左右,折叠纸条,包住吸管尖部,用左手握住移液管身,右手将移液管压紧,在桌面上向前搓转,以螺旋式包扎起来。上端剩余纸条,折叠打结,准备灭菌。

## (三)常用培养基的具体制备方法

1. 液体培养基　称取牛肉膏3g,蛋白胨10g,氯化钠5g加入1 000ml蒸馏水中,加热融解、矫正pH值至7.6,分装,常规灭菌备用。

2. 固体培养基

(1)普通琼脂培养基:于pH7.6～7.8的肉膏汤中加入2%～3%琼脂,加热融化,(必要时用脱脂棉过滤后再补足水分)适量分装于适当的试管或三角烧瓶中,塞上棉塞并用牛皮纸包扎,置高压蒸汽灭菌器内,经103.43kpa 15～20min灭菌。

①琼脂斜面:分装于试管中的琼脂培养基,由高压灭菌器内取出后,趁热将试管斜置冷凝后即成琼脂斜面(或称普通斜面)。

②琼脂平板:分装于烧瓶中的琼脂培养基,由灭菌器内取出后,待冷至50～60℃时以无菌操作倾入无菌平皿内(直径9cm的平皿,需13～15ml琼脂培养基),冷凝后即成琼脂平板(或称普通平板)。方法先拔去棉塞,将瓶口迅速通过火焰2～3次,(勿烧得过烫,以免培养基流经瓶口炸裂)再微启皿盖,将培养基迅速倾入后,盖上皿盖,随即将平皿紧贴于桌面轻轻回转摇动,使培养基全部平铺于皿底,待其凝固即成。

(2)血液琼脂培养基:有些细菌营养要求较高,在普通琼脂培养基上生长不良,需在血液琼脂培养基上进行培养。将已灭菌的琼脂培养基置于50℃时,以无菌操作加入无菌的5%～10%脱纤维羊血(或兔血)。摇匀后分装于无菌试管,斜置冷凝后即成血液琼脂斜面(简称血斜面);分于无菌平皿;摇匀后冷凝即成血液琼脂平板(简称血平板)。将以上固体培养基(平板应皿底朝上)放入37℃温箱24h,如无菌生长,放凉后即可保存于冰箱备用,平板可用于分离培养,斜面可用于增殖和保存菌种等。

(3)半固体培养基:于pH7.6的肉膏汤中加入0.3%～0.5%琼脂,加热溶化,脱脂棉过滤后补足水分,适量分装于试管内,经103.43kPa 20min高压灭菌,取出直立,待琼脂凝固后,即成为半固体培养基。置37℃温箱培养24h无菌生长,即可应用。常用于观察细菌动力和保存菌种。

## 四、实验报告

1. 简述培养基制备的基本过程。
2. 比较各种培养基的用途。

## 五、思考与反馈

1. 配固体培养基加琼脂后加热溶化时要注意哪些问题?
2. 培养基中加琼脂的作用是什么?

（杨　林）

## 实验报告书写页

## 实验十 细菌的人工培养

### 一、理论要点

细菌培养接种技术按使用不同物理状态的培养基（固体、半固体和液体），可分为平板划线接种法、斜面接种法、半固体接种法和液体接种法。

### 二、实验目的

1. 掌握细菌培养的常用方法，观察细菌在各种培养基中的生长现象。
2. 认识无菌操作的重要意义，学习无菌操作方法。
3. 了解培养基的配制方法和步骤。

### 三、实验内容

#### （一）固体培养基细菌分离培养法

平板划线法：通过平板划线，将标本中的混杂的细菌在琼脂平板表面充分地分散开来，通过培养而获得单个菌落（图3-10-1）。

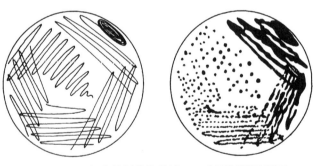

图3-10-1 细菌的划线接种法——分区划线示意图

1. 右手持接种环在火焰中烧灼灭菌。
2. 接种环冷却后，以无菌操作方法沾取葡萄球菌、大肠杆菌混合液（检材）少许。
3. 左手持平板培养基的平皿底，将菌液涂抹在平板表面的边缘部分。烧灼接种环，冷却自涂抹部分开始，连续平行划线，直至于板表面的四分之一。
4. 再次烧灼接种环，待冷，按图3-10-1所示依次在平板其余部分划线接种，每次划线要与前次划线重叠2～3条，并要烧灼接种环。

5. 接种完毕后，将平皿放回原处，接种环经火焰灭菌。

6. 注明标志后(姓名、日期、标本名称等)，置37℃温箱培养24h观察结果。

7. 注意事项：划线接种时，角度、力量要掌握好，不可划破平板表面；划线要密而不重复，充分利用平板表面；严格无菌操作。

### (二)斜面培养基接种法

斜面培养基主要用于纯培养及保存菌种(图3-10-2)。

1. 左手拇指、食指、中指及无名指分别握持菌种管(大肠杆菌斜面培养物)与待接种的斜面培养基管，使菌种管位左，培养管位右，斜面部向上。

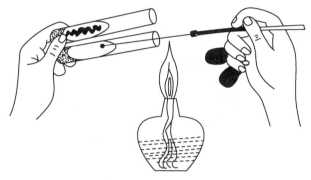

图 3-10-2 斜面培养基接种法

2. 右手持接种环在火焰中烧灼灭菌。

3. 以右手手掌与小指、小指与无名指分别拔取并挟持两管棉塞，将两试管口通过火焰灭菌。

4. 接种环从菌种管挑取少量菌苔，伸进待接种的培养基管斜面底部向上划一直线，然后再从底部向上以蛇行划线。

5. 接种完毕，将管口再经火焰灭菌，塞好棉塞，接种环烧灼后放回原处。

### (三)液体培养基接种法

液体培养基主要用于增菌培养及检查细菌的生化反应(图3-10-3)。

1. 用斜面培养基接种法握持菌种管(大肠杆菌菌斜面培养物)与待接种的肉汤管。

2. 接种环灭菌冷却后；从接种管挑取少量菌苔移至肉汤管，在接近液面上方的管壁上轻轻研磨，并沾取少许肉汤调和，使菌混合于此汤中。

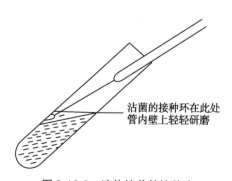

沾菌的接种环在此处
管内壁上轻轻研磨

图 3-10-3 液体培养基接种法

3. 接上法处理接种环和试管口,注明标志,置37℃温箱培养24h后观察结果。

**（四）半固体培养基接种法**

半固体培养基用于检查细菌的动力和保存菌种（图3-10-4）。

1. 用斜面培养基接种法握持菌种管（大肠杆菌菌斜面培养物）与待接种的半固体培养基。

2. 接种环灭菌后,挑取菌种管的少量菌苔,垂直刺入半固体培养基的中央,深入管底的3/4处,再循原路退出。

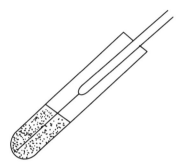

图 3-10-4　半固体培养基接种法

## 四、实验报告

1. 接种细菌有哪些方法?

2. 记录各种培养基接种结果。

| 培养基名称 | 细菌名称 | 培养条件及时间 | 培养结果 |
| --- | --- | --- | --- |
| 液体培养基 | | | |
| | | | |
| | | | |
| 半固体培养基 | | | |
| 斜面培养基 | | | |
| 琼脂培养基 | | | |

## 五、思考与反馈

细菌各种接种方法各有什么用途?

（杨　林）

## 实验报告书写页

## 实验十一　细菌的分布及外界因素对细菌的影响

### 一、理论要点

1. 自然界中(土壤、水、空气)以及在正常人体(体表、与外界相通的腔道)均存在大量的各种微生物,在临床操作中一定要树立牢固的无菌观念。

2. 热力灭菌法是利用高温使菌体的酶、蛋白质等凝固变性而达到灭菌的目的,适用于一般培养基、玻璃器皿、水、缓冲液、金属用具、实验服及传染性标本等的灭菌。过滤除菌是通过机械作用滤去液体或气体中的细菌、真菌孢子等的方法,适用于酶液、抗生素等不耐热溶液的灭菌。波长 200～280nm 的紫外线消毒物品机制是改变生物细胞中的 DNA 的分子结构,从而达到杀灭细菌的效果。

3. 消毒剂的杀菌机制是使菌体蛋白变性或沉淀,干扰微生物酶系统和影响其代谢活动,或者损伤细菌细胞膜。消毒剂主要用于人体表面和医疗器械,周围环境的消毒。

### 二、实验目的

1. 熟悉外界因素对细菌的影响,学习常用的消毒灭菌方法。

2. 了解细菌广泛分布于自然界及正常人体,树立"有菌观念",从而认识无菌操作对于微生物学及医学实践的重要性。

3. 了解正常人体中寄居着种类繁多的细菌,正常情况下不引起人类疾病,称为正常菌群。

4. 了解不同细菌对外界因素具有不同的抵抗力。

### 三、实验内容

#### (一)细菌的分布

1. 空气中细菌检查(沉降法)　取普通琼脂平板一个,打开皿盖,暴露于空气中 10min,然后盖好皿盖,在平皿底面注明地点、班组,置 37℃温箱内培养 24h 后观察结果,计算菌落数,并对观察不同的菌落形态进行描述。

2. 水中的细菌的检查

(1)用无菌试管采取未经净化消毒处理的污水或自来水。

(2)用无菌吸管吸取样品水 0.1ml 接种于普通琼脂平板,用无菌 L 型玻棒涂开后盖好,置 37℃温箱培养 24h 后观察结果,计算菌落数。

3. 喉部细菌的检查

(1)涂抹法　每人取无菌棉拭子一支,每两位同学互相于咽喉部擦拭采集标本,用棉拭子标本以无菌操作涂于培养基上划线分离。贴上标签,置37℃温箱培养24h后,观察结果。

(2)咳嗽法　取血平板一个,操作者平板打开,在离口10cm处,用力咳嗽数次,将皿盖盖好,置37℃温箱内培养24h后,观察结果。

(3)结果　观察菌落数和特征及溶血情况。

### (二)皮肤消毒

取普通琼脂平板一块,用记号笔在平板底划分5格,标明1、2、3、4、5,打开平板一角,一位同学以未经自来水洗手的手指涂于1格,一位同学用经自来水清洗的手指涂第2格,一位同学用2%碘酊消毒手指后涂于3格,另一位同学用75%乙醇消毒手指后涂于4格,第5格留作对照。置37℃温箱培养24h后,观察结果。

### (三)物理消毒灭菌法

1. 常用消毒灭菌器及滤菌器的使用

(1)高压蒸汽灭菌器(图3-11-1)

1)种类:有手提式、直立式、横卧式等多种高压蒸汽灭菌器。它们的结构和灭菌原理基本相同。

2)构造:高压蒸汽灭菌器是一个全密闭的耐高温、高压的双层金属容器,内层装需灭菌的物品,外层为主锅体,两层之间底部放水。外壁坚厚,有金属盖,盖紧螺栓,借螺栓拧紧以封闭盖门,使蒸汽不能外溢,因而使灭菌器内蒸汽压力升高,温度也随压力升高而升高,从而达到灭菌效果。

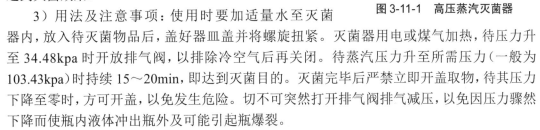

图3-11-1　高压蒸汽灭菌器

3)用法及注意事项:使用时要加适量水至灭菌器内,放入待灭菌物品后,盖好器皿盖并将螺旋扭紧。灭菌器用电或煤气加热,待压力升至34.48kpa时开放排气阀,以排除冷空气后再关闭。待蒸汽压力升至所需压力(一般为103.43kpa)时持续15~20min,即达到灭菌目的。灭菌完毕后严禁立即开盖取物,待其压力下降至零时,方可开盖,以免发生危险。切不可突然打开排气阀排气减压,以免因压力骤然下降而使瓶内液体冲出瓶外及可能引起瓶爆裂。

4)用途:高压蒸汽灭菌是用途广泛、灭菌效果好的灭菌器。可用于培养基、生理盐水、纱布、敷料、手术器材、隔离衣等非活体物质灭菌。

(2)干烤箱

1)构造:干烤箱是用两层金属制成的方形箱,夹层充以石棉,箱底有热源,并有附有温度计和自动温度调节器等装置。

2)用法:将需要灭菌的玻璃器材包装后放入箱内,闭门加热。温度升到160~170℃维持2h,不要超过170℃,以免烧焦棉塞及包装纸,灭菌后,不能立即开门取物,待温度下降至50℃以下再开,否则玻璃器材可因骤冷而爆裂。

3)用途:主要是烤干物品或干热灭菌。玻璃器材、凡士林、液体石蜡等常用本法灭菌(图3-11-2)。

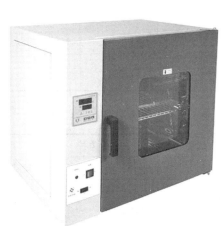

图3-11-2　恒温干烤灭菌箱

（3）滤菌器

1）构造：滤菌器由滤瓶、滤膜、安全瓶、真空泵等。

2）用法：将洁净干燥的滤菌器及滤瓶分别包装并灭菌，以无菌操作把滤菌器与滤瓶装好，以橡皮塞连接抽滤瓶与安全瓶（中间可连接水银压力表），再将安全瓶连于抽气机上。将待滤液倒入滤菌器内，开动抽气机抽气，滤液通过滤菌器流入滤瓶内。滤毕，先将抽气胶管从滤瓶侧管处拔下，并开启滤瓶的橡皮塞，迅速以无菌操作取出瓶中滤液，放入无菌容器内保存。滤器经高压灭菌后，洗净备用。

3）用途：常用于除去糖溶液、血清、尿素溶液，腹水以及某些不耐热的药物等液体中的细菌或用于分离细菌与病毒、细菌与其毒素等。

2. 消毒实验　取 4 支肉汤管培养基，编号 1、2、3、4 号，1 号试管、2 号试管接种大肠杆菌，3 号接种枯草杆菌，4 号管不接种细菌做对照，将 1、3 号管放入水浴锅中煮沸 5～10min，然后将 4 支肉汤管置 37℃温度箱中培养 24h 后，观察结果。

3. 紫外线杀菌实验　取一个普通琼脂板，用接种环密集划线接种葡萄球菌后，取开皿盖，将皿盖盖住培养基表面 1/2 处，然后放在紫外线灯下 20～30cm 处照射 30min，将皿盖盖好，置于 37℃温箱中培养 24h，观察结果。

## 四、实验报告

1. 记录细菌的分布检查实验结果

| 标本 | 检查结果（有无细菌生长或菌落数） |
|---|---|
| 空气 | |
| 水 | |
| 咽拭子或飞沫 | |

2. 观察记录皮肤消毒实验结果

| 消毒部位 | 37℃24 小时培养细菌生长情况 | 结果解释 |
|---|---|---|
| 清洗前的手指皮肤 | | |
| 清洗后的手指皮肤 | | |
| 酒精消毒手指 | | |
| 碘酒消毒手指 | | |
| 对照格 | | |

3. 记录煮沸消毒实验结果

| 试管号 | 接种菌种 | | 37℃24 小时培养细菌生长情况 | 结果解释 |
|---|---|---|---|---|
| 1 | 大肠杆菌 | 煮沸 | | |
| 2 | 大肠杆菌 | 不加热 | | |
| 3 | 枯草杆菌 | 煮沸 | | |
| 4 | 对照（不接种） | 不加热 | | |

4. 观察记录紫外线杀菌实验结果

平板上有皿盖遮盖部分_____菌生长,未遮盖部分_____菌生长,这说明紫外线具有_____作用。但_____力弱,适用于_____和_____消毒。

## 五、思考与反馈

1. 高压蒸汽灭菌器使用注意事项有哪些?
2. 紫外线在临床上有哪些应用?

（杨　林）

实验报告书写页

## 一、理论要点

抗生素主要是指某些微生物（大多数为放线菌和真菌、极少数为细菌）在生长繁殖过程中产生的一种合成代谢产物。此种有机化合物具有抗生物作用，能抑制或杀灭某些生物细胞，主要是一些微生物和肿瘤细胞。一种抗生素只对一定种类的生物细胞具有选择性拮抗作用，这种作用范围称为抗菌谱。抗生素的抗菌试验（药敏试验）是指在体外测定药物抑制或杀死细菌能力的试验。

## 二、实验目的

1. 掌握药敏试验的方法步骤。
2. 熟悉各种抗生素的杀菌原理。

## 三、实验内容

1. 取琼脂平板培养基二块，于其底部玻璃上用标签纸注明本人所接种的菌株名称（将平板底部以蜡笔划为六等分，分别在靠近边缘处注明青、链、氯、庆大等字样）。

2. 以灭菌接种环挑取菌液，在培养基表面作密集划线接种。

3. 将镊子火焰灭菌，待冷后再取各药物纸片，分别牢贴于种有细菌的平板培养基表面相应位置，每次贴片后镊子均应经火焰烧灼灭菌。每张纸片间距不少于24mm，纸片中心距平皿边缘不少于15mm，并分别作好标记。

4. 37℃孵育18～24h后，分别测量各纸片抑菌环直径（包括纸片在内）(mm)，抑菌环的边缘以肉眼见不到细菌明显生长为限。判定其敏感度。

## 四、实验报告

大肠埃希菌（ATCC25922）药物敏感试验结果判断参考标准：

| 抗菌药物 | 纸片含药量 | 抑菌圈直径/mm | | |
|---|---|---|---|---|
| | | 耐药 | 中度敏感 | 敏感 |
| 氨苄西林 | 10ug | ≤15 | 15～22 | ≥22 |
| 头孢唑啉 | 30ug | ≤21 | 21～27 | ≥27 |
| 头孢呋辛 | 30ug | ≤20 | 20～26 | ≥26 |
| 环丙沙星 | 5ug | ≤29 | 29～37 | ≥37 |
| 庆大霉素 | 10ug | ≤19 | 19～26 | ≥26 |
| 四环素 | 30ug | ≤18 | 18～25 | ≥25 |

金黄色葡萄球菌（ATCC25923）药物敏感试验结果判断参考标准：

| 抗菌药物 | 纸片含药量 | 抑菌圈直径/mm | | |
|---|---|---|---|---|
| | | 耐药 | 中度敏感 | 敏感 |
| 氨苄西林 | 10ug | ≤27 | 27～35 | ≥35 |
| 头孢唑啉 | 30ug | ≤29 | 29～35 | ≥35 |
| 头孢呋辛 | 30ug | ≤27 | 27～35 | ≥35 |
| 环丙沙星 | 5ug | ≤22 | 22～30 | ≥30 |
| 庆大霉素 | 10ug | ≤19 | 19～27 | ≥27 |
| 四环素 | 30ug | ≤24 | 24～30 | ≥30 |

敏感：表示常规剂量的药物在体内所达到的浓度能抑制或杀灭待测菌；中度敏感：指提高测定药物的剂量或在该药物浓集部位，细菌生长可被抑制；耐药：表示常规剂量的药物在体内所达到的浓度不能抑制或杀灭待测菌。

1. 记录药物敏感试验（纸片扩散法）结果。（抗生素根据所选填写）

| 抗生素 | 大肠埃希菌 | | 金黄色葡萄球菌 | |
|---|---|---|---|---|
| | 抑菌圈直径/mm | 敏感度 | 抑菌圈直径/mm | 敏感度 |
| | | | | |
| | | | | |
| | | | | |
| | | | | |
| | | | | |

2. 药物敏感试验在临床上有什么意义？

（杨　林）

**实验报告书写页**

## 实验十三　细菌的生化反应

### 一、理论要点

不同细菌具有不同的酶系统，它们对物质的代谢谱和分解产物也就不同，细菌的这种代谢特点可供鉴别细菌之用。用生化试验的方法检测细菌对各种物质的代谢产物，从而鉴别细菌的种属，称之为细菌的生化反应。

1. 糖发酵实验　大多数细菌都能发酵糖类，所产生的代谢产物有酸和气体。酸的产生可利用指示剂来判定。在配制培养基时预先加入溴甲酚紫[pH5.2（黄色）～6.8（紫色）]，当发酵产酸时，可使培养基由紫色变为黄色。气体产生可由发酵管中倒置的杜氏小管中有无气泡来证明。

2. 吲哚实验　吲哚试验是用来检测吲哚的产生。有些细菌能产生色氨酸酶，分解蛋白胨中的色氨酸产生吲哚和丙酮酸。吲哚与对二甲基氨基苯甲醛结合，形成红色的玫瑰吲哚。

### 二、实验目的

1. 掌握细菌在培养基中的生长现象及其代谢产物在鉴别细菌中的意义。
2. 了解糖发酵试验、吲哚实验的原理、方法。

### 三、实验内容

1. 糖发酵实验

①试管标记：取分别装有不同糖类（如葡萄糖、蔗糖和乳糖等）发酵培养液的试管，根据需要培养的细菌做好标记（如大肠埃希菌、产气肠杆菌、普通变形菌等和空白对照）。

②接种培养：以无菌操作分别接种少量菌苔至以上各相应试管中，空白对照中不接种，置37℃恒温箱中培养，分别在培养24h、48h和72h观察结果。

③观察记录：培养后各发酵管与空白对照相比，若接种培养液保持原有颜色，其反应结果为阴性，表明该菌不能利用该种糖，记录用"−"表示；如培养液呈黄色，反应结果为阳性，表明该菌能分解该种糖产酸，记录用"+"表示。培养液中的杜氏小管内有气泡为阳性反应，表明该菌分解糖能产酸并产气，记录用"⊕"表示（图3-13-1）；如杜氏小管内没有气泡为阴性反应，记录用"−"表示。

2. 吲哚试验

①试管标记：取装有蛋白胨水培养液的试管，根据需要培养的细菌做好标记。

②接种培养：以无菌操作分别接种少量菌苔到以上相应试管中，第5管作空白对照不

接种,置37℃恒温箱中培养24~48h。

③观察记录:加入1ml乙醚(作用是萃取出吲哚),震荡,静止片刻使分层,沿管壁再在培养液中慢慢加入10滴吲哚试剂,使试剂浮于培养物表面,形成两层,观察结果:如有吲哚存在,乙醚层呈现玫瑰红色,此为吲哚试验阳性反应,否则为阴性反应,阳性用"+"、阴性用"−"表示(图3-13-1)。

3.克氏双糖铁试验　以接种针挑取待试菌可疑菌落或纯培养物,穿刺接种并涂布于斜面,置36±1℃培养18~24h,观察结果。该培养基含有乳糖和葡萄糖的比例为10:1,只能利用葡萄糖的细菌,葡萄糖被分解产酸可使斜面先变黄,但因量少,生成的少量酸,因接触空气而氧化,加之细菌利用培养基中含氮物质,生成碱性产物,故使斜面后来又变红,底部由于是在厌氧状态下,酸类不被氧化,所以仍保持黄色。而发酵乳糖的细菌,则产生大量的酸,使整个培养基呈现黄色。如培养基接种后产生黑色沉淀,是因为某些细菌能分解含硫氨基酸(胱氨酸、半胱氨酸等),生成硫化氢,硫化氢和培养基中的铁盐反应,生成黑色的硫化亚铁沉淀(图3-13-1)。

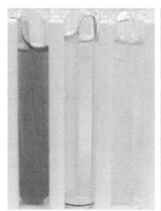

阴性　　阳性　　阳性产气

糖酵解实验

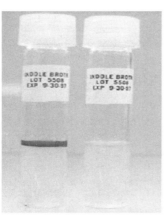

阳性　　　阴性

吲哚实验

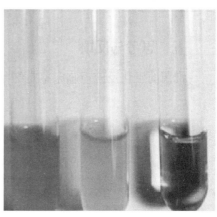

阳性　　　阴性　　　对照

VP实验

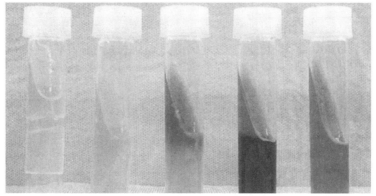

葡萄糖与乳糖　　　分解葡萄糖　　产H₂S　　对照

不分解乳糖

克氏双糖含铁培养基实验

图3-13-1　生化反应现象

## 四、实验报告

### 1. 记录细菌生化反应试验结果

| 细菌名称 | 糖发酵试验 | | 靛基质试验 | 硫化氢试验 |
|---|---|---|---|---|
| | 葡萄糖 | 乳糖 | | |
| 大肠杆菌 | | | | |
| 痢疾杆菌 | | | | |
| 乙型副伤寒杆菌 | | | | |

### 2. 记录细菌在 KIA 培养基生化反应结果

| 细菌名称 | 斜面颜色 | 底层颜色 | 葡萄糖 | 乳糖 | 产气 | 硫化氢 |
|---|---|---|---|---|---|---|
| 大肠杆菌 | | | | | | |
| 痢疾杆菌 | | | | | | |
| 乙型副伤寒杆菌 | | | | | | |

## 五、思考与反馈

细菌的生化反应对临床鉴定细菌有什么意义？

（杨 林）

**实验报告书写页**

# 实验十四 分枝杆菌的抗酸染色法

## 一、理论要点

分枝杆菌的细胞壁内含有大量的脂质，包围在肽聚糖的外面，一般水溶性染料不易进入，所以分枝杆菌一般不易着色且一旦染色后不易脱色，所以要经过加热和延长染色时间来促使其着色。因分枝菌酸与染料结合后，很难被酸性脱色剂脱色，故分枝杆菌又称抗酸杆菌。

## 二、实验目的

1. 掌握抗酸染色的原理和方法。
2. 掌握结核分枝杆菌痰涂片的结果报告。

## 三、实验内容

（一）细菌涂片的制备

1. 涂片　20mm×15mm 厚涂片，竹签挑取，涂2～3遍。
2. 干燥　自然干燥，或火焰。
3. 固定　火焰固定（必需）。

（二）染色

1. 初染　滴加石炭酸复红适量，在火焰高处徐徐加热，切勿沸腾，出现蒸汽暂时离开火焰；若染液蒸发减少，应再加染液，以免干涸，加热5min（可延长），待标本冷却后用水冲洗。
2. 脱色　3%盐酸乙醇脱色至玻片上无红色液体流下，再用水冲洗。
3. 复染　用碱性美兰溶液复染1min，水洗，待干。

（三）油镜观察

## 四、实验报告

1. 记录抗酸细菌所染颜色并绘图。
2. 抗酸染色法常用于哪些细菌的染色？

## 五、思考与反馈

涂片的大小、厚薄及染色时间长短对结果有什么影响？

（杨　林）

**实验报告书写页**

# 实验十五 微生物形态观察

## 一、理论要点

1. 细菌的基本形态。
2. 细菌特殊结构的意义与形态特点。
3. 各种微生物的染色性及形态特点。

## 二、实验目的

1. 掌握细菌的基本形态和特殊结构。
2. 熟悉各种微生物的形态和染色性。

## 三、实验方法

1. 在显微镜下注意观察各种微生物的形态、大小、排列、颜色。根据需要可选择低倍镜、高倍镜和油镜。
2. 细菌基本形态的观察　注意观察形态大小,排列方式及染色特性,同时绘图。
3. 特殊结构的观察。

荚膜:注意观察菌体及荚膜形态和颜色。

鞭毛:注意观察菌体及鞭毛形态和颜色,鞭毛的数量及位置。

芽胞:注意观察菌体及芽胞形态、颜色及位置。

4. 螺旋体的玻片标本　注意观察钩端螺旋体、梅毒螺旋体形态的区别
5. 真菌基本形态的观察　注意观察真菌菌丝有无隔膜,其繁殖菌丝形成的孢子着生的部位及各种真菌的染色情况

## 四、实验报告(绘制以下各种微生物形态)

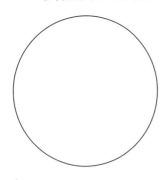

1._____

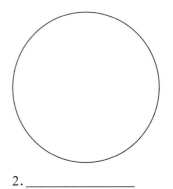

2._____

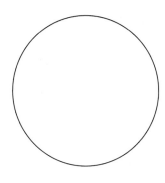

3._____

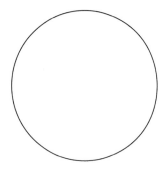

4._____

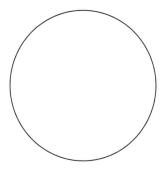

5._____

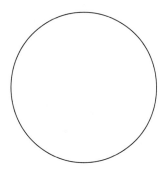

6._____

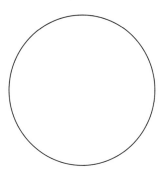

7._____

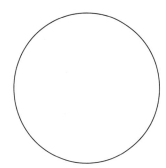

8._____

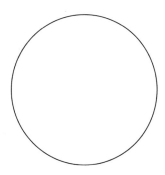

9._____

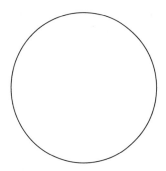

10._____

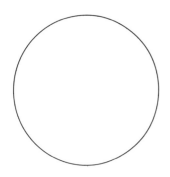

11. _____

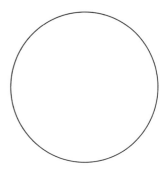

12. _____

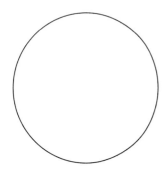

13. _____

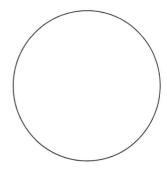

14. _____

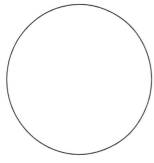

15. _____

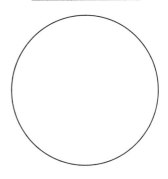

16. _____

## 五、思考与反馈

1. 细菌的特殊结构与其致病性有什么关系？

2. 革兰染色适用于哪些微生物的形态检查？

（虞春华）

## 实验报告书写页

## 实验十六　线　　虫

### 一、理论要点

1. 线虫纲常见虫种的名称。
2. 线虫纲各虫体生活史发育阶段所经历的形态期。
3. 各种虫体的虫卵及成虫的形态特点。

### 二、实验目的

1. **掌握**　蛔虫卵、鞭虫卵、钩虫卵和蛲虫卵的形态特点；旋毛虫囊包的形态特征。
2. **熟悉**　蛔虫、鞭虫、蛲虫和钩虫的成虫形态；两种钩虫形态的主要区别；微丝蚴的形态特征。
3. **了解**　蛔虫、钩虫口囊的结构特点；两种微丝蚴的形态区别。

### 三、实验内容

**（一）观察蛔虫卵玻片标本、蛔虫含蚴卵及脱蛋白质膜玻片标本**

先用低倍镜寻找虫卵，然后将虫卵移到视野中央，换高倍镜，仔细观察其形态、大小、颜色、卵壳的结构和内容物等特点。

**（二）观察蛲虫卵、钩虫卵、鞭虫卵玻片标本**

方法同上。注意：蛲虫卵无色透明，故光线不要太强；钩虫卵与脱蛋白质膜蛔虫卵的区别。

**（三）观察两种钩虫头部玻片标本**

方法同上。注意：观察口囊内钩齿和板齿的形状及数目，并加以区别。

**（四）观察旋毛虫囊包玻片标本**

低倍镜下观察囊内幼虫的形态、大小及囊壁的结构。

**（五）观察两种微丝蚴玻片标本**

先用低倍镜找到虫体后，再换高倍镜仔细观察其大小、形态、体核的排列，头间隙的长短及尾核的有无等特征。区别两种微丝蚴。

**（六）观察蛔虫头端唇瓣玻片标本**

肉眼观察注意唇瓣的形状和排列。

**（七）观察蛔虫成虫浸制标本**

肉眼观察注意虫体的外形、大小、侧线部位和雌雄虫的区别。

（八）观察蛲虫成虫浸制标本

肉眼观察注意其颜色、大小和自然体态等特点。

（九）观察钩虫成虫浸制标本

肉眼观察注意观察两种钩虫的大小、形态。

（十）观察鞭虫成虫浸制标本

肉眼观察注意观察虫体的外形、大小、颜色、体态等特点。

（十一）观察丝虫成虫浸制标本

肉眼观察注意观察其外形、大小、颜色、体态等特点。

## 四、实验报告

绘制各种吸虫虫卵图和部分幼虫形态。

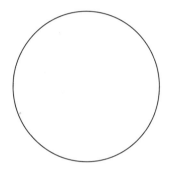

1. _____

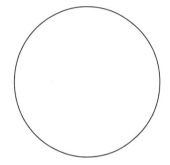

2. _____

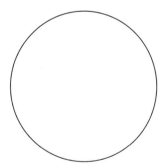

3. _____

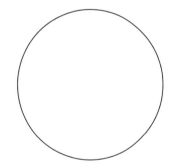

4. _____

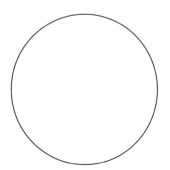

5. _____

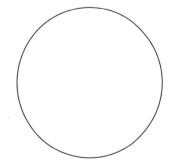

6. _____

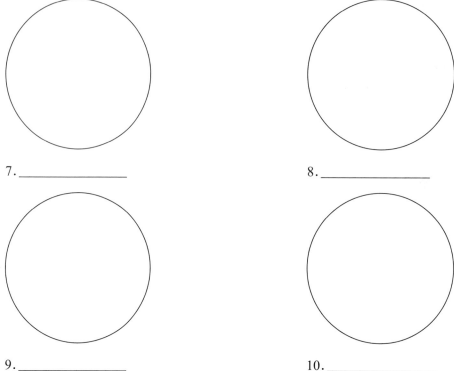

7.＿＿＿＿＿＿＿＿＿＿＿

8.＿＿＿＿＿＿＿＿＿＿＿

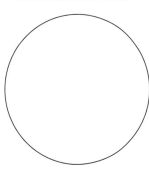

9.＿＿＿＿＿＿＿＿＿＿＿

10.＿＿＿＿＿＿＿＿＿＿＿

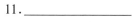

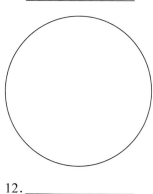

11.＿＿＿＿＿＿＿＿＿＿＿

12.＿＿＿＿＿＿＿＿＿＿＿

## 五、思考与反馈

1. 蛲虫寄生在肠道，为什么粪便检查找不到蛲虫卵？

2. 粪检未发现蛔虫卵是否可以排除蛔虫感染？

3. 病原学方法诊断丝虫病时应注意什么问题？为什么？

4. 在人痰液中查见线虫幼虫，可能属于哪种肠道线虫感染？

（虞春华）

**实验报告书写页**

# 实验十七 吸 虫

## 一、理论要点

1. 吸虫纲虫种的名称。
2. 吸虫纲各虫体生活史发育阶段所经历的形态期。
3. 吸虫纲各虫体的虫卵及成虫的形态特点。

## 二、实验目的

1. 掌握肝吸虫卵、姜片虫卵、肺吸虫卵和血吸虫卵的形态特征。
2. 熟悉肝吸虫、姜片虫、肺吸虫和血吸虫的成虫形态特征。
3. 了解这四种吸虫的生活史并认识其中间宿主。

## 三、实验内容

（一）观察肝吸虫卵、姜片虫卵、肺吸虫卵和血吸虫卵

以高倍镜仔细观察其形态、大小、颜色、卵壳厚薄及内含物（陈旧标本中，卵内含的毛蚴结构不清，只见轮廓）。

（二）观察肝吸虫、姜片虫、肺吸虫等感染阶段囊蚴玻片标本

注意观察其形态、大小和结构。

（三）观察血吸虫幼虫玻片标本（血吸虫尾蚴、毛蚴）。

（四）观察四种吸虫成虫大体玻片标本。

肉眼观察其自然形态、大小、颜色等有何不同，然后用低倍镜观察虫体的内部结构（口吸盘、腹吸盘、子宫、睾丸等的形状及位置等）。

（五）观察四种吸虫成虫的浸制标本

肉眼观察注意虫体的形态、大小、颜色等。

（六）观察四种吸虫的中间宿主及媒介物标本

## 四、实验报告

绘制各种吸虫虫卵图和部分幼虫形态。

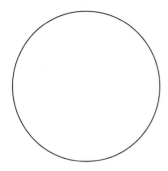

1.＿＿＿＿＿＿＿＿＿

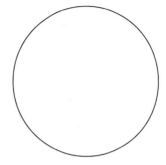

2.＿＿＿＿＿＿＿＿＿

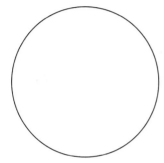

3.＿＿＿＿＿＿＿＿＿

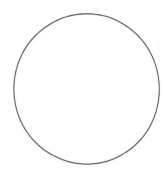

4.＿＿＿＿＿＿＿＿＿

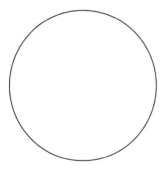

5.＿＿＿＿＿＿＿＿＿

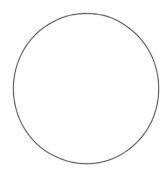

6.＿＿＿＿＿＿＿＿＿

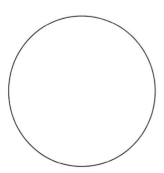

7.＿＿＿＿＿＿＿＿＿

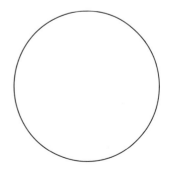

8.＿＿＿＿＿＿＿＿＿

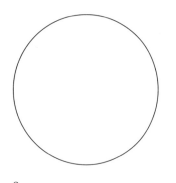

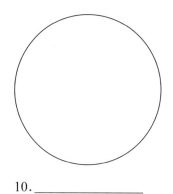

9._____          10._____

## 五、思考与反馈

1. 各吸虫的中间宿主分别是什么？

2. 人感染日本血吸虫后，多长时间能从粪便中查检出病原体？

（虞春华）

**实验报告书写页**

# 实验十八 绦 虫

## 一、理论要点

1. 绦虫纲虫种的名称。

2. 绦虫纲各虫体生活史发育阶段所经历的形态期。

3. 绦虫纲各虫体的虫卵及成虫的形态特点。

## 二、实验目的

1. 掌握带绦虫卵、囊尾蚴的形态特征。

2. 熟悉猪肉绦虫和牛肉绦虫的头节构造和妊娠节片内子宫分支的特点。

3. 了解包生绦虫幼虫的形态特征及其寄生部位。

## 三、实验内容

（一）观察猪肉或牛肉绦虫卵玻片标本

用显微镜仔细观察其形状、大小、颜色、胚膜和内容物（在陈旧标本中，卵内六钩蚴的小钩多模糊不清）。

（二）观察猪囊尾蚴和牛囊尾蚴的玻片标本

低倍镜下观察其头节上的吸盘、小钩等结构，注意两者的区别。

（三）观察猪肉绦虫和牛肉绦虫成虫的大体标本

肉眼观察其自然形态、大小、颜色等。

（四）观察猪肉绦虫和牛肉绦虫妊娠节片玻片标本

用肉眼观察或用放大镜观察子宫分枝的多少，并对比两者的区别。

（五）观察猪肉绦虫和牛肉绦虫头节玻片标本

用低倍镜观察，注意头节形状、吸盘数目、有无顶突和小钩，对比两者的不同。

（六）观察曼氏迭宫绦虫头节玻片标本

用低倍镜观察，注意头节形状、结构，并与圆叶目的绦虫头节区别。

## 四、实验报告

绘制猪肉绦虫和牛肉绦虫的虫卵、头节和孕节片。

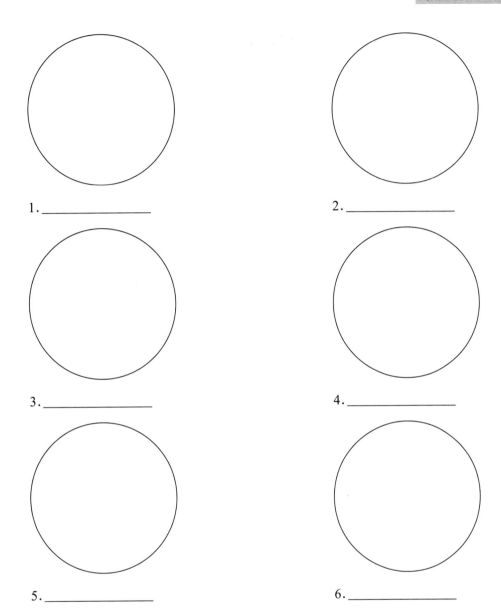

1.＿＿＿＿＿＿＿＿

2.＿＿＿＿＿＿＿＿

3.＿＿＿＿＿＿＿＿

4.＿＿＿＿＿＿＿＿

5.＿＿＿＿＿＿＿＿

6.＿＿＿＿＿＿＿＿

## 五、思考与反馈

1. 引起皮下包块或结节的寄生虫有哪些，各为何阶段寄生？
2. 猪带绦虫与牛带绦虫的形态有哪些不同？

（虞春华）

## 实验报告书写页

<h1>实验十九　医学原虫</h1>

## 一、理论要点

1. 医学原虫常见虫种的名称。
2. 医学原虫各虫体生活史发育阶段所经历的形态期。
3. 常见原虫各期的形态特点。

## 二、实验目的

1. 掌握痢疾阿米巴滋养体和包囊的形态特征。
2. 熟悉阴道毛滴虫的形态特征。
3. 了解蓝氏贾第鞭毛虫的形态特征；疟原虫在人体红细胞内各期的形态特征。

## 三、实验内容

**（一）观察痢疾阿米巴大滋养体玻片标本**

铁苏木素染色。用油镜观察其内外质的区别，伪足形状，内质里有无红细胞，以及核的结构及特征（核仁、染色质颗粒）。

**（二）观察痢疾阿米巴包囊新鲜或固定标本涂片**

碘液染色。用高倍镜观察注意其囊壁、核的形状及数目、囊内有无糖原块、颜色与形状。

**（三）观察阴道毛滴虫玻片标本**

瑞氏、吉氏或铁苏木素染色。用油镜观察其大小、形状、鞭毛数目、核、轴柱、波动膜等结构。

**（四）观察蓝氏贾第鞭毛虫包囊、碘液染色标本**

用油镜观察包囊大小、形状及核的数目和结构，有无拟染色体和糖原块空泡（即糖原泡）。

**（五）观察间日疟原虫薄血涂片**

瑞氏或吉氏染色。用油镜观察疟原虫在红细胞内的形态。

**（六）观察间日疟原虫红细胞内各期形态玻片标本**

瑞氏或吉氏染色。用油镜观察形态较为典型的环状体、大滋养体、未成熟裂殖体、成熟裂殖体及配子体。注意观察红细胞的大小与染色反应，有无薛氏小点，疟原虫细胞质的颜色。

## 四、实验报告

绘制所观察到的原虫镜下形态。

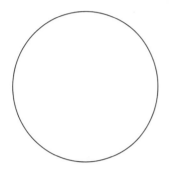

1.＿＿＿＿＿＿＿＿＿

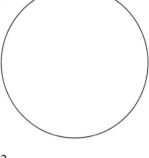

2.＿＿＿＿＿＿＿＿＿

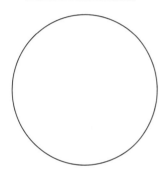

3.＿＿＿＿＿＿＿＿＿

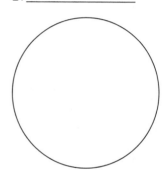

4.＿＿＿＿＿＿＿＿＿

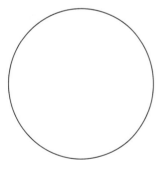

5.＿＿＿＿＿＿＿＿＿

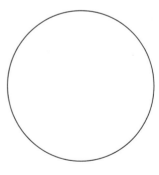

6.＿＿＿＿＿＿＿＿＿

## 五、思考与反馈

1. 痢疾阿米巴生活史分几期？每期有什么特点？
2. 疟原虫在人体红细胞内有哪几个发育阶段？

（虞春华）

**实验报告书写页**

# 实验二十　医学节肢动物

## 一、理论要点

1. 医学节肢动物的分类及每纲节肢动物的特点。
2. 常见节肢动物与疾病的关系。

## 二、实验目的

1. 熟悉蚊和蝇成虫的形态特征及其卵、幼虫、蛹的一般形态特征。
2. 了解蚤、虱、蜱成虫及恙螨幼虫的形态特征。

## 三、实验方法

**（一）用放大镜或低倍镜观察按蚊、库蚊、伊蚊成虫的针插标本**
观察成蚊的形态、体色、口器、触角、触须、翅、足及腹部等特征。

**（二）用放大镜或低倍镜观察蚊卵、幼虫及蛹的一般形态特征**

**（三）用放大镜观察家蝇、绿蝇、成虫、卵、幼虫及蛹的瓶装标本**

**（四）用低倍镜观察蝇头部及足垫玻片标本**
观察蝇头部复眼、触角、口器及蝇足的爪及爪垫和细毛。

**（五）用放大镜或低倍镜观察蚤、虱、蜱成虫玻片标本**
观察其体形、分部、色泽、喙、足及抓握器的形态特征。

**（六）用放大镜或低倍镜观察恙螨、疥螨成虫玻片标本**
观察外形特点、分部。

**（七）蠕形螨检测**

1. 挤压涂片法　用痤疮压迫器挤压皮损部位,将挤出物消毒刀片轻轻刮下,涂于载玻片上加1滴甘油,再加盖玻片后轻压,使挤出物均匀铺平后,放置显微镜下观察。

2. 透明胶纸粘贴法　取长约4~5cm的透明胶2~3条,睡前贴于颜面部皮肤,次日早晨揭下透明胶贴于载玻片上,镜检。此方法简便、无痛易操作,检出率高,易被检测者接受,并可定量计数。

## 四、实验报告

（一）绘制所观察到的节肢动物的形态

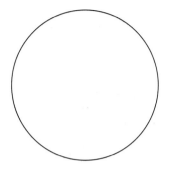

1._____

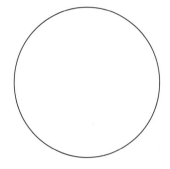

2._____

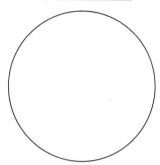

3._____

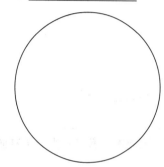

4._____

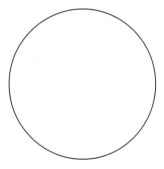

5._____

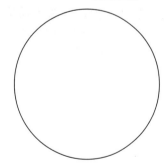

6._____

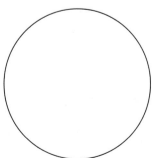

7._____

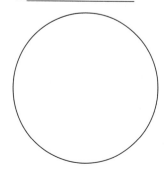

8._____

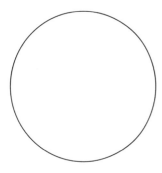

9. _____

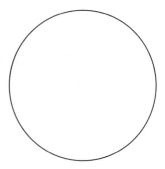

10. _____

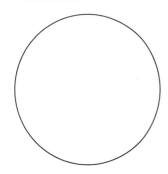

11. _____

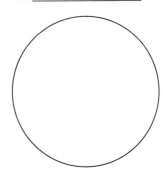

12. _____

（二）记录蠕形螨的检测结果并画出蠕形螨的形态

## 五、思考与反馈

1. 蚊、蝇要经过哪几个发育阶段？

2. 蚊、蝇、蚤、虱、蜱和螨传播哪些疾病？

**（虞春华）**

## 实验报告书写页

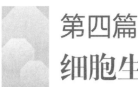

# 第四篇
# 细胞生物学与医学遗传学

## 实验一　细胞的基本形态和结构

### 一、理论要点

细胞是一切生物的形态结构和生命活动的基本单位。生物体的一切生理活动、生命的基本特征及各种生命现象都是以细胞为单位实现的。细胞是生命的载体。构成机体的细胞是多种多样的,要对细胞进行研究,首先要从其形态结构着手。

### 二、实验目的

1. 观察动植物细胞的基本结构,比较动植物细胞的异同点。
2. 熟悉临时装片的制备方法并学会基本的绘图方法。

### 三、实验内容

(一)洋葱表皮细胞装片的制备与观察

1. 用干净的纱布擦净盖玻片和载玻片。
2. 于载玻片的中央滴加1~2滴碘液。
3. 用镊子小心撕下洋葱叶外表皮并用剪刀剪取表皮最薄部分,然后将其平铺于载玻片上的碘液中;再用镊子夹住盖玻片其中一角,使其一侧与载玻片上的液体相接触,而后将其缓慢放下,避免形成气泡影响观察效果;再用吸水纸吸去多余染液,染色约10min。
4. 将制备好的临时装片放置于显微镜下进行观察。

(二)口腔黏膜上皮细胞装片的制备与观察

1. 用干净的纱布擦净盖玻片和载玻片。
2. 漱口,并用消毒牙签在口腔颊部由内向外轻刮几下。
3. 将刮取物单向均匀地涂抹于载玻片上,加1~2滴0.1%亚甲基蓝溶液,染色约10min,再盖上盖玻片,用吸水纸吸去多余染液。
4. 将制备好的临时装片放置于显微镜下进行观察。

### 四、实验报告

1. 绘制洋葱表皮细胞结构简图并注明各部分所代表的名称。
2. 绘制人口腔黏膜上皮细胞结构简图并注明各部分所代表的名称。

## 五、思考与反馈

1. 简述动物细胞、植物细胞结构的异同点。
2. 简述动物细胞质内主要的细胞器及其功能。

（高建华）

## 实验报告书写页

## 一、理论要点

有丝分裂是真核生物细胞进行的最基本、最主要的一种分裂方式。细胞的有丝分裂是一个连续动态的变化过程，分为间期和分裂期两个阶段，根据细胞核中染色体的行为变化，分裂期又可人为地划分为前期、中期、后期和末期四个时期。

### （一）植物细胞有丝分裂各时期主要特征

1. 前期　染色质高度螺旋化形成染色体；核膜核仁消失解体，染色体分散存在于细胞质中。

2. 中期　细胞两极发出纺锤丝，形成纺锤体，染色体排列在细胞中央的赤道板上。

3. 后期　着丝点一分为二，姐妹染色单体相互分离并各自移向细胞两极。

4. 末期　移动到两极的两组子染色体逐渐解体为染色质，两个子细胞的核膜、核仁重新形成，纺锤体消失。同时，细胞的中部形成细胞板，将细胞一分为二形成两个子细胞。

### （二）动物细胞有丝分裂各时期主要特征

1. 前期　两中心体各自向细胞两极移动并发出纺锤丝形成纺锤体，染色质高度螺旋化缩短变粗变成染色体，核膜、核仁消失解体。

2. 中期　染色体排列在细胞中央的赤道板上，此时染色体达到最大的浓缩状态。

3. 后期　着丝点一分为二，姐妹染色单体相互分离并各自移向细胞两极。

4. 末期　移动到两极的两组子染色体逐渐解体为染色质，两个子细胞的核膜、核仁重新形成，纺锤体消失。同时，在细胞的中部，细胞膜向内凹陷，将细胞最终缢裂为两个子细胞。

## 二、实验目的

1. 熟悉细胞有丝分裂的基本过程。区别动、植物细胞有丝分裂的异同。
2. 掌握动、植物细胞有丝分裂各时期主要的形态特征。

## 三、实验内容

（一）洋葱根尖细胞的有丝分裂
（二）马蛔虫卵细胞的有丝分裂
见图 4-2-1。

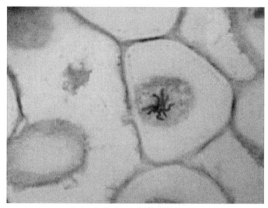

马蛔虫卵有丝分裂前期细胞

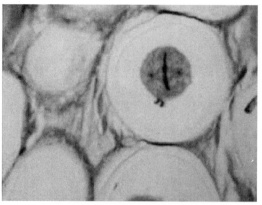

马蛔虫卵有丝分裂中期细胞

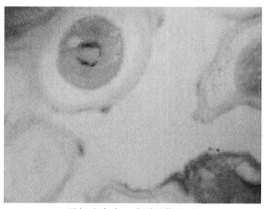

马蛔虫卵有丝分裂后期细胞

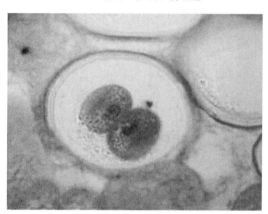

马蛔虫卵有丝分裂末期细胞

图4-2-1 马蛔虫卵有丝分裂各期图片

## 四、实验报告

1．绘制显微镜下观察到的动植物细胞有丝分裂各时期细胞的图像。

2．试比较动物细胞、植物细胞有丝分裂的异同。

## 五、思考与反馈

临床上研究分析染色体的形态结构和染色体的数目，经常选取哪个时期的细胞作为材料？为什么？

（高建华）

# 实验报告书写页

## 实验三　细胞的减数分裂

### 一、理论要点

　　减数分裂是有性生殖过程中,生殖细胞在成熟阶段发生的一种特殊的有丝分裂。在减数分裂的过程中,染色体只复制一次而细胞则连续分裂两次,在两次分裂中分别将同源染色体与姐妹染色单体均分给两个子细胞。最终形成染色体数目减半的配子。在人类,女性的生殖细胞称为卵子,男性的生殖细胞称为精子,它们分别形成于卵巢和睾丸中。

　　精子的发生过程:精原细胞→初级精母细胞→次级精母细胞→精细胞→精子。

　　卵子的发生过程:卵原细胞→初级卵母细胞→次级卵母细胞→卵子。

　　减数分裂各个时期的主要特征如下:

　　前期Ⅰ:

> 细线期:染色体呈细线、双股状,但光镜下不能识别。
>
> 偶线期:同源染色体两两配对即联会,形成二价体,光镜下可看到染色体变粗呈双条。
>
> 粗线期:染色体变粗变短,形成四分体,同源染色体的非姐妹染色单体之间发生片段的交换。
>
> 双线期:同源染色体互相排斥分开,发生交叉端化。
>
> 终变期:染色体变得更粗更短,同源染色体相互排斥进一步分开,核膜、核仁消失解体,纺锤体开始形成。

　　中期Ⅰ:染色体以二价体的形式排列于细胞中央赤道板上。

　　后期Ⅰ:同源染色体分离,非同源染色体自由组合。

　　末期Ⅰ:染色体移向细胞两极,一个初级精母细胞分裂成两个次级精母细胞,染色体数目减半。

　　前期Ⅱ:每条染色体均含有两条姐妹染色单体,染色体散乱分布于细胞中。

　　中期Ⅱ:染色体排列在细胞中央赤道板上。

　　后期Ⅱ:着丝点一分为二,姐妹染色单体相互分离并分别移向细胞两极。

　　末期Ⅱ:移动到两极的两组子染色体分别形成两个子细胞核,最后次级精母细胞分裂成两个精细胞。

### 二、实验目的

　　1. 学习和熟悉动物细胞减数分裂标本的制备方法和技术。

　　2. 掌握动物生殖细胞形成过程中减数分裂各个时期的特征及染色体的动态变化规律。

## 三、实验内容

本实验采用小鼠睾丸组织细胞进行体外细胞培养，可获得大量处于减数分裂各时期的细胞标本，便于实验观察及分析。主要步骤如下：

1. 于无菌条件下，取小鼠睾丸组织一小块加入 Hanks 液 3ml，并制备成组织匀浆。

2. 于无菌条件下，吸取 0.5ml 睾丸组织匀浆的上层细胞悬液加入到准备好的培养液中，并在 37℃ 条件下培养 24h。

3. 在终止培养前加入终浓度为 0.2μg/ml 的秋水仙素 2～3 滴。收集细胞，并用 0.075mol/L 的 KCL 进行低渗处理。

4. 1 200r/min 离心 10min 后取沉淀，再用 3∶1 的甲醇∶冰醋酸固定 30min。离心，弃上清液，制备成 0.5ml 细胞悬液并滴片，干燥后镜检。

## 四、实验报告

根据减数分裂不同时期细胞的特点，找到并画出显微镜下观察到的减数分裂各期的细胞图像，并简要说明各个时期染色体的行为特征。

## 五、思考与反馈

简述有丝分裂与减数分裂的异同。

（高建华）

## 实验报告书写页

## 实验四 人类外周血淋巴细胞培养及染色体标本制备

### 一、理论要点

外周血中的淋巴细胞，几乎都处在 G1 期（或 Go 期），一般情况下是不再分裂的，但其可在植物凝血素（PHA）的刺激下进入有丝分裂。这样经过短期培养，加入适当浓度的秋水仙素，再进行低渗处理和固定液固定，就可获得大量处于有丝分裂中期的细胞。而中期细胞染色体形态结构最典型易辨认，故临床上常用中期细胞来分析研究染色体。人体外周血淋巴细胞培养及其染色体标本制备是研究分析染色体最常用的方法，可广泛应用于基础医学，临床医学的研究和染色体病的诊断。

### 二、实验目的

1. 了解人类外周血淋巴细胞培养的基本方法。
2. 熟悉人类外周血淋巴细胞染色体标本的制备方法。

### 三、实验内容

1. 培养液的分装　在超净工作台内，用移液管将培养液及其他各试剂分装入培养瓶中，每瓶量为：

| | |
|---|---|
| 细胞培养液 | 4ml |
| 小牛血清 | 1ml |
| 肝素 | 0.05ml |
| 青链霉素 | 最终浓度各为 100μg/ml |
| PHA | 最终浓度为 200～300μg/ml |

2. 采血　常规消毒肘部皮肤，自肘静脉采血 1～2ml，直接置于肝素小瓶内待接种培养。

3. 培养　在超净工作台内将 0.3～0.4ml 静脉血接种于培养瓶中，摇匀后置于 37℃ 培养箱内培养 66～72h。

4. 获得分裂中期细胞　培养终止前在培养物中加入浓度为 10μg/ml 的秋水仙素 0.1ml，摇匀后置于 37℃ 培养箱中 4～6h 后收集分裂中期的细胞。

5. 低渗　每管加入 37℃ 预热的 0.075mol/L 的 KCl 溶液 5ml，用吸管轻轻吹打均匀，置于 37℃ 培养箱中 10～15min，使红细胞破裂，淋巴细胞膨胀及染色体分散。

6. 离心、固定　1 000r/min，离心 5min，弃上清，收集白细胞。每只离心管中，加入 3∶1

甲醇：冰醋酸固定液 2～4ml，片刻后用滴管轻轻冲打成细胞悬液，在室温中固定 15min 后，离心，弃上清液，留下白细胞。

7. 再固定、再离心　加入固定液 2ml，用吸管轻轻打散，室温下再次固定 15min。去除上清液，留下白细胞制片。

8. 滴片　向上述离心管中滴入固定液 0.5ml，用滴管轻轻冲打成悬液，滴在预冷的载玻片上，每片滴加悬液 2～3 滴，在酒精灯火焰上微烤以帮助细胞染色体分散。

9. 染色与观察　待制片烤干后，用磷酸缓冲液（pH7.4）稀释后的 Giemsa 染色液染色约 15min，然后倒去染液，用蒸馏水轻轻冲洗。晾干后在显微镜下观察。选择染色体清晰、分散度好的细胞进行观察并显微摄影（图 4-4-1）。

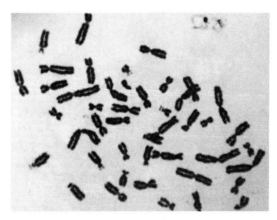

图 4-4-1　镜下染色体图

## 四、实验报告

写出人类外周血淋巴细胞培养及染色体标本制备的主要过程。

## 五、思考与反馈

1. 简述本实验过程中使用的 PHA、秋水仙素的作用。
2. 简述实验过程中低渗处理的作用。

（高建华）

## 实验报告书写页

## 一、理论要点

　　显带技术是指用各种不同的方法、不同的染料处理染色体标本后,使每条染色体上呈现出明暗相间、深浅不同的带纹的技术。在众多的显带技术中,G 显带是目前使用最广泛的一种,其所显示的带纹分布于整条染色体上。

　　研究表明,人类染色体标本经胰蛋白酶、NaOH、柠檬酸盐或尿素等试剂预处理后,再用 Giemsa 染色,可使每条染色体上显示出深浅相间的横纹,这就是染色体的 G 带。人类每条染色体都有其较为恒定的带纹特征,通过 G 显带后,根据带纹特征,可较为准确的识别每条染色体,并可发现染色体上一些较为细微的结构畸变,可为临床上染色体病的诊断提供有效的方法和手段。

## 二、实验目的

1. 熟悉染色体 G 显带标本的制备技术。
2. 掌握人类染色体 G 显带核型分析方法及各号染色体的带型特征。

## 三、实验内容

### (一)人类染色体 G 显带标本制备

1. 将常规制备的人染色体标本片置于 70℃ 烤箱中处理 2h,然后转入 37℃ 培养箱中备用。

2. 配备 0.025% 的胰蛋白酶溶液并装入立式染缸中,用 3% 三羟甲基氨基甲烷将 pH 值调至 7.2 左右。

3. 将配备好的 0.025% 胰蛋白酶工作液放入 37℃ 水浴锅中预温。

4. 将染色体标本片置于胰蛋白酶缸中,不断摆动使胰蛋白酶的作用均匀,处理 15s 左右,立即取出玻片,再放入生理盐水中漂洗两次。

5. 将标本浸入 37℃ 预温的 Giemsa 染液中染色 10min 左右。

6. 清水冲洗、晾干。

7. 先在低倍镜下选择分散良好、长度适中的分裂相,再转换油镜观察其显带情况,最后将显带好的核型显微摄像,放大照片。

### (二)正常人染色体 G 带照片分析

1. 用剪刀将照片中的 G 带染色体沿边缘一条条剪下。

2. 根据每条染色体的大小、形态、G带的带纹特征，将剪下的所有的染色体依次分组，配对，逐条粘贴在实验报告上。

## 四、实验报告

每位同学剪贴一张正常人外周血淋巴细胞G带染色体核型照片，完成实验报告并写出分析结果。

## 五、思考与反馈

1. 要制备出良好的人类染色体G带标本，操作时需注意哪些问题？
2. 简述染色体显带的意义。

（高建华）

# 人类染色体 G 显带核型分析实验报告

班级：　　　　　　姓名：　　　　　　　学号：

| 1 | 2 | 3 | 4 | 5 |
|---|---|---|---|---|

| 6 | 7 | 8 | 9 | 10 | 11 | 12 |
|---|---|---|---|---|---|---|

| 13 | 14 | 15 | 16 | 17 | 18 |
|---|---|---|---|---|---|

| 19 | 20 | 21 | 22 | 性染色体 |
|---|---|---|---|---|

**分析结果：**

分析时间：　　年　　月　　日

# 实验六 人类基因组DNA提取

## 一、理论要点

实现基因诊断的先决条件是需要从不同组织细胞或血细胞中提取高质量的DNA分子。哺乳动物除成熟红细胞之外的所有有核细胞都可以用来制备DNA,其中,白细胞、肝或脾组织是最常用的提取基因组DNA的材料。

采用口腔上皮脱落细胞、发根细胞作为材料来提取DNA是较为简便易行的。产前诊断所用的材料常为胎儿的羊水细胞或绒毛膜细胞。制备高质量DNA的主要原则有两点:①尽量将蛋白质、脂类、糖类等物质分离干净;②尽量保证DNA分子的完整性。基因组DNA的提取是遗传病诊断、遗传病家系分析、人类基因组资源保存以及一些具体研究领域的前期工作。

## 二、实验目的

1. 掌握人类基因组DNA的提取方法。
2. 熟悉DNA提取的基本原理。

## 三、实验内容

人口腔黏膜脱落细胞基因组DNA的提取。

1. 用舌头舔颊黏膜上颚,用分泌出的唾液反复漱口,将唾液吐到杯中以采集口腔黏膜脱落细胞。用生理盐水清洗,2 000r/min离心10min,倒掉上清并重复1次。

2. 沉淀中加1ml 1× 细胞核裂解液(STE)并混匀,再加入350μL STE和150μL 10% SDS,摇匀,直至转为黏稠透明状。加入10μL 20mg/ml 蛋白酶K并摇匀。并于37℃恒温箱中过夜或50℃ 3～4h。

3. 加入等体积的饱和酚,轻摇混匀约10min,于室温下2 000r/min离心10min,去除蛋白和SDS的沉淀。

4. 小心将上清移至另一离心管中,加入等体积氯仿混匀约5min,于室温下2 000r/min离心5min。

5. 小心转移上清,若发现上清不清亮透明,则用等体积氯仿再重复抽提一次。

6. 将上清移至另一离心管中,沿离心管壁向DNA溶液中加入2.5倍体积的无水乙醇,轻轻摇动离心管混合至体系完全均一,直至看见白色絮状DNA。然后用移液器吸头将DNA沉淀挑出,再用新配制的70%乙醇洗涤两次,室温干燥5min,最后将DNA溶解于

20～100μL TE 中,测其 OD 值。

7. TE 溶解的 DNA,在 4℃下可保存一年,若要长期保存,则需加入两倍体积无水乙醇置于 −70℃保存。

## 四、实验报告

1. 写出人口腔黏膜脱落细胞基因组 DNA 提取的过程。
2. 记录并分析实验结果。

## 五、思考与反馈

1. 写出人类基因组 DNA 提取过程中的注意事项。
2. 谈谈人类基因组 DNA 提取的临床应用。

(刘芳兰)

# 实验报告书写页

# 实验七 人类基因的扩增与检测

## 一、理论要点

1. 基因扩增的原理 基因扩增又称 DNA 多聚酶链式反应（polymerase chain reaction，PCR）。其原理是以待测 DNA 作为模板，在反应体系中加入合成 DNA 所需的各种原料和酶，在 RNA 引物的作用下，通过建立一个 DNA 体外扩增体系有目的地合成某一 DNA 基因片段以达到研究基因和诊断基因的目的。

2. DNA 体外扩增体系中需要加入的物质及其作用。

待测 DNA 标本：作为 DNA 合成的模板。

RNA 引物：可识别基因合成的起始点，并引导聚合酶在起始点开始合成 DNA。

dNTP：4 种游离的脱氧核苷酸，作为 DNA 合成原料。

DNA 聚合酶：即催化 DNA 合成的酶。

$H_2O$ 及 $Mg^{2+}$：$H_2O$ 组成反应体系，$Mg^{2+}$ 是聚合酶的激活剂。

3. 基因扩增时反应温度的变化循环及意义。

（1）起始温度：95℃ 4～6min。使待测 DNA 充分变性解链。

（2）循环温度：94℃ 20～30s，使 DNA 双链解开，55℃ 20～30s，使引物及 DNA 聚合酶与基因起始点结合，72℃ 20～30s，使 DNA 合成延长。共 25～35 个循环，可使目的基因得到大量扩增。

（3）结束温度：72℃ 4～7min，为了使未延长的基因充分合成。

## 二、实验目的

1. 熟悉基因扩增的原理及过程。
2. 初步掌握基因扩增及检测的操作技术。

## 三、实验内容

1. 在 200μL 的反应管中依次加入如下试剂配制成反应体系：

| | |
|---|---|
| $H_2O$ | 78μL |
| 10× 缓冲液（含 $Mg^{2+}$） | 10μL |
| 4×dNTP | 8μL |
| 引物 $P_1$ | 1μL |
| 引物 $P_2$ | 1μL |

| 模板 DNA | 1μL |
| Taq 聚合酶 | 1μL |

2．用手指轻弹反应管底部使溶液混匀，3 000r/min 离心 5s，使溶液集中于管底部。

3．加入 20μL 液状石蜡。

4．放入扩增仪中按下列顺序设定程序进行扩增：

（1）95℃ 5min 使模板 DNA 充分变性。

（2）93℃ 30s，55℃ 40s，72℃ 40s，共 25～35 个循环。

（3）72℃ 5min，使未延长的基因得到充分延长。

5．取 10μL 扩增产物放入琼脂糖凝胶板中，在 5V/cm 的电场中电泳约 30min，然后在紫外灯下观察结果。

## 四、实验报告

分析下列亲子鉴定的实验结果（图 4-7-1），并写出结论。

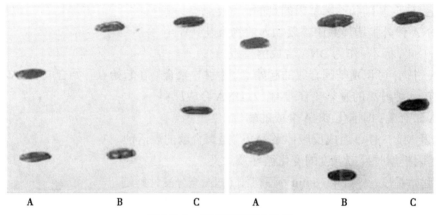

图 4-7-1　亲子鉴定实验结果

## 五、思考与反馈

1．写出基因扩增体系中各成分的作用。

2．谈谈基因扩增的临床应用。

（刘芳兰）

## 实验报告书写页

# 实验八 人类X染色质标本的制备及分析

## 一、理论要点

雌性哺乳动物体细胞中的X染色体在间期仅有一条呈松散状态具有活性,参与细胞生理活动,另一条则失活呈异固缩状态,从而形成了X染色质,又称X小体或巴氏小体。X染色质大多位于核膜边缘。

X染色质在正常男性和女性体细胞中的分布存在性别差异,正常男性个体的细胞没有X染色质,正常女性的细胞有且只有一个X染色质。由于正常女性两条X染色体中,只有一条是具有转录活性的,这样就使得男女X染色体上基因转录产物在数量上相等,称为剂量补偿效应。对于性染色体数目异常的个体来说,X染色质的数目=X染色体的数目−1(图4-8-1)。

临床上可通过检查体细胞中X染色质的数目,帮助辅助诊断性染色体数目异常疾病及在胎儿早期进行有必要的性别鉴定。

性染色体组成
性别
X小体的数目

XY
男
0

XO
女
0

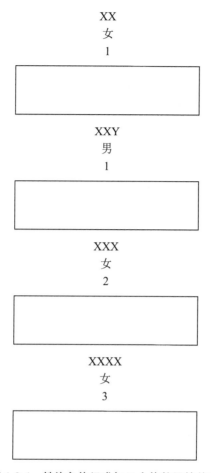

图 4-8-1 性染色体组成与X小体数目的关系

## 二、实验目的

1. 初步掌握X染色质标本的制备方法。
2. 观察并熟悉人类间期细胞X染色质的形态特征、数目及所在部位。
3. 熟悉性染色质检查的临床意义。

## 三、实验内容

### （一）X染色质的标本制备

1. 于5ml离心管加入5ml 0.85% 生理盐水。

2. 漱口，用牙签刮取口腔颊部黏膜，将牙签置于离心管中生理盐水涮洗，弃掉牙签。用吸管轻轻吹打涮洗下来的细胞，以1 500r/min离心10min。

3. 弃上清液，加入新鲜配制的固定液（甲醇∶冰醋酸 =3∶1）5ml，轻轻吹打均匀，室温固定10min。

4. 1 500r/min离心10min后弃上清液，留底物，加固定液0.3～0.5ml，轻轻吹匀后，将细胞悬液滴在洁净的载玻片上，每片约2滴，空气自然干燥。

5．硫堇染色法：

（1）将空气干燥后的制片置于蒸馏水中漂洗数分钟。

（2）放入 5mol/L HCl 中酸解 10min。

（3）蒸馏水中漂洗数分钟，充分洗掉 HCl。

（4）将制片置于硫堇染液中浸染 30min。

（5）蒸馏水漂洗，晾干。

（6）加 50% 乙醇漂洗 1 次。

（7）用 70% 乙醇分色 30s。

（8）95%、100% 乙醇脱水各 1～2min。

（9）二甲苯透明两次，每次约 1～2min，加拿大树胶封片。

### （二）X 染色质的观察

见图 4-8-2。

1．取出显微镜，根据显微镜使用要求，先在低倍镜下找到视野图像，再转换高倍镜或油镜进行观察。

2．镜检 100 个细胞，统计含有 X 染色质细胞所占的百分率。正常值：男性为 1% 以下或没有，女性为 40% 以上。

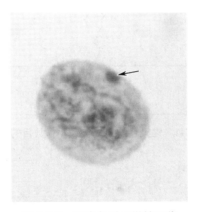

图 4-8-2　X 染色质显微镜图像

## 四、实验报告

绘制出显微镜下观察到 X 染色质的细胞图像。

## 五、思考与反馈

谈谈 X 染色质检测的临床意义。

（刘芳兰）

## 实验报告书写页

## 实验九 遗传病的系谱绘制及分析

### 一、理论要点

系谱分析法（pedigree analysis）是分析确诊遗传病的一种常用的方法。其基本程序是从先证者入手，对某家族各成员出现的某种遗传病的情况进行详细的调查记录，再以特定的符号和格式绘制成反映家族各成员相互关系和发病情况的图谱，然后根据孟德尔定律对各成员的表型和基因型进行分析从而判断某种性状或遗传病是属于哪一种遗传方式，系谱分析法对于遗传病的诊断具有一定的价值。

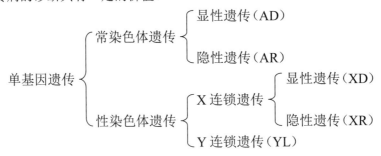

### 二、实验目的

1. 学会系谱绘制、分析的方法。
2. 通过对遗传病的系谱分析，掌握单基因遗传病的遗传方式及其特点。

### 三、实验内容

1. 判断下列各系谱的遗传方式，分析先证者及其父母的基因型，说出下列系谱各有什么特点并推算出子代的再发风险（图4-9-1～图4-9-4）。
2. 根据下列病例绘制系谱，并通过分析回答相关问题。

（1）先证者为一女性多指患者，她的祖父、父亲、一个姑姑和女儿也是多指患者，先证者的母亲、伯父、一个姑姑和一弟一妹都正常。

①绘出系谱图。②判断遗传方式并写出先证者及其父母的基因型。③如果先证者与一正常男性婚配，其子女的再发风险为多少？

（2）先证者为一男性血友病A患者，通过调查发现：先证者的一个弟弟、一个舅舅和一个姨家表弟均为患者，先证者的外祖父母、父母、两个妹妹和一个舅舅均正常。①绘出系谱图。②判断该病的遗传方式，在系谱上写出各成员的基因型。③若先证者的妹妹与正常男性婚配，分析其子女的再发风险。

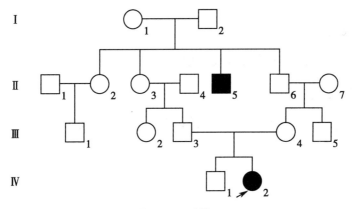

图 4-9-1　系谱一

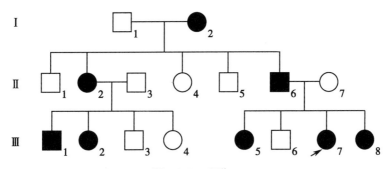

图 4-9-2　系谱二

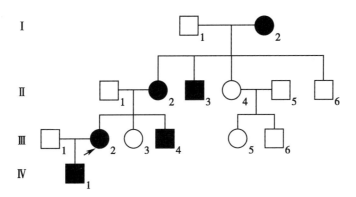

图 4-9-3　系谱三

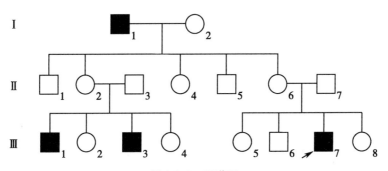

图 4-9-4　系谱四

## 四、实验报告

分析以上系谱并回答相应的问题完成实验报告。

## 五、思考与反馈

谈谈系谱分析法在临床上对于遗传病的诊断有何重要意义。

（刘芳兰）

## 实验报告书写页

# 实验十 人类皮肤纹理分析

## 一、理论要点

皮肤纹理，简称皮纹，是真皮乳头向表皮突出而形成的许多排列整齐的乳头线，即嵴纹，突起的嵴纹之间形成凹陷的沟，这些凹凸的纹理构成了人体的指纹和掌纹。

皮肤纹理形成于胚胎发育的早期（14～19 周），出生后终生不变，而且每个人都有其特定的皮纹。因此，皮纹常被用来作为侦破案件的手段之一。大量的研究表明，某些遗传病患者的皮纹常发生变异，因此皮纹分析的方法可作为某些遗传病诊断的辅助手段。

## 二、实验目的

1. 掌握皮纹的印取方法。
2. 初步学会对皮肤纹理的分析方法及其在医学中的应用。

## 三、实验内容

### （一）皮纹的印取

1. 印取指纹

（1）将适量印油倒入印台海绵上并涂抹均匀。

（2）洗净双手并晾干。

（3）将要取印的手指均匀地涂上印油（印油要适量），伸直，其余四指弯曲，由外向内滚动印取，逐个印取在白纸上（不可加压过重，不可移动以免皮纹重叠），并按顺序做好标记。

2. 印取掌纹

（1）洗净双手并晾干，将全掌按在海绵垫上，使手掌涂抹上均匀的印油。

（2）把掌腕线放于纸上，从后向前依掌、指顺序逐步放下，手指自然分开，以适当的压力尽量将全掌各部分均匀地印在白纸相应的位置。

（3）提起手掌时先将指头翘起，而后抬起掌和腕。

（4）将手洗净，擦干。

### （二）观察与分析

1. 指纹的观察与分析

（1）用放大镜观察所印取的指纹并进行分类。指纹依据三叉点的有无及数目，分为弓形纹、箕形纹和斗形纹三种类型（图4-10-1）。弓形纹的纹线由一侧起向上弯曲到对侧，无三叉点。箕形纹的纹线由一侧起斜向上弯曲后再回归起始侧，有一个三叉点。斗形纹的纹线多呈同心圆状或罗状，有两个或两个以上的三叉点。

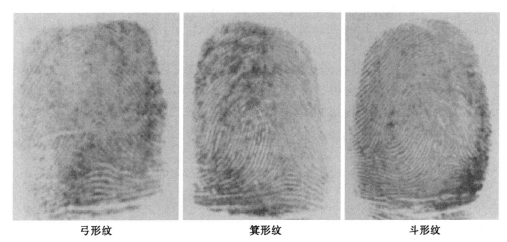

| 弓形纹 | 箕形纹 | 斗形纹 |

**图 4-10-1 指纹类型**

（2）指嵴总数。将指纹的中心和三叉点用线相连，所穿过的纹线的数目（连线两点不计），即为指纹的指嵴数（图 4-10-2）。弓形纹没有三叉点，故指嵴数为 0，不予计数；斗形纹有两个及两个以上的三叉点，取其中指嵴数最多的数目作为该手指的指嵴数。十个手指的指嵴数之和称为指嵴总数（TFRC）。我国汉族正常男性的指嵴总数平均值为 144.7，正常女性指嵴总数平均值为 138.5。

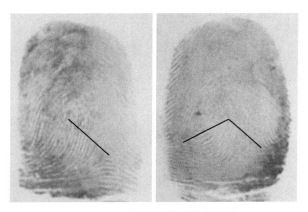

**图 4-10-2 指嵴数的计算示意图**

2. 掌纹的观察与分析

（1）观察掌褶纹。手掌中一般有三条主要的掌褶纹，即远侧横褶纹，近侧横褶纹和大鱼际纵褶纹（图 4-10-3）。根据三条掌褶纹的走向一般把手掌分为五种类型，即普通型、通贯掌、悉尼掌、变异 Ⅰ 型和变异 Ⅱ 型。如果近侧横褶纹和远侧横褶纹连成一条横贯手掌的直线，则称为通贯手或猿线。我国正常人中通贯手的发生率为 3.5%～4.87%，而染色体病患者中的发生率为普通人的 10～30 倍，这一现象表明通贯手这一体征可以作为染色体病辅助诊断的重要指标之一。

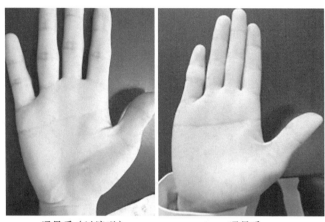

通贯手（过渡型）　　　　通贯手

图 4-10-3　手掌褶纹的类型

（2）测量 atd 角。手掌分大鱼际区、小鱼际区和指间区三个区域。其中，从食指至小指基部各有一个指三叉点，分别为 a、b、c、d。手掌基部近腕处则有一轴三叉点 t。将 a、t、d 三点用线连接，形成的角就是 atd 角（图 4-10-4）。我国正常人 atd 角的平均值约为 41°，而某些遗传病特别是染色体病患者的轴三叉点 t 则向掌心移位，atd 角可远远大于平均值 41°，如先天愚型患者的平均值约为 70°。这在某些遗传病诊断中具有重要意义。

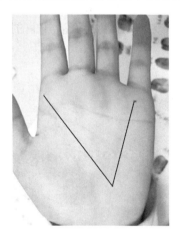

图 4-10-4　atd 角

## 四、实验报告

1. 观察并记录自己指纹、掌纹、指褶纹和掌褶纹的类型。

2. 计数自己的指嵴总数（TFRC）。

3. 测量双手的 atd 角。

## 五、思考与反馈

皮肤纹理与遗传病的关系如何？有何实际意义？

（刘芳兰）

# 人类皮肤纹理分析实验报告

班级：　　　　　　　姓名：　　　　　　　学号：

一、左手指纹：

拇指　　　　　食指　　　　　中指　　　　　无名指　　　　　小指

指纹类型　_____　_____　_____　_____　_____
指嵴数　　_____　_____　_____　_____　_____

二、右手指纹

拇指　　　　　食指　　　　　中指　　　　　无名指　　　　　小指

指纹类型　_____　_____　_____　_____　_____
指嵴数　　_____　_____　_____　_____　_____

三、指嵴纹总数：_____条

四、atd 角：左手_____°，右手_____°。

五、掌纹　_____　_____

# 参考文献

[1]  白惠卿, 安云庆, 鲁凤民. 医学免疫学与微生物学学习指导[M]. 5版. 北京: 北京大学医学出版社, 2014.

[2]  李明远, 徐志凯. 医学微生物学[M]. 3版. 北京: 人民卫生出版社, 2015.

[3]  胡尚平, 张建中. 病理学实验教学指导[M]. 西安: 第四军医大学出版社, 2009.

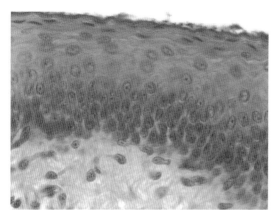

图 2-2-1　复层扁平上皮

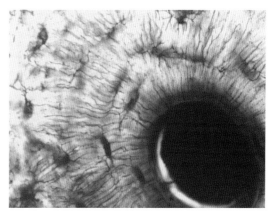

图 2-2-2　骨单位

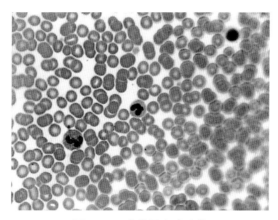

图 2-2-3　人外周血液涂片

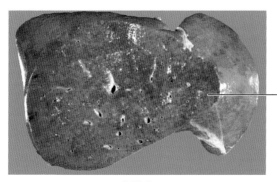

————肝体积增大，颜色淡黄

肉眼观

图 2-6-1　肝脂肪变性（肉眼观）

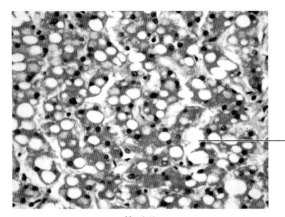

————肝细胞质内见大小不等的空泡

镜下观

图 2-6-2　肝脂肪变性（镜下观）

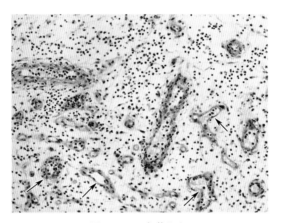

图 2-6-3　肉芽组织

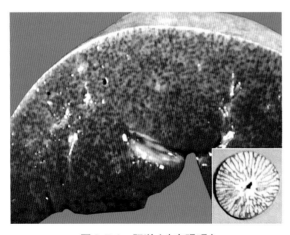

图 2-7-1　肝淤血（肉眼观）

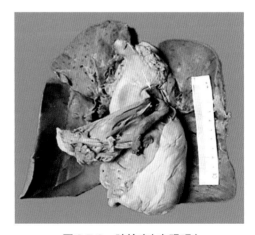

图 2-7-2　肺栓塞（肉眼观）

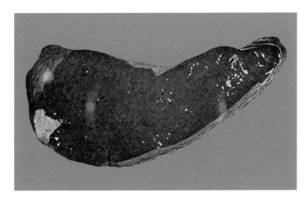

图 2-7-3　脾贫血性梗死（肉眼观）

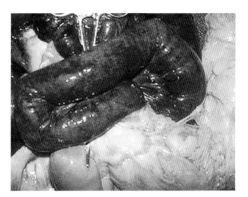

图 2-7-4　肠出血性梗死（肉眼观）

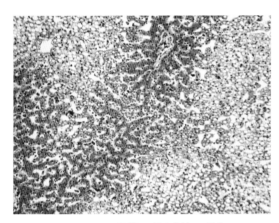

图 2-7-5　慢性肝淤血（镜下观）

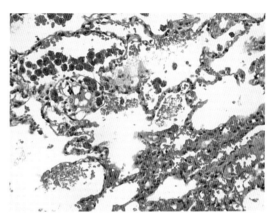

图 2-7-6　慢性肺淤血（镜下观）

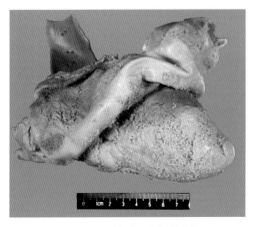

图 2-8-1　绒毛心（肉眼观）

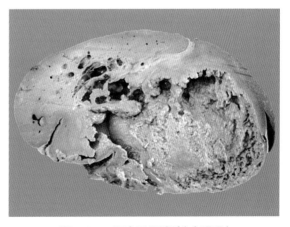

图 2-8-2　阿米巴肝脓肿（肉眼观）

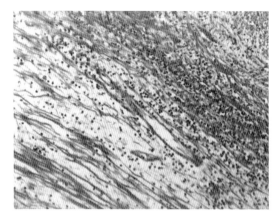

图 2-8-3 急性蜂窝织炎性阑尾炎(低倍镜)

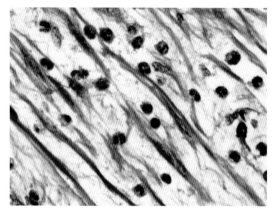

图 2-8-4 急性蜂窝织炎性阑尾炎(高倍镜)

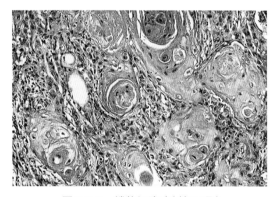

图 2-9-1 鳞状细胞癌(镜下观)

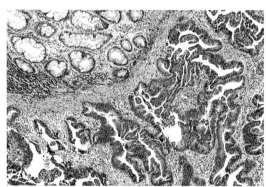

图 2-9-2 胃腺癌(镜下观)

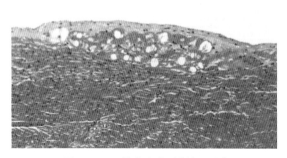

图 2-10-1 狗左心室壁(镜下观)

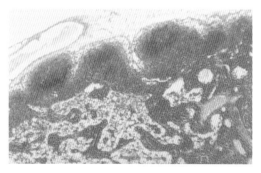

图 2-11-1 狗淋巴结(镜下观)

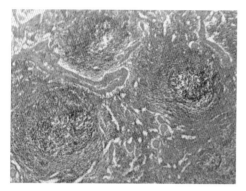

图 2-11-2　猴脾脏( 镜下观 )

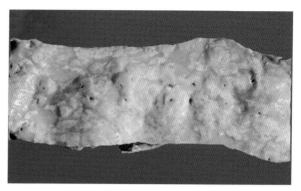

图 2-12-1　主动脉粥样硬化症( 肉眼观 )

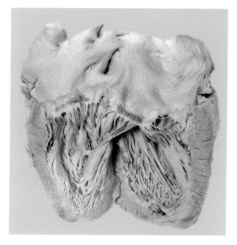

图 2-12-2　风湿性心内膜炎( 肉眼观 )

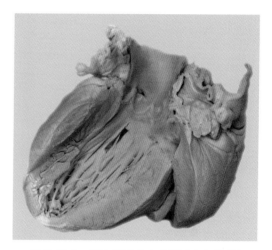

图 2-12-3　高血压病左心室肥大( 肉眼观 )

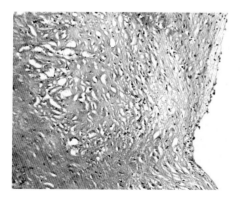

图 2-12-4　动脉粥样硬化症( 镜下观 )

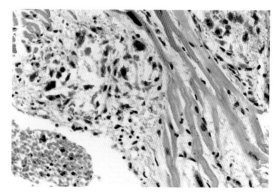

图 2-12-5　风湿性心肌炎( 镜下观 )

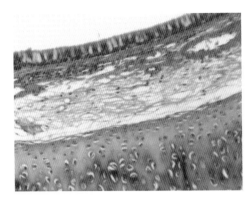

图 2-13-1 人气管（镜下观）

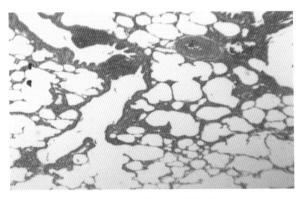

图 2-13-2 肺组织（镜下观）

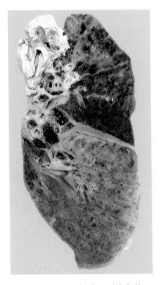

图 2-14-1 灰色肝样变期

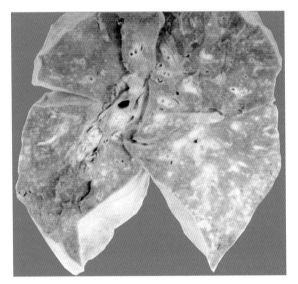

图 2-14-2 小叶性肺炎

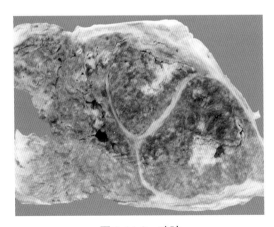

图 2-14-3 硅肺

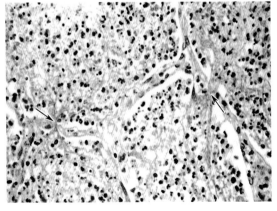

图 2-14-4 灰色肝样变期

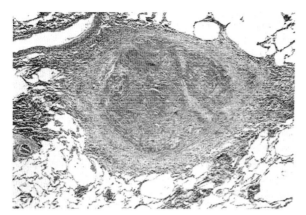

图 2-14-5　硅肺

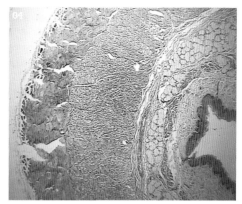

图 2-15-1　人食管横切面( 镜下观 )

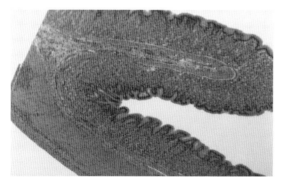

图 2-15-2　狗胃底( 镜下观 )

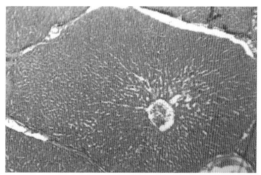

图 2-15-3　人肝( 镜下观 )

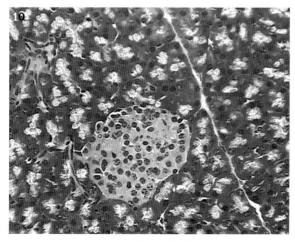

图 2-15-4　人胰腺( 镜下观 )

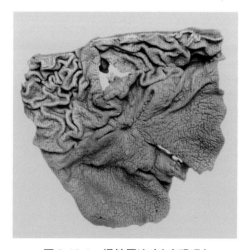

图 2-16-1　慢性胃溃疡( 肉眼观 )

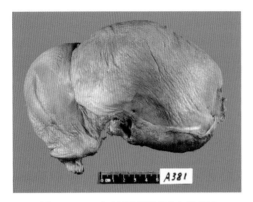

图 2-16-2　急性重型肝炎（肉眼观）

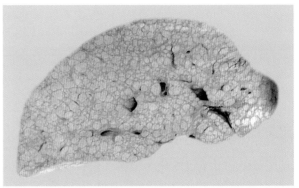

图 2-16-3　门脉性肝硬化（肉眼观）

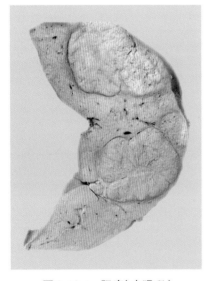

图 2-16-4　肝癌（肉眼观）

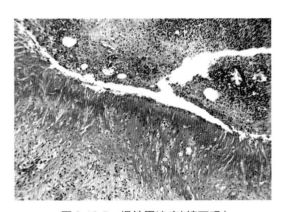

图 2-16-5　慢性胃溃疡（镜下观）

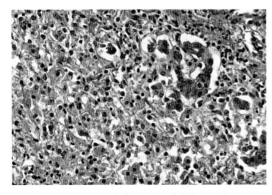

图 2-16-6　急性重型肝炎（镜下观）

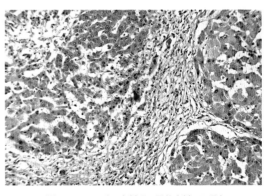

图 2-16-7　门脉性肝硬化（镜下观）

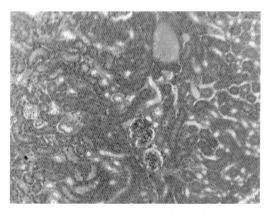

图 2-17-1　兔肾脏（镜下观）

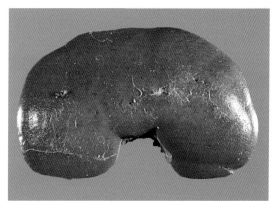

图 2-18-1　急性弥漫性增生性肾小球肾炎（肉眼观）

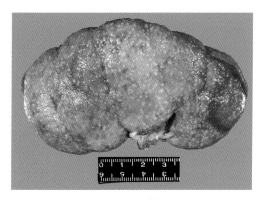

图 2-18-2　慢性肾小球肾炎（肉眼观）

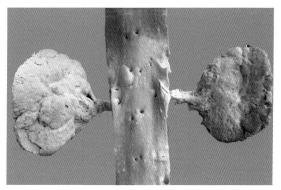

图 2-18-3　慢性肾盂肾炎（肉眼观）

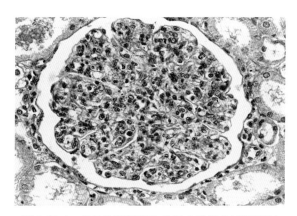

图 2-18-4　急性弥漫性增生性肾小球肾炎（镜下观）

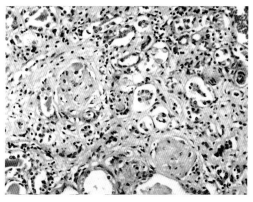

图 2-18-5　慢性肾小球肾炎（镜下观）

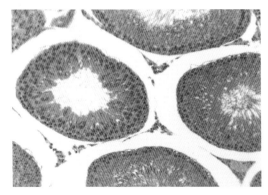

图 2-19-1　狗睾丸（镜下观）

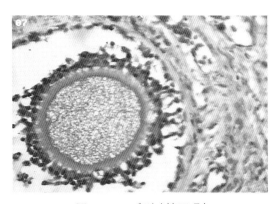

图 2-19-2　卵泡（镜下观）

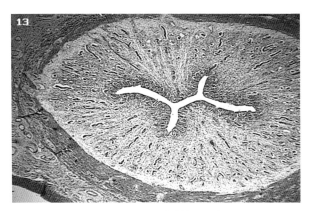

图 2-19-3　子宫（镜下观）

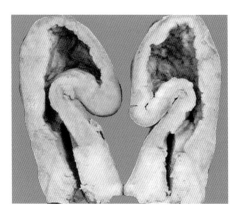

图 2-20-1　子宫颈鳞癌（内生浸润型）

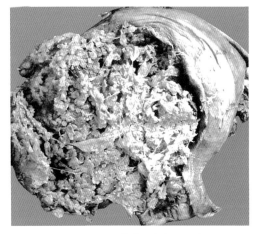

图 2-20-2　葡萄胎（肉眼观）

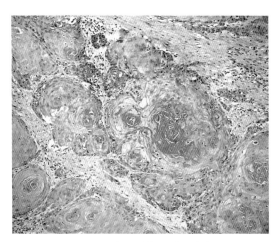

图 2-20-3　子宫颈鳞状细胞癌（镜下观）

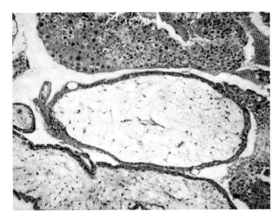

图 2-20-4　葡萄胎（镜下观）

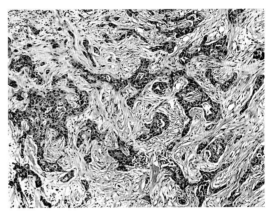

图 2-20-5　乳腺浸润性导管癌（镜下观）

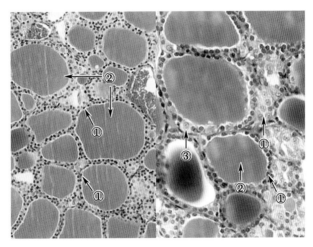

图 2-21-1　甲状腺（镜下观）

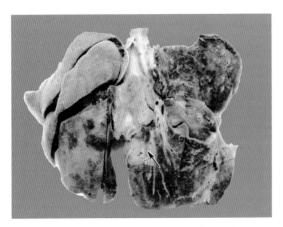

图 2-22-1　肺原发性肺结核（肉眼观）

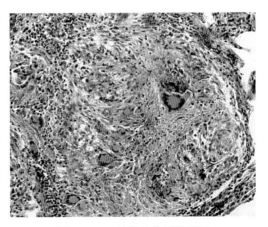

图 2-22-2　结核结节（镜下观）

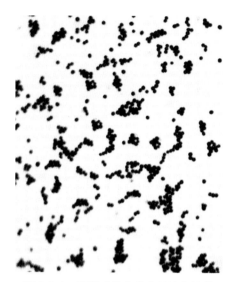

图 3-6-1　葡萄球菌菌落革兰染色镜检

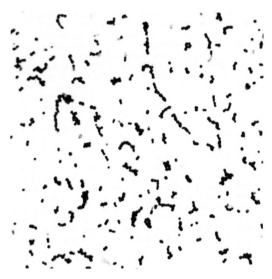

图 3-6-2　链球菌菌落革兰染色镜检

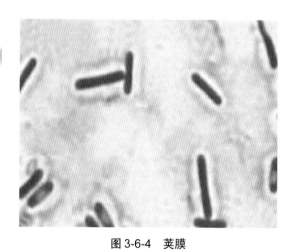

图 3-6-3　伤寒沙门菌

图 3-6-4　荚膜

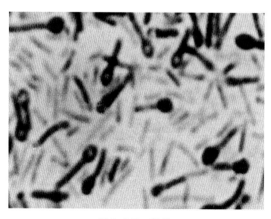

图 3-6-5　芽胞

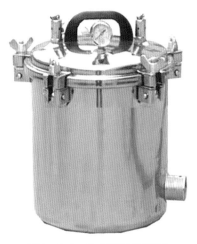

图 3-11-1　高压蒸汽灭菌器

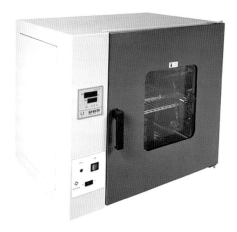

图 3-11-2　恒温干烤灭菌箱

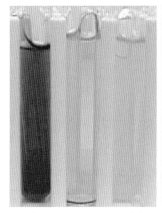

阴性　　阳性　阳性产气

糖酵解实验

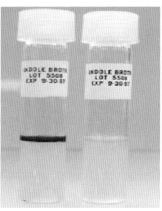

阳性　　　阴性

吲哚实验

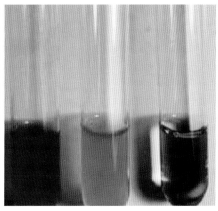

阳性　　　阴性　　　对照

VP实验

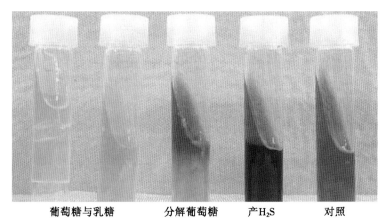

葡萄糖与乳糖　　　分解葡萄糖　　产H₂S　　对照

不分解乳糖

克氏双糖含铁培养基实验

图 3-13-1　生化反应现象

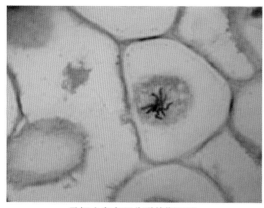

马蛔虫卵有丝分裂前期细胞

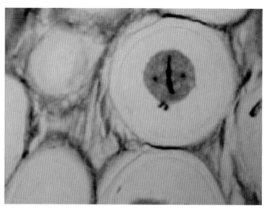

马蛔虫卵有丝分裂中期细胞

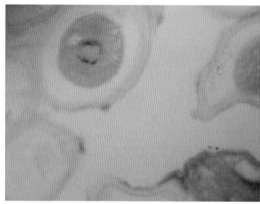

马蛔虫卵有丝分裂后期细胞

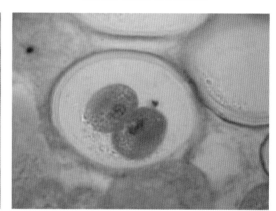

马蛔虫卵有丝分裂末期细胞

图 4-2-1　马蛔虫卵有丝分裂各期图片

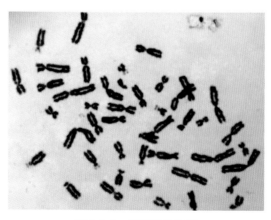

图 4-4-1　镜下染色体图

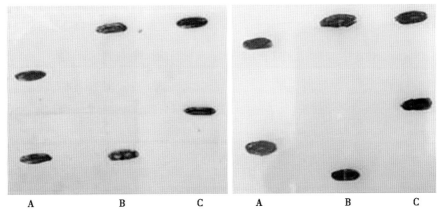

图 4-7-1　亲子鉴定实验结果

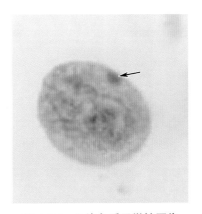

图 4-8-1　X 染色质显微镜图像

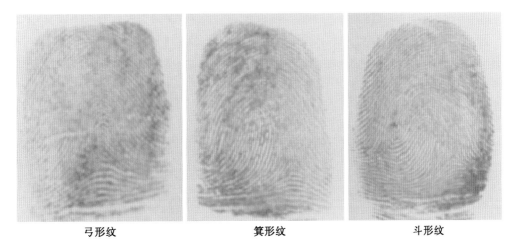

弓形纹　　　　　　　　　箕形纹　　　　　　　　　斗形纹

图 4-10-1　指纹类型

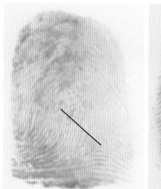 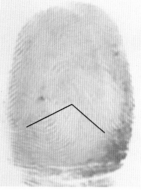

图 4-10-2　指嵴数的计算示意图

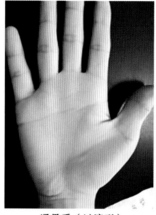 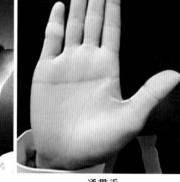

通贯手（过渡型）　　　　　　　通贯手

图 4-10-3　手掌褶纹的类型

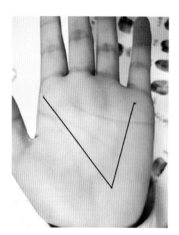

图 4-10-4　atd 角

51检